职业院校学前教育专业“十四五”系列教材

学前儿童卫生与保健

（第二版）

主编　周勤慧　路雪　曹婷婷

华中科技大学出版社
http://www.hustp.com
中国·武汉

图书在版编目(CIP)数据

学前儿童卫生与保健/周勤慧,路雪,曹婷婷主编.—2版.—武汉:华中科技大学出版社,2022.6(2024.8重印)
ISBN 978-7-5680-8386-7

Ⅰ.①学… Ⅱ.①周… ②路… ③曹… Ⅲ.①学前儿童-卫生保健-高等学校-教材 Ⅳ.①R179

中国版本图书馆CIP数据核字(2022)第102335号

学前儿童卫生与保健(第二版) 周勤慧 路雪 曹婷婷 主编
Xueqian Ertong Weisheng yu Baojian (Di-er Ban)

策划编辑:袁 冲
责任编辑:刘 静
封面设计:孢 子
责任监印:朱 玢
出版发行:华中科技大学出版社(中国·武汉) 电话:(027)81321913
武汉市东湖新技术开发区华工科技园 邮编:430223
录 排:华中科技大学惠友文印中心
印 刷:武汉市籍缘印刷厂
开 本:880mm×1230mm 1/16
印 张:10.5
字 数:316千字
版 次:2024年8月第2版第3次印刷
定 价:39.00元

本书若有印装质量问题,请向出版社营销中心调换
全国免费服务热线:400-6679-118 竭诚为您服务

前　言

自《国家中长期教育改革与发展规划纲要(2010—2020年)》出台以来，学前教育事业迅猛发展。在这一迅猛发展背景下，随之而来的便是师资专业化的改革与探索。本书依据《教育部关于大力推进教师教育课程改革的意见》(教师〔2011〕6号)、《幼儿园教师专业标准(试行)》和《教师教育课程标准(试行)》的要求，力求课程理念与新课标要求保持一致，并积极进行了课程结构的合理化改革。

"学前儿童卫生与保健"课程是学前教育专业的核心课程，对学前教育专业学生保育能力的培养、形成起关键作用。它涉及面广，综合了生物学、心理学、教育学、营养学、临床医学等学科，因此具有多面性和综合性的特点，属于学前教育专业中具有边缘学科性质的主干课程。本课程能使学生掌握幼儿各大系统发展特点、营养学知识及常见疾病和传染病的症状和处理方式；能使学生对幼儿园常见安全事故、幼儿园常见疾病及传染病进行预防和处理；能使学生学会编制食谱，注意幼儿饮食搭配，并具备初步的婴儿护理能力。更重要的是，本课程能让学生树立正确的保教观，形成对学前儿童进行卫生保健的综合能力。

本书依据新的课程标准，在先进理念的支撑下注重实践操作，在内容组织上理论和实训项目交替出现，使学生将"学"与"用"结合起来。全书共5个单元，每个单元又分成理论与技能训练两个部分。理论部分呈现与学前教育相关的生物学、营养学、临床医学知识，为技能训练提供科学依据；技能训练部分以幼儿园教师的典型工作任务为导向，或借鉴优秀幼儿园案例，或遵循相关行业标准，为学生提供直接、实用的指导。

本书的编写得到了汉江师范学院领导、教育系学前教育专业同人的大力支持，在学生的技能训练方面得到了十堰市桐华幼儿园、十堰市育苗幼儿园、十堰市人民政府机关幼儿园、十堰市富康幼儿园的大力支持，在此表示感谢！

本书在编写过程中直接或间接借鉴了大量相关专著和研究成果，在书后列出了参考文献，向这些资料的作者深表感谢！

由于编者水平有限，书中尚有许多疏漏和不妥之处，敬请同行、专家和广大读者不吝赐教。

编　者

2021年8月

目　录

第一单元

学前儿童生理解剖特点及生活管理

理论一　学前儿童运动系统

一、运动系统概述

运动系统由骨、骨联结和骨骼肌三种器官组成。不同形式(不活动、半活动或活动)的骨联结在一起，构成骨骼。骨骼是人体体形的基础，起着杠杆作用。人体骨骼(见图 1-1)共有 206 块，约占体重的 1/5，而新生儿仅占 1/7。

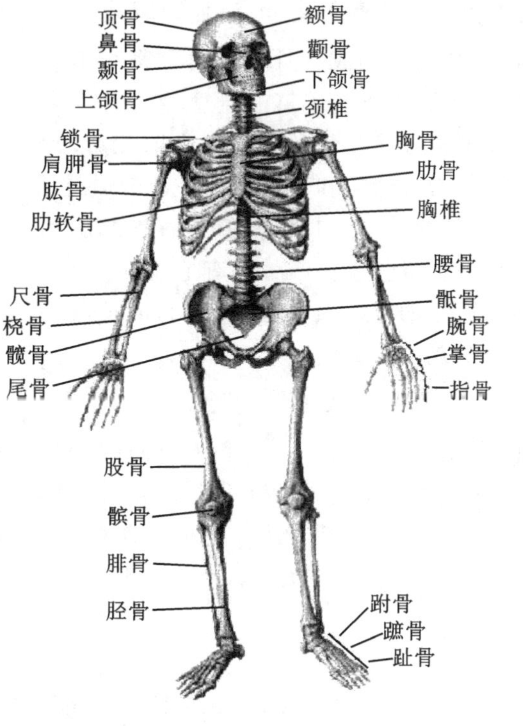

图 1-1　人体骨骼

骨联结是指骨与骨之间通过软骨组织和结缔组织等相联结。骨联结分为直接联结和间接联结两种。直接联结是指骨与骨之间通过软骨组织和结缔组织直接联结，相连的骨之间没有间隙，不易活动，如椎骨与椎间盘之间的联结。间接联结是指骨与骨之间借结缔组织囊构成的囊相连，又称关节。关节面、关节腔和关节囊共同构成关节。间接联结的两骨面之间有间隙，活动幅度较大，如肘关节、肩关节等。骨联结起着枢纽作用。

肌肉由肌腹和肌腱两个部分组成。肌腹在肌肉的中间，肌腱在肌肉的两端。肌腹由很多肌纤维构成。骨骼肌大部分附着于骨骼上，人体的肌肉有600多块。肌肉是运动系统的主动动力装置。在神经系统的调节和各系统的配合下，当肌肉收缩时，运动系统产生不同的运动。运动系统有支撑身体、保护心脏等内脏器官、维持身体姿势和产生各种运动等功能。

二、学前儿童运动系统的生理解剖特点

（一）学前儿童骨骼的特点

1. 学前儿童部分骨头未完全骨化，骨骼生长迅速

新生儿有很多骨头都是软骨或未完全骨化。如8块腕骨是软骨，到10岁左右腕骨才能完全骨化。新生儿的颅骨也未完全骨化，有些骨与骨之间没有联结，有的只是通过结缔组织膜（囟门）相联结。成人的脊椎骨有四个生理弯曲（颈曲、胸曲、腰曲和骶曲）；而新生儿的脊柱只有骶曲，在3个月左右形成颈曲，在6个月左右形成胸曲，在1岁左右出现腰曲。但这三个生理弯曲还没有完全固定，7岁时颈曲和胸曲固定，腰曲要到性成熟后才能固定。在20～22岁，脊椎才完全骨化。学前儿童的髋骨与成人不同，成人的骨盆由骶骨、髋骨和尾骨组成，而学前儿童的髋骨由髂骨、坐骨和耻骨通过软骨联结在一起，到25岁时软骨才能完全骨化。学前儿童四肢的长骨的两端是软骨，随着年龄的增长，软骨不断地生长和骨化，使骨增长，直到软骨完全骨化。因此，学前儿童的骨骼会迅速生长。

2. 学前儿童的骨膜比较厚并且骨髓全是红骨髓，造血功能强

骨由骨膜、骨质和骨髓及血管神经等构成。骨膜是由致密结缔组织构成的膜，包裹除关节面以外的整个骨面，分为骨外膜和骨内膜。骨膜内含有丰富的血管、淋巴管和神经，从而促进骨的生长。人在幼年时骨膜内层的成骨细胞和破骨细胞直接参与骨的生长。学前儿童的骨膜比较厚，血管也比较多，这些特点有利于骨的生长与再生。骨质分为骨密质和骨松质两种。骨质是骨的主要成分。骨密质坚硬致密、抗压能力强，分布在骨的外表面和长骨的骨干。骨松质位于长骨的骺和其他类型骨的内部，由呈杆状或片状的骨小梁构成。骨髓分为红骨髓和黄骨髓。红骨髓有造血的功能，人在胎儿和学前儿童时期骨髓是红骨髓，因此，学前儿童时期骨髓的造血功能很强，随着年龄的增长，在6岁以后，骨髓腔中脂肪组织增多，并逐渐代替红骨髓而变成无造血功能的黄骨髓。

3. 学前儿童骨骼的硬度小，弹性较大，易变形

人的骨头既坚硬又有弹性，主要因为骨由有机质和无机质两种物质构成。有机质主要是骨胶原，使骨具有韧性和弹性，成人骨中有机质约占30%，无机质主要由水和磷酸钙、碳酸钙等钙盐组成，使骨具有坚硬度，成人骨中无机质约占70%。学前儿童的骨中无机质含量较少，有机质含量较多，有机质和无机质的比大约是1∶1，因此骨骼的硬度小，弹性较大，易变形。

（二）学前儿童关节的特点

学前儿童的关节面软骨相对较厚，关节窝比较浅，关节窝附近的韧带比较薄、松弛，伸展性大，关节周围的肌肉相对来说比较细长。与成人相比，学前儿童关节的牢固性差，用力过度易脱臼。

学前儿童的足弓不结实，容易变形。正常人的脚底都呈拱形，叫足弓。足弓是由肌肉和韧带来维持的。足弓的作用是缓冲振动及保护脚底的血管和神经免受压迫。学前儿童足弓处的肌肉和韧带比较薄和松弛，所以容易变形。学前儿童过度肥胖、走路和站立时间过长都易引起足弓塌陷，从而形成扁平足。

(三)学前儿童肌肉的特点

1. 易疲劳

学前儿童的骨骼肌中水分较多,肌纤维较细,无机盐、蛋白质和脂肪含量较少。因此,学前儿童的肌肉较柔嫩,收缩机能较弱,耐力较差,容易疲劳。随着年龄的增长,骨骼肌中有机物的含量增加、水分减少,肌肉重量增加,肌肉的力量相应地加强。

2. 各部分肌肉发育早晚不一致

学前儿童身体各部位肌肉发育的时间不同:躯干的肌肉比四肢的肌肉先发育,上肢的肌肉比下肢的肌肉发育早,大肌肉群发育较早,小肌肉群发育较晚,大块的肌肉比小块的肌肉发育早。3～4 岁时,学前儿童上下肢的活动就比较协调了,但是还不能做各种精细的动作,如拿叉子和筷子等。到 5～6 岁时,学前儿童就可以做一些精细的动作了。

三、学前儿童运动系统的卫生保健

(一)提供足够的营养

学前儿童正处在长身体的阶段,身体各个器官都需要足够的营养,骨骼、肌肉和关节的生长都需要钙、磷、葡萄糖、蛋白质和维生素 D 等,因此学前儿童要多摄入牛奶、蛋黄、豆浆、虾等食品,促进合理膳食,保证机体生长的需要。

(二)引导学前儿童养成正确的姿势,防止骨骼变形

学前儿童的骨骼正处在生长发育过程中,错误的身体姿势会使骨骼变形,如驼背、严重的脊柱侧弯和胸廓畸形等,不利于孩子的成长,且容易使孩子生病。不良的身体姿势还会让儿童产生自卑感,从而影响其性格的形成。

(三)科学合理地安排体育锻炼和户外运动

学前儿童正处在生长发育中,体育锻炼和户外运动能促进学前儿童肌肉和骨骼的生长。户外运动可以让学前儿童呼吸到新鲜的空气,接受太阳光的照射,有助于学前儿童机体内产生维生素 D,促进机体对钙的吸收。组织活动时应注意以下几点。

1. 运动量要适当

学前儿童正处在长身体的时候,运动量不可过大,否则会使机体疲劳,不利于他们的生长发育。

2. 全面发展动作

学前儿童的动作正处于迅速发展的阶段,选择活动时应尽量多样化,达到锻炼全身各个部位的目的,并应尽量上下肢交替做动作,不要只做单一的动作,如让学前儿童长时间地举小哑铃。

3. 保证安全,防止意外事故

学前儿童的自我保护意识较差,他们意识不到会发生的危险,如跑得太快会摔倒。在运动之前,要组织学前儿童做好充分的热身活动。

4. 儿童在运动时穿衣应尽量得当

衣服过紧不利于运动,也不利于血液的循环;而过松的衣服也会影响运动,易造成意外事故。

(四)保护好关节和韧带

学前儿童关节的牢固性差，韧带比较松弛，所以外界用力过度就容易使他的骨骼脱臼。不要让学前儿童从高处往硬地上跳，以免挫伤膝盖和骨盆。不要让学前儿童过度地负重、走路和站立，否则易引起足弓塌陷，形成扁平足。

技能训练 1　早操或课间操的组织

一、保教目标

(1)学前儿童喜欢参加体育锻炼活动，能和老师一起完成基本动作、律动和集体舞。
(2)学前儿童动作协调、灵活，能听各种口令进行队形变化。
(3)学前儿童能在音乐的伴奏下完成各种动作和队形变化。
(4)学前儿童体验团体活动的集体荣誉感，乐于参加集体活动。

二、工作程序

1. 准备部分

(1)准备好做操需要的相关器械，并放置于学前儿童易于拿取的位置。
(2)检查场地及器械安全设施。
(3)检查学前儿童的着装，保证学前儿童安全。
(4)主班、配班老师一前一后，带领和组织学前儿童排队进入户外活动场地。
(5)示范教师精神饱满，有活力，保持良好的情绪感染力。

2. 运动部分

(1)主班老师：

在队伍前方为学前儿童做镜面示范或其他肢体指导；根据学前儿童的活动情况，及时给予合适的指导；观察学前儿童的活动情况，如遇出汗、动作不到位、突发状况等，与配班老师合作进行处理。

(2)配班老师：

组织学前儿童拿取和整理活动器械；观察学前儿童的活动情况，如遇出汗、动作不到位、突发情况等，与主班老师合作进行处理。

3. 整理部分

(1)主班老师：

带领学前儿童做整理放松运动。

(2)配班老师：

组织学前儿童收拾器械，并将其放回原处。

技能训练 2　学前儿童早操或课间操创编[①]

学前儿童早操创编一般包括准备部分、运动部分和放松部分。

---

① 资料来源：湖北省十堰市富康幼儿园。

1. 准备部分

准备部分，即入场热身活动（见图 1-2 和图 1-3），主要形式有蹲步、走步、跑步、走跑交替及有一定运动量的晨间游戏活动。

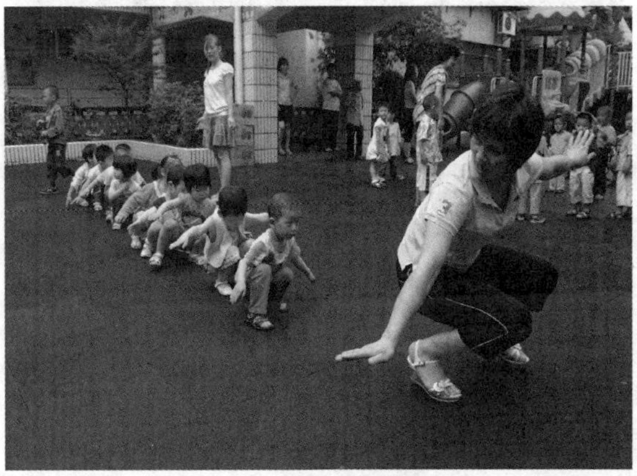

图 1-2　入场热身活动一

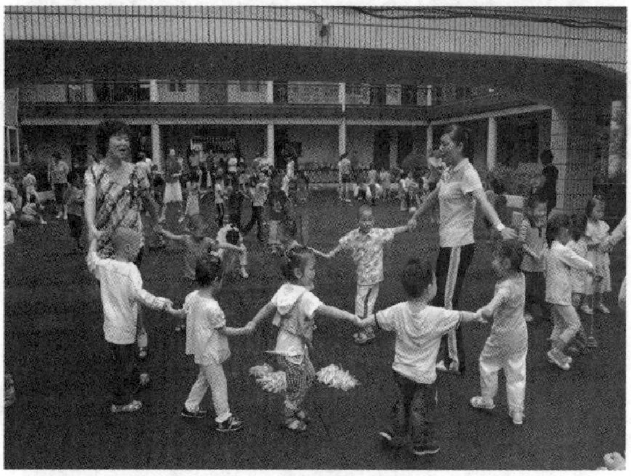

图 1-3　入场热身活动二

2. 运动部分

运动部分是早操活动的主体，主要类型包括队形队列、操节、歌舞表演和体育游戏。

队形队列练习（见图 1-4 至图 1-7）包括立正、稍息、踏步走等常规队形练习。学前儿童常用队形有横队、多路纵队、圆形、半圆形、密集形（学前儿童围拢在教师的周围）、分散队形（在一定范围内分散站立）、切段分队走或左右分队走、四队变两队、两队变四队，等等。

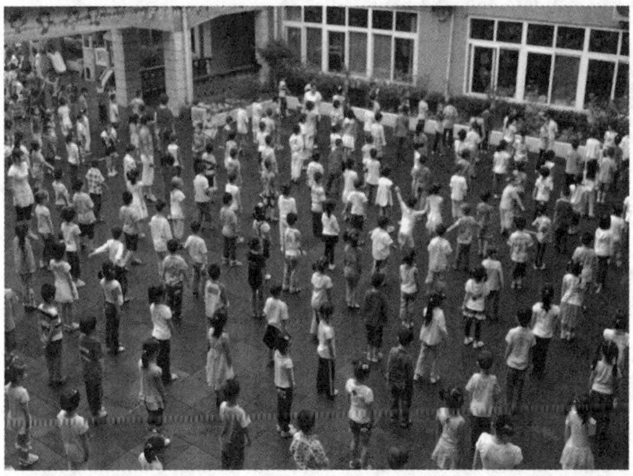

图 1-4　队形队列练习一

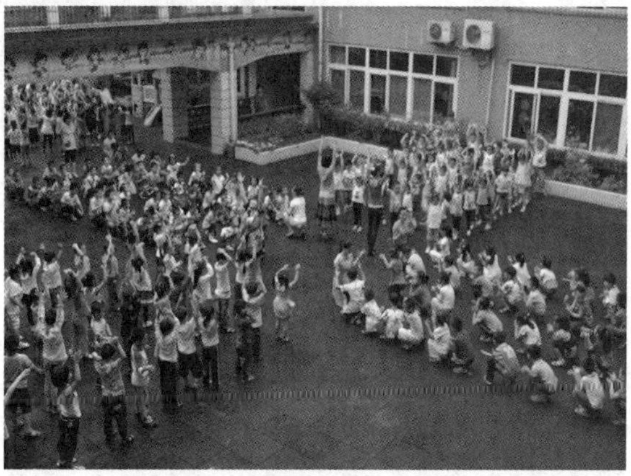

图 1-5　队形队列练习二

操节包括徒手操、器械操（见图 1-8）。一般来说，小班以徒手操为主；中班和大班以徒手操和器械操为主。徒手操有模仿操、韵律操、武术操、健美操等，一般包含上肢运动、下蹲运动、体侧运动、体转运动、腹背运动、跳跃运动等，但不同的年龄班有一定的差别。器械操是指有创意地使用日常生活中的一些物品作为运动早操的器材或直接购买一些运动早操器材编排的操节。选取材料时应注意废物利用、一物多用，以及材料的安全性。

歌舞表演和体育游戏（见图 1-9 和图 1-10）的重要作用在于激发学前儿童的活动兴趣。对于前者，要注意避免舞蹈动作过多、过杂；对于后者，要注重学前儿童互动。

3. 放松部分

放松部分，即早操或课间操结束后的放松活动，主要形式有学前儿童深呼吸便步走、柔韧性练习动作

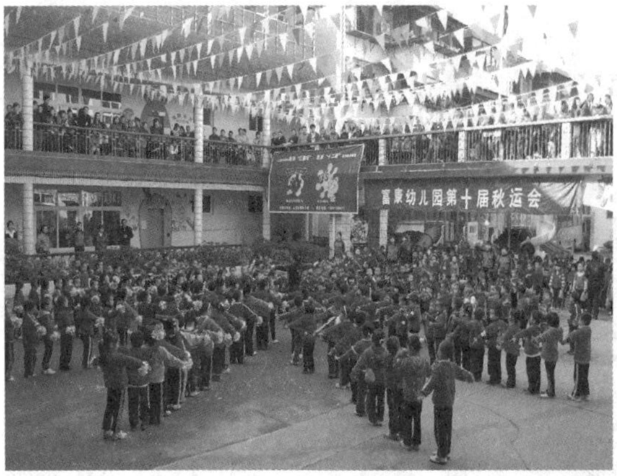

图 1-6　队形队列练习三

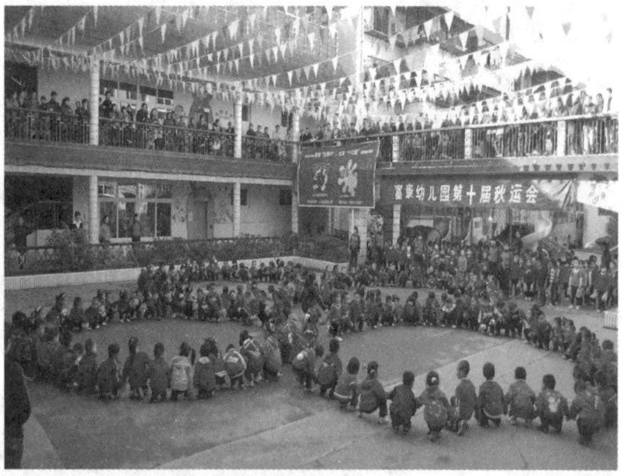

图 1-7　队形队列练习四

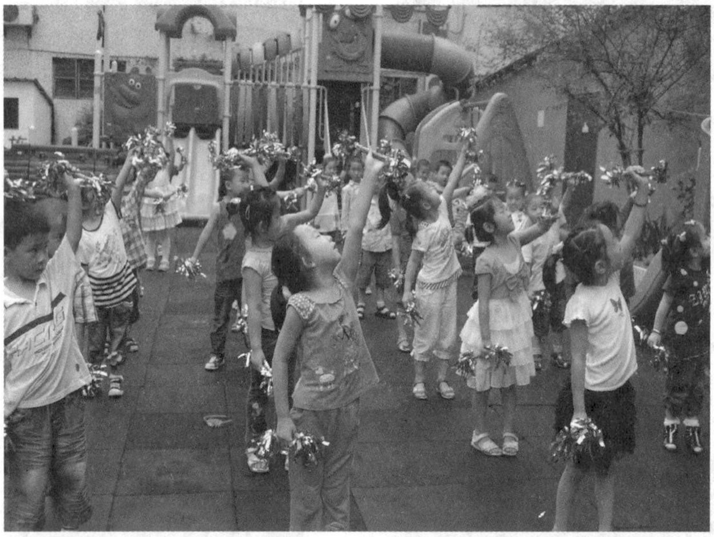

图 1-8　器械操

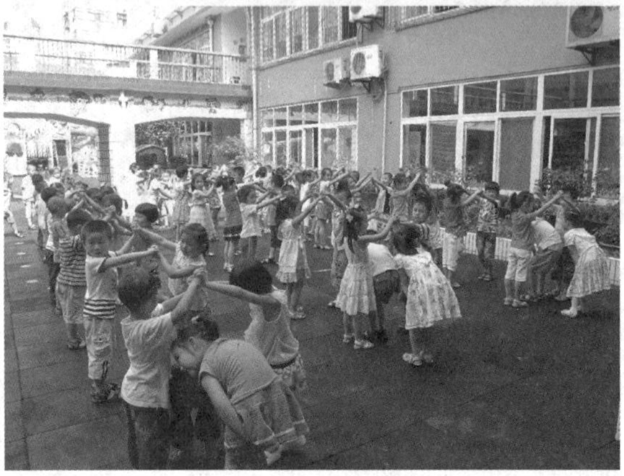

图 1-9　体育游戏一

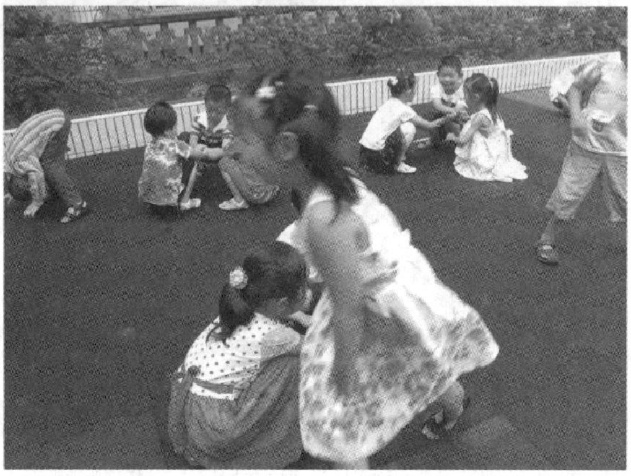

图 1-10　体育游戏二

等。在开展放松活动时，宜播放柔美的音乐或摇篮曲。

早操或课间操运动量过大和过小都不合适。早操或课间操运动的强度与密度要呈现出“曲线上升，波形进展，曲线下降”的规律。同时要注意：对于运动强度大的活动，要相应减小运动密度；对于运动强度较小的活动，要相应增加运动密度。

早操或课间操的创编步骤如下。

(1)确定操名。

(2)选配音乐。准备部分和运动部分应选择活泼、明快、节奏鲜明的音乐;放松部分应选择舒缓柔和、摇篮曲风格的音乐;所选音乐应富有童趣,符合学前儿童年龄的特点,乐曲旋律有明显的节奏变化。

(3)创编动作。以年级组为单位进行创编;组织有特长的教师创编具体的动作;不同年级组动作要符合本年级组学前儿童年龄的特点;不同季节编排的早操或课间操运动量应有所不同。

(4)教师汇操。各年级组编排好后全体教师一起汇操;讨论早操或课间操的编排是否合理;统一早操或课间操的动作、口令及掌握重点、难点动作的要领;明确所编排的动作对促进学前儿童体能发挥的作用。

(5)学前儿童活动。

理论二　学前儿童消化系统

一、消化系统概述

消化系统(见图 1-11)由消化道和消化腺两个部分组成。消化道是一条迂回的肌性管道,包括口腔、咽、食管、胃、小肠、大肠和肛门。消化腺由小消化腺和大消化腺组成,能够分泌消化液,消化分解不同的营养物质。小消化腺分布于消化管各部的管壁内,如唇腺、颊腺等。大消化腺包括唾液腺、肝脏和胰等。消化系统的功能是对从外界摄取的实物通过转运、消化和吸收提取营养物质供机体新陈代谢,将没有被消化和被吸收的食物残渣(粪便)排出体外。

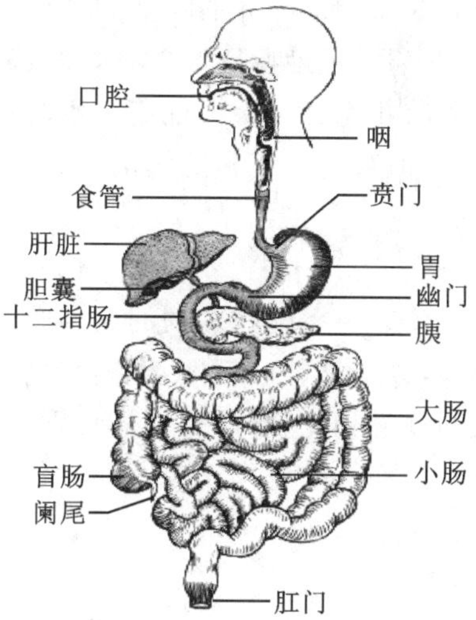

图 1-11　消化系统

二、学前儿童消化系统的特点

(一)口腔

口腔是消化道的始端。口腔内的器官有牙齿、舌头和唾液腺。口腔壁上附着一层黏膜。学前儿童的口腔比成人的小,口腔黏膜比较嫩,很容易感染和损伤。

1. 牙齿

牙齿是口腔内不可缺少的器官。牙齿的主要功能是切割和磨碎食物,并辅助发声。牙齿位于上、下颌骨的牙槽内。学前儿童的牙齿从外观上来看由牙冠、牙根及牙颈三个部分组成。平时学前儿童一张嘴就能看到的牙的部分就是牙冠。牙冠色白而富有光泽,是咀嚼功能的重要组成部分。牙根生长在牙槽内,是牙体的支持部分。介于牙冠与牙根之间的部分被牙龈包绕,称牙颈。从学前儿童牙齿的纵剖开图来观察,牙齿是由牙釉质、牙本质和牙骨质三层硬组织和最里层的一种牙髓软组织构成的。牙釉质呈白色,是人体最坚硬的物质。硬化完全的牙釉质仅含 4%的有机物,而无机物高达 96%。牙本质是构成牙齿的主体,颜色淡黄,位于牙釉质和牙骨质的内层,硬度低于牙釉质。牙骨质包绕牙根的外层,较薄,颜色较黄,硬度类似于骨组织,具有不断新生的特点。牙髓主要由结缔组织、血管和神经构成,牙髓神经对外界的刺激特别敏感,可产生难以忍受的剧烈的疼痛。

牙齿的长出是儿童生长发育的标志，人的牙齿共有两组。第一组称为乳牙，共 20 颗。乳牙一般在出生后 6～10 个月萌出，在 2 岁半左右全部出齐。2 岁内乳牙数可用下列公式计算：乳牙数＝月龄－6。学前儿童在乳牙萌出时一般不疼。学前儿童乳牙的牙釉质比较薄，牙本质较软脆，容易被酸性物质腐蚀而形成龋齿。第二组称为恒牙，在乳牙开始脱落时长出，大约到 25 岁全部长出，一共 32 颗。恒牙中有 20 颗代替乳牙，还有 12 颗磨牙从乳牙的后方长出来。12 颗磨牙包括 4 颗第一磨牙（六龄齿），4 颗第二磨牙，4 颗第三磨牙（智齿）。

2. 舌头

舌头由舌内和舌外的骨骼肌构成，舌头后面连着喉咙的部分叫舌根；舌根的前面部分叫舌体；舌体的最前面叫舌尖；舌体的上面叫舌背，舌背上有舌乳头、舌苔；舌体的下面叫舌腹，舌腹上有舌系带、血管和突起。舌头有咀嚼、搅拌食物和帮助发音的作用。相对于成人来说，儿童的舌头灵活性差，搅拌食物能力不足。

3. 唾液腺

唾液腺是分泌唾液的腺体的总称。腮腺、下颌下腺和舌下腺是人体三对较大的唾液腺，其中腮腺是最大的腺体。这三个腺体都有导管可通到口腔。唾液腺可以分泌唾液。唾液可以保障口腔的湿润，清洗口腔，有利于吞咽和说话。唾液中含有溶菌酶（可以杀灭口腔中的细菌）和唾液淀粉酶，能初步地分解食物中的淀粉。新生儿的唾液腺还没完全发育，分泌功能比较差，分泌的唾液量少，口腔内比较干燥。出生后3～7个月，唾液腺逐渐发育，唾液的分泌量增加，但由于学前儿童的口腔较浅并且吞咽唾液的能力差，因而学前儿童经常会出现流口水的现象。这种现象被称为生理性流涎。随着年龄的增长这一现象会逐渐消失，但智力不正常的学前儿童也会因嘴巴半开着流口水，这种现象被称为假生理性流涎。

（二）食管

食管是一条输送食物的肌性管道，是咽和胃之间的消化管。食管起初很短，随着颈部的伸长和心肺的下降，逐渐增长。新生儿的食道长 10～11 厘米，弹力组织和肌层不太发达，容易出现溢乳的现象。与成人的食管相比，学前儿童的食管比较短并且比较窄，黏膜较薄，管壁肌肉组织和弹性纤维发育较差，容易受到损伤。

（三）胃

胃是消化管中最膨大的部分，上连食管，下连十二指肠，具有容纳食物、分泌胃液和对食物进行初步消化的作用。胃有前、后两壁和上、下两缘。右上缘较短且凹陷，称胃小弯；左下缘大而凸，称胃大弯。胃的入口称贲门，与食管相连。胃的出口称幽门，与十二指肠相接。新生儿的胃呈水平横位（贲门和幽门几乎在同一平面上），胃容量比较小，贲口的肌肉较松弛，幽门的肌肉较紧，所以新生儿经常出现溢奶现象。新生儿的胃容量是 30～50 毫升，到 3 个月左右大约为 100 毫升，到 1 岁左右大约为 250 毫升，到 3 岁左右大约为 680 毫升，到 4 岁左右大约为 760 毫升，到 5 岁左右大约为 830 毫升，到 6 岁左右大约为 890 毫升。学前儿童的胃容量小，胃壁的肌肉比较薄且伸展性较差，因此胃蠕动的能力不强，加上胃分泌的消化酶和胃酸较少，所以消化能力较弱。

（四）肠

从胃的幽门到肛门的这段消化管被称为肠。人的肠分为小肠、大肠。小肠又可分为十二指肠、空肠和回肠。小肠的作用是消化食物和吸收营养物质。小肠内有肠液、胆汁和胰液，通过这三种消化液和消化酶的共同作用，可将碳水化合物转化成葡萄糖，将蛋白质转化成氨基酸，将脂肪转化成甘油和脂肪酸，进而被小肠吸收并进入血液供人体新陈代谢。大肠的作用是吸收食物残渣中的水和无机盐，形成粪便，并通过直肠经肛门排出体外。

学前儿童肠的总长度相对成人来说比身长更长，新生儿肠的总长度是身长的 8 倍，学前儿童肠的总长度大约是身长的 6 倍，而成人肠的总长度只有身长的 4 倍。学前儿童的肠黏膜较柔嫩，血管及淋巴管丰富，小肠的绒毛发育较好，因此他们的肠道的吸收能力强。

学前儿童的消化能力较差。他们的肠壁肌层及弹性纤维未发育成熟，肠的蠕动能力较弱，容易发生便秘。

学前儿童肠的固定能力较差。他们的肠黏膜柔软，黏膜下层组织松弛，所以固定能力较差，如果在厕所里蹲的时间过长，则容易出现脱肛的现象。儿童的肠壁较薄且固定性较差，加上外界的刺激如腹部受凉、腹泻等都会导致肠蠕动失常，从而出现肠套叠的现象。

（五）肝脏

肝脏是以代谢功能为主的一个器官。它也是人体最大的消化腺，位于胆囊的前端、右边肾脏的前方和胃的上方。正常的肝呈红褐色，质地柔软。成人的肝脏重量相当于体重的 2%，学前儿童的肝脏占体重的比例比成人的肝脏占体重的比例要大些，5 岁左右的学前儿童的肝脏占体重的 3.3%。肝脏的功能有代谢、排毒、防御、分泌胆汁和参与消化活动等。

学前儿童的肝细胞未完全发育成熟，肝脏的功能也不完善，胆囊较小，因此分泌的胆汁较少，对脂肪的消化能力相对较差，糖原储备得较少，容易出现低血糖现象，肝脏的排毒能力较差。一般而言，学前儿童应尽量少吃损害肝脏功能的药物。

（六）胰

胰又称胰脏、胰腺，是人体第二大消化腺，位于胃的后方。胰分为两个部分：外分泌部和内分泌部。胰的外分泌部分泌的胰液，有分解蛋白质、糖类和脂肪的功能。内分泌部又称胰岛，能分泌胰岛素和胰高血糖素，胰岛素和胰高血糖素直接进入血液，调节血糖的代谢。学前儿童的胰发育不发达，对淀粉等的消化能力较弱，主要依靠小肠液进行消化。

三、学前儿童消化系统的卫生保健

（一）注意口腔卫生，保护牙齿

1. 养成早晚刷牙、饭后漱口的好习惯

牙齿是儿童咀嚼食物的工具，如果这个工具出了问题，那么就很影响儿童的进食，进而影响儿童的生长发育。饭后漱口和早晚刷牙都可以将口腔中的残留食物及时地清理出去，有效地保护牙齿。儿童 2 岁多时可以只饭后漱口，到了 3 岁左右就可以学习刷牙了。父母一开始就应注意指导儿童使用正确的刷牙方法，并为儿童选择合适的牙刷——头小、刷毛软并且刷毛稀少的儿童牙刷。牙刷的使用时间不宜过长，一般 1 个月左右更换一次，最长不能超过 3 个月。牙刷使用后，要用水冲洗刷毛内部，并尽量将水分甩去，将牙刷头朝上放在漱口杯里，或者放在通风有日光的地方，使它干燥并杀菌。

2. 经常让儿童做咀嚼练习

高度的咀嚼是预防牙齿畸形最有效的方法之一。

3. 定期去医院检查牙齿

学前儿童的牙齿正处在生长期，很有可能出现不同的问题，因此父母至少要半年左右带儿童去检查一次牙齿，以便及时发现牙齿问题，及时治疗。

4. 不吃过于刺激牙齿的食物，不咬坚硬的物品

学前儿童的牙齿咬松子等坚硬的东西或受到冷、热、酸等强刺激，可能会使牙釉质产生裂缝或脱落导

致龋齿,影响牙齿的正常发育。

5. 合理膳食,多参加户外运动

牙齿主要由钙盐构成,因此要合理膳食,多吃含钙盐的食品,同时还应多出去参加户外运动。人体受到紫外线照射后维生素 D 的含量会增加,从而促进机体对钙的吸收。

6. 养成用牙的好习惯

现实生活中,学前儿童经常有用自己的牙齿咬指甲、吃手、咬铅笔等不良习惯,这些习惯都不利于牙齿的健康成长。父母和教师要教育他们养成正确的用牙习惯。

(二)注意饮食卫生,养成良好的饮食习惯

俗话说:"病从口入。"学前儿童应该注意饮食卫生,不要吃一些不干净的东西,应多吃一些有营养的食品,补充生长发育所需要的营养成分,少吃膨化食品等垃圾食物。学前儿童的胃与成人相比较小,消化能力较弱,因此,不能一次摄入太多和难以消化的食物。父母和教师应教育学前儿童慢慢吃,将食物充分地咀嚼,不挑食,不吃冷、热、酸、辣等强刺激的食物,避免进餐时说话打闹,以免食物卡在食管中,出现意外事故。

(三)饭前和饭后不做剧烈运动

饭前可以安排学前儿童在教室中安静地活动,如让他们听音乐、画画等,饭后也不可剧烈运动,否则会导致血液都聚集到运动器官上,从而使消化器官中的血液量减少,不仅不利于消化食物,还会引起胃下垂等疾病。

(四)养成良好的排便习惯

学前儿童要养成早餐后排便的习惯。父母和教师教育学前儿童不要憋大便,以防止习惯性的便秘。适量地运动、饮水、摄入蔬菜、摄入水果和摄入粗粮有利于肠道的蠕动,进而有利于排便。

【小技能】

刷牙的方法

刷牙时牙刷指向牙根方向,顺序为:由前向后,由外向里。刷上牙时由上向下刷;刷下牙时由下往上刷;刷咬合面时先来回横刷几遍,刷去牙齿表面的污垢,再上下来回竖刷,清除牙缝里的残留物。让孩子注意横刷时用力轻,竖刷时稍加力。最后教孩子洗净刷牙用具并用毛巾擦干嘴巴。在孩子学刷牙时,家长可以让孩子配合儿歌进行刷牙,以提高其学习刷牙的兴趣,同时给予鼓励和表扬。

技能训练 3　进餐的组织

一、进餐环节的保教目标

(1)进餐时保持良好的情绪。

(2)养成良好的进餐习惯:坐定吃饭,不撒饭,自己吃饭,自己收拾餐具。

(3)有良好的食欲,不挑食、不偏食。

二、进餐环节的工作程序

(1)餐前——酝酿轻松愉悦的进餐氛围。

先通过恰当的墙面环境创设、明确的盥洗标识，使如厕安全有序。再将学前儿童熟悉并喜爱的音乐串联在一起，中间用小鸟飞、小兔跳、小猫走、小鱼游等分隔开来，对应地将学前儿童分成小鸟、小兔、小猫、小鱼几组，听到哪组的音乐，哪组学前儿童就去如厕，在教室等待的学前儿童跟着音乐活动，盥洗回来的学前儿童随时跟进。在音乐声中有序地分组如厕，既减少了消极等待，又可让学前儿童洗净的小手不再被弄脏。在分组如厕时，中、大班可以请当天的值日生或个别小朋友轮流带领同伴进行手指游戏、语言游戏，如说地名、猜谜语等活动，以增强游戏的趣味性。[①] 营造就餐环境如图 1-12 和图 1-13 所示。

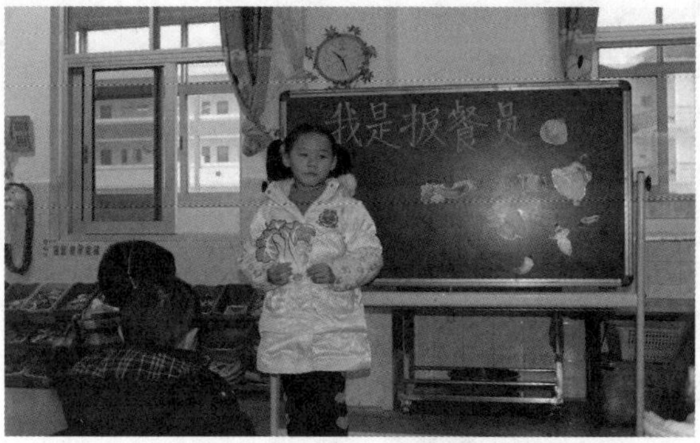

图 1-12　营造就餐环境一

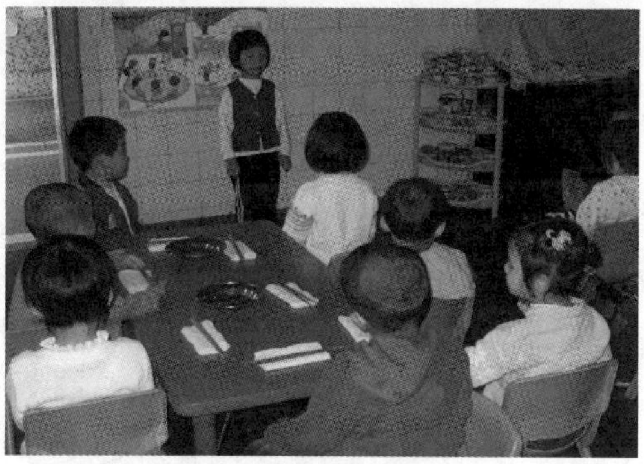

图 1-13　营造就餐环境二

(2)餐中——营造安全有序的进餐环境。

进餐中，教师要注意做到以下几点。

第一，有明确的要求：餐具的使用、添饭的流程、进餐的卫生要求应明确提出，让学前儿童准确理解。

首先，要求学前儿童自拿餐具。以小组为单位，保育员组织学前儿童排队按顺序到指定位置自拿餐具。保育员注意提醒学前儿童不要拥挤、争抢。拿餐具的具体要求是：将勺子放在碗中，双手拿碗。

其次，要求学前儿童自取食物。保育员组织拿到餐具的学前儿童到指定位置自取食物。自取食物的要求是：按顺序拿取食物，一次不可拿取太多，吃完再拿，以免造成浪费。保育员要鼓励学前儿童不偏食、不挑食，培养学前儿童良好的用餐习惯。

再次，要求学前儿童独自进餐前，保育员要教会学前儿童正确的进餐姿势和方法。进餐时，身体要坐端正，不要左右摇晃，左手扶碗，右手拿汤匙或筷子，双手配合协调一致。独自进餐的要求是：安静就餐，不说笑打闹。

最后，要求学前儿童饭后自我清洁。进餐完毕，保育员要组织学前儿童进行自我清洁。具体步骤是：先用餐巾纸将嘴和手擦拭干净，然后把碗筷送到指定位置，用抹布、卫生纸将桌面擦干净，最后搬着座椅回到自己的位置。

第二，有安全的路线(见图 1-14)。学前儿童取饭、添汤、归还餐具等应尽可能地设计相对安全的路线。

第三，有个体的关注(见图 1-15)：要根据学前儿童的不同表现给予有针对性的指导。保育员发现学前儿童情绪低落没有食欲时，应及时给予帮助，对身体不适的学前儿童应适当调整饭量。对于体弱儿和肥胖儿，保育员应引导其合理用餐。

第四，有积极的调动：通过榜样示范、积极鼓励、交流爱吃的食物等方式鼓励学前儿童科学用餐，营造良好的进餐氛围。

(3)餐后——设置科学合理的餐后活动(见图 1-16 和图 1-17)。

教师应提醒学前儿童餐后擦嘴、把餐具归还等进餐常规，之后安排安静的餐后活动，开放安静的活动区，如阅读区、益智区、建构区等。

---

① 资料来源：湖北省十堰市实验幼儿园。

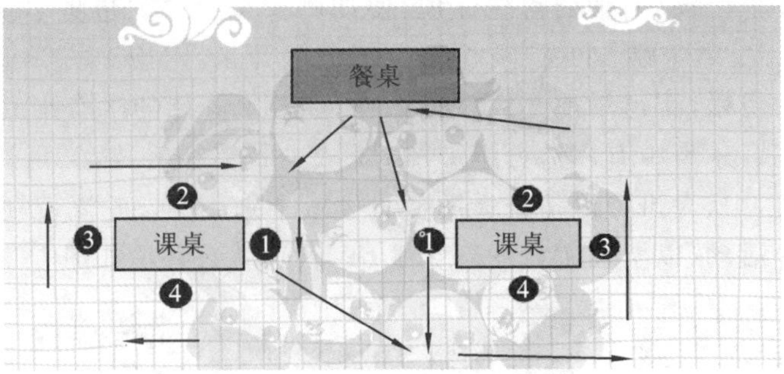

图 1-14　安全的路线

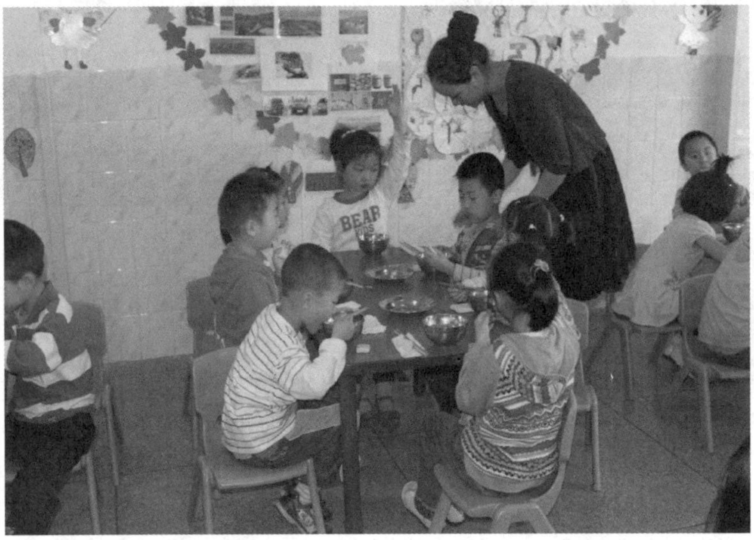

图 1-15　个体的关注

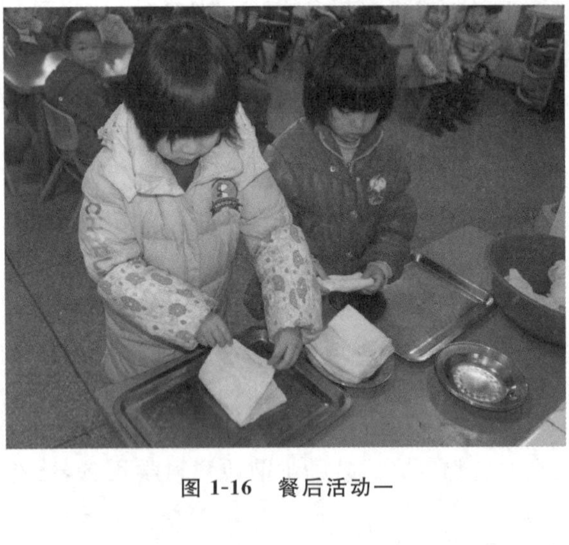

图 1-16　餐后活动一

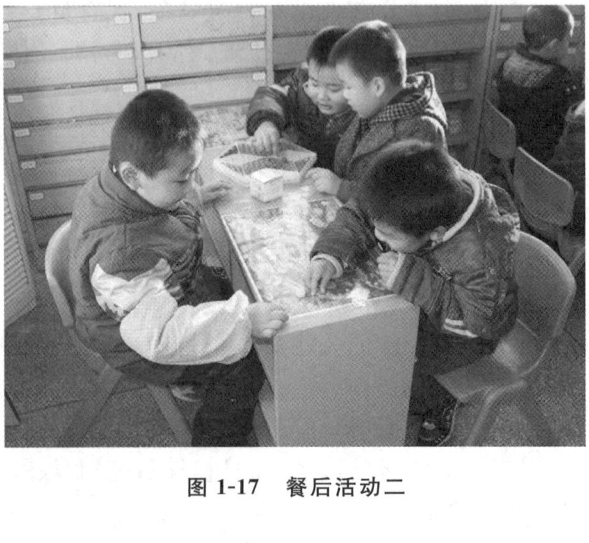

图 1-17　餐后活动二

三、注意事项

（1）进餐时间以不少于 20 分钟，不超过 30 分钟为宜。

（2）不给学前儿童吃汤泡饭。

(3)不催促、不喂饭。

(4)两餐间隔时间不少于3个半小时。

(5)热汤、热菜应放置于安全位置,以免发生危险。

(6)制止学前儿童打闹,以免呛咳,引起气管阻塞。

【拓展阅读】

餐前活动的组织

组织好餐前活动,以讲故事、音乐欣赏及各类安静的桌面游戏为宜(见表1-1)。

表1-1 餐前活动组织形式和活动举例

组织形式	活动举例
集体	1.情感交流:以谈话、聊天为主,比较随意,不拘束学前儿童的想法。 2.所学知识的复习:在教师的带领下,巩固所学知识,鼓励学前儿童大胆上台表演。可以选择节奏鲜明的歌曲,要求是学前儿童感兴趣,且时长较短。 3.欣赏故事:听磁带或教师、学前儿童讲故事,重在培养学前儿童的倾听习惯,也可以引导学前儿童模仿学习使用不同语气复述故事。 4.欣赏轻音乐:适合选用舒缓、轻柔、安静的音乐,让学前儿童边休息边感受,如中国名曲《茉莉花》、班德瑞的钢琴曲等。 5.各种小游戏:配合儿歌进行的语言和手指游戏,此类游戏特别受小托班学前儿童的喜爱,可以经常进行,如"说相反""小小邮递员""猜猜在哪头?""指头兵""手指变一变"等
分组	1.猜拳:几位学前儿童围成一圈,通过手心、手背数量的多少决定胜负,奖惩规则由小组成员自己制订。 2.数字接龙:比如,规定在1～20的数字内接龙,一位学前儿童任意说一个数字,其余学前儿童就依次往后数,数到20为止。 3.我是"主持人":给每个学前儿童上台表现的机会,鼓励其大胆地组织所有小朋友进行节目表演、讲述故事等

教师应根据学前儿童的年龄特点、兴趣,寓教于乐。小托班的餐前活动以集体活动为主,小组及个别活动辅助进行,而大中班以小组合作为主,辅以集体活动。

理论三 学前儿童神经系统

一、神经系统概述

神经系统是机体内起主导作用的功能调节系统,它调节各个器官系统的活动,使人体成为一个有机的整体,适应内外环境的变化,维持机体正常的生命活动。神经系统由中枢神经系统和周围神经系统两个部分组成,中枢神经系统包括脑和脊髓,周围神经系统包括12对脑神经、31对脊神经和自主神经。神经系统如图1-18所示。

神经系统的基本结构和功能单位是神经元(神经细胞)。它是由细胞体和突起构成的。细胞体是合成各种蛋白质和递质的部位。突起分为树突和轴突两种。树突是许多短的分支,可看作胞体的延伸部

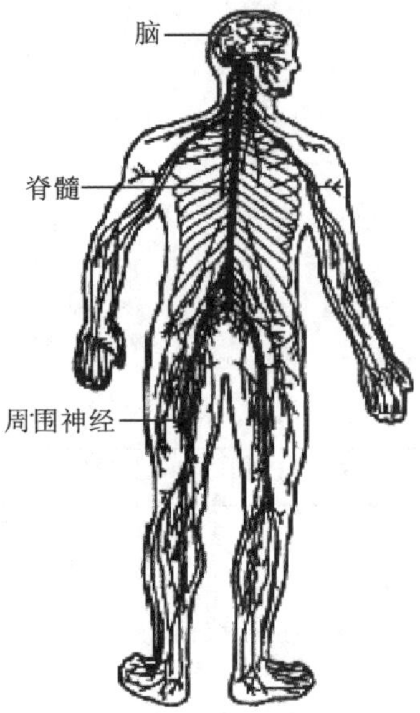

图 1-18　神经系统

分；轴突较长，一般没有分支，又叫神经纤维，它的作用是传导神经冲动。神经元的信息和活动在神经系统中的传输表现为一定的生物电变化及其传播。

(一)中枢神经系统

1. 脊髓

脊髓(见图 1-19)位于脊椎骨组成的椎管内，上端在平齐枕骨大孔处与延髓相连，呈圆柱形，前后稍偏，表面由被膜包裹。通过椎间孔，脊髓向两边发出许多脊神经，脊神经分布到内脏、体壁和四肢。脊髓是周围神经与脑之间的通路，也是许多简单反射活动的低级中枢。脊髓由灰质和白质构成。灰质色泽灰暗，呈"H"状，按形态可分为前角、后角、中间带。前角是突向腹侧、粗而短的灰质部分；后角是伸向背侧的细长部分。在前角与后角之间的灰质被神经纤维穿行，形成网状结构。白质包裹在灰质的外边，是神经纤维集中的部分，主要由上行(感觉)和下行(运动)有髓鞘神经纤维组成(纵行排列)。

脊髓有传导功能和反射功能。

1)传导功能

脊髓是感觉和运动神经冲动传导的重要通路。脊髓白质的上、下行纤维束将脑、躯干和内脏联系在一起。人体的神经兴奋进入脊髓，沿着上行传导束传到脑，然后脑将所要传出的神经冲动沿下行传导束传到脊髓，再由脊髓传导给人体各个器官，完成各种运动。如果脊髓白质受到损伤，将导致损伤平面以下出现运动和感觉的功能障碍。

2)反射功能

脊髓通过脊髓节内和节间的反射弧完成一些简单如排便反射、膝跳反射等反射活动。

2. 脑

脑(见图 1-20)位于颅腔内，是中枢神经系统的主要部分，由大脑、小脑、间脑和脑干组成，是人进行思维和意识活动的器官。

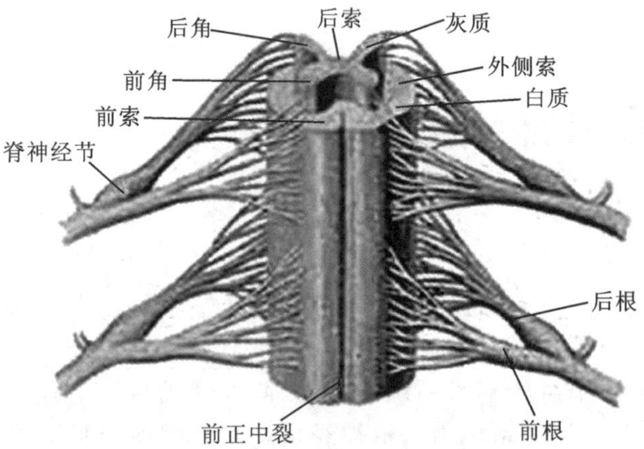

图 1-19　脊髓

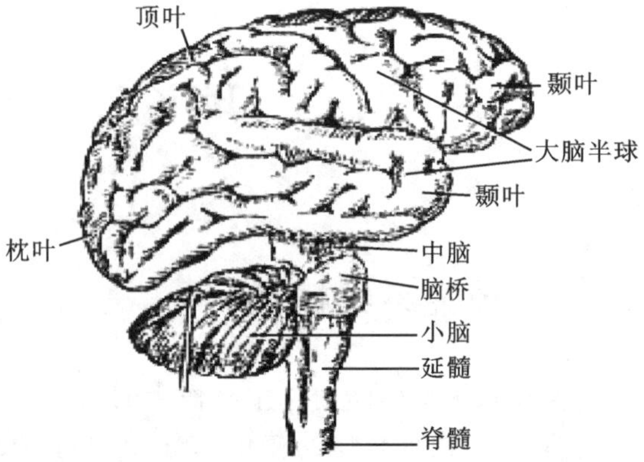

图 1-20　脑

1)大脑

大脑由左右两个半球构成，由胼胝体相连，是中枢神经系统的重要组成部分。大脑表面是一层灰质，由神经细胞胞体组成，是人类思维活动、记忆等功能活动的高级调节中枢。灰质下为神经元纤维组成的白质，作用是联络和协调各部分功能。

大脑表面是凹凸不平的，布满深浅不同的沟和裂，沟与裂之间的隆起称为脑回。中央沟和大脑外侧裂、顶枕裂这三条大的沟和裂把大脑表面分为中央沟以前、大脑外侧裂以上的额叶，大脑外侧裂以下的颞叶，顶枕裂后方的枕叶，大脑外侧裂上方、中央沟与顶枕裂之间的顶叶。每个脑回都有特定的功能，额叶中央沟前回是运动中枢，支配着对侧身体的运动。顶叶中央后回为感觉中枢，接受对侧半身浅、深部的传入冲动。枕叶内侧面是视觉中枢；颞叶的颞横回是听觉中枢；额叶下后部为运动性言语中枢，底部为嗅觉中枢等。

2）间脑

间脑位于中脑的前上方，包括丘脑和下丘脑。丘脑位于间脑背侧部，是间脑中最大的卵圆形灰质核团，为神经通路的转换站，全身的传入神经在到达丘脑前就已经交叉到对侧，因此，一侧丘脑受损伤，对侧的肢体将会失去感觉。

下丘脑位于丘脑的前下方，它是调节内脏活动和内分泌活动的较高级神经中枢，下丘脑损害会出现体温调节障碍、尿崩症、厌食、消瘦、血压不稳、多汗、睡眠不安和性功能紊乱等问题。

3）小脑

小脑位于大脑半球后方，通过它与大脑、脑干和脊髓之间丰富的传入和传出联系来调节身体的平衡、随意运动的协调性和肌肉张力。小脑半球损伤会出现平衡障碍、肌肉僵直和身体失去协调性等现象。

4）脑干

脑干位于大脑的下面，在间脑和脊髓之间，呈不规则的柱状形。脑干由延髓、脑桥和中脑组成。延髓与脊髓相连，主要功能为控制呼吸、心跳、消化等活动，被称为生命中枢。脑桥对人的睡眠有调节和控制作用。中脑是视觉与听觉的反射中枢。脑干的功能主要是维持个体生命，如心跳、呼吸、消化、体温、睡眠等重要生理功能。

（二）周围神经系统

周围神经系统由 12 对脑神经、31 对脊神经和自主神经组成。

1. 脑神经

脑神经共有 12 对。它们连接着脑的不同部位，并从颅底的孔裂出入颅腔。脑神经共有三类：感觉神经，包括嗅神经、视神经和前庭蜗神经（也称位听神经）；运动神经，包括动眼神经、滑车神经、展神经、副神经和舌下神经；混合神经，包括三叉神经、面神经、舌咽神经和迷走神经。脑神经主要分布于头、颈部，支配头部各器官的运动，其中迷走神经还分布到胸、腹腔内脏器官。

2. 脊神经

脊神经共有 31 对，包括颈神经 8 对、胸神经 12 对、腰神经 5 对、骶神经 5 对、尾神经 1 对。脊神经分布在躯干和四肢的肌肉中，主管颈部以下的活动。

3. 自主神经

自主神经由脑和脊髓发出，主要分布在内脏。自主神经分为交感神经和副交感神经两种，两者功能相反，共同作用于机体的各个内脏器官，很好地平衡、协调和控制身体的生理活动。

自主神经的主要功能如表 1-2 所示。

表 1-2　自主神经的主要功能

作用位置	交感神经	副交感神经
呼吸器官	支气管平滑肌舒张	支气管平滑肌收缩

续表

作用位置	交感神经	副交感神经
循环器官	加快、加强心跳，血流量增加，冠状血管舒张，皮肤和腹腔内脏外周血管收缩	减慢心跳，心房收缩减弱，血流量减少，冠状血管收缩，皮肤和腹腔内脏外周血管舒张
消化器官	分泌黏稠的唾液，抑制胃肠的运动，括约肌收缩，抑制胆囊收缩	分泌稀薄的唾液，促进胃肠的运动，括约肌舒张，促进胆囊收缩
泌尿器官	肾脏血管收缩，使逼尿肌舒张和括约肌收缩	使逼尿肌收缩和括约肌舒张
眼	使虹膜辐射状肌收缩，瞳孔扩大，使睫状体辐射状肌收缩，睫状体增大，使上眼睑平滑肌收缩	使虹膜环形肌收缩，瞳孔缩小，睫状体环缩小，促进泪腺分泌
代谢	促进同化作用，促进肾上腺分泌，升高血糖	促进异化作用，促进胰岛素分泌，降低血糖
皮肤	立毛肌收缩，汗腺分泌	立毛肌舒张，抑制汗腺分泌

二、神经调节的基本方式

神经调节的基本方式是反射。在神经系统的参与下，人体受到内部和外界各种刺激所做出的反应叫反射。反射弧是参与反射活动的神经结构，由感受器、效应器、传入神经、传出神经和神经中枢等五个部分组成。

反射分为条件反射和非条件反射两种。非条件反射是人体与生俱来的本能反应，是比较低级的神经活动。比如，当人的手被针扎了一下，他的第一反应就是把手缩回来。再如，乳头一放到婴儿的嘴中，他就会吮吸乳头，并把奶水吞咽下去。条件反射是指通过后天学习、经验积累的反射活动。它建立在非条件反射的基础上，是一种高级的神经活动。比如，“谈虎色变”，人们一听到有老虎，就会很害怕。再如，“望梅止渴”，当看到梅子时，人们就会不自觉地分泌唾液。

三、学前儿童神经系统的特点

(一)脑发育快

在学前儿童时期，脑的发育比较快，随着脑细胞体积的增大和数量的增多，脑的重量也在快速增加。出生前半年到出生后 1 年是脑细胞数目增加的重要时期，1 岁以后脑细胞的数量不再增加，但是细胞的突起变长、变多。脑的发育可从脑的质量上体现出来：新生儿脑的重量大约 350 克，到 6 个月是大约 600 克，到 1 岁时大约 900 克，到 3 岁时大约 1000 克，到 6 岁时大约 1200 克，成人大约 1450 克。

(二)易兴奋，易疲劳

随着大脑结构的发展，大脑皮质的功能逐渐发展，学前儿童的大脑皮层的兴奋过程不断加强，这使得学前儿童睡眠的时间逐渐减少。新生儿一般每日睡眠 18～20 小时，3～6 岁的儿童每日只需睡眠 11～12 小时，7～13 岁的儿童每日大概睡 9～10 小时。同时，儿童的抑制过程也在不断增强，使儿童可以学会调整和控制自己的行为。与成人相比，学前儿童的兴奋过程仍然强于抑制过程，表现为：学前儿童比较爱动，容易激动，但兴奋的时间不长，容易疲劳，对一个事物不能保持太久的注意力，注意力会不集中。根据这个特点，在进行教学活动时，一节课尽量不要安排太长的时间，内容不要过多，并且尽量安排在儿童精力充沛的时间段上课。

(三)中枢神经系统发育不均衡

脑干和脊髓在出生时就发育成熟了,而小脑还没有发育完全,到 3～6 岁才基本发育成熟。因此,1岁时儿童学走路时左摇右晃,站不稳,3 岁时就可以稳稳地走和跑了,但是上下肢还是不太协调,到5～6岁时就可以准确协调地进行走、跑、跳等动作了,到 8 岁时儿童的大脑皮层就基本接近成人了。

(四)神经纤维髓鞘化

髓鞘包裹在神经突起的外面,就像电线外面的绝缘外皮一样。刚出生的婴儿,很多突起的髓鞘都没有形成,所以新生儿的动作很不精确。随着年龄的增长,髓鞘会逐渐形成,儿童的动作随之逐渐精确。

(五)自主神经发育不完善

学前儿童的交感神经兴奋性强,副交感神经兴奋性弱,如消化系统很容易受情绪的影响。学前儿童呼吸频率和心率都较快,但节律不稳。

四、学前儿童神经系统的保健

(一)保证科学合理的营养

学前儿童的脑正处在生长发育期,需要丰富的营养物质,如蛋白质、无机盐、维生素等。如果缺乏脑发育所需要的物质,将会影响神经细胞的数量和质量。

(二)保证充足的睡眠

学前儿童生长发育需要大量的生长素,而脑垂体在机体睡眠时分泌生长素,因此,要保证学前儿童有充足的睡眠。充足的睡眠还可以让神经系统、肌肉和感觉器官得到充分的休息。如果学前儿童长时间处于睡眠不足的状态,则会很影响身体的生长发育。所以,学前儿童要养成科学合理的睡眠习惯,保证充足的睡眠时间。

(三)科学用脑,实施合理的生活制度

人体的各项活动都离不开脑,所以应该科学合理地用脑,保护和促进学前儿童脑的发育,提高儿童的活动效率。可以多让学前儿童参与一些他们喜欢、感兴趣的活动。结合学前儿童的年龄特点,合理地安排生活制度,让他们的生活有规律,以便更好地发挥神经系统的功能。

(四)多呼吸新鲜空气

儿童脑组织对缺氧的耐受力差,对缺氧十分敏感,因此,应让学前儿童多呼吸新鲜的空气,加大氧气的摄入,从而保证脑组织的正常发育。

(五)科学合理地参加体育锻炼

科学合理地参加体育运动可以促进脑的发育,提高神经系统的调控能力。为了使大脑左右两个半球均衡地发展,应让学前儿童动作多样化,如跳绳可以锻炼上下肢的协调配合。在平时的生活中,应让学前儿童多动手,尽快用筷子,多玩串珠游戏等。

理论四　学前儿童内分泌系统

一、内分泌系统概述

内分泌系统由内分泌腺和散在的内分泌细胞构成，它与神经系统相互配合，共同调节机体的各种代谢、生长发育，维持内环境的稳定，并控制生殖等。人体内主要的内分泌腺有垂体、甲状腺、甲状旁腺、肾上腺、性腺、松果体和胸腺等。这些腺体的分泌物称为激素，激素经过血液循环流入全身，并发挥其功能。内分泌系统如图 1-21 所示。

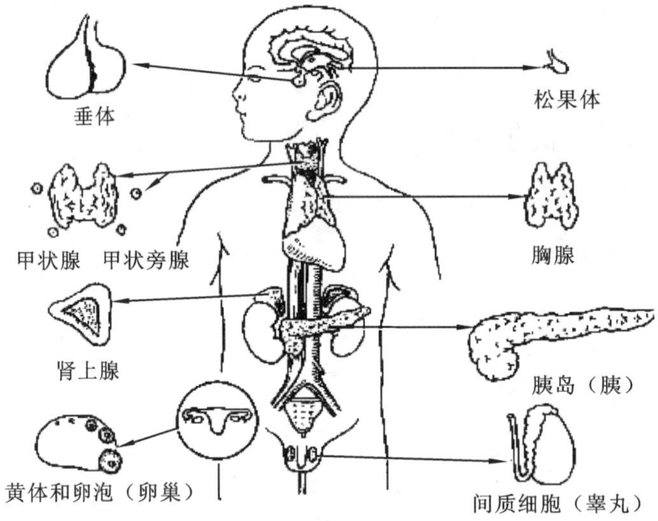

图 1-21　内分泌系统

二、学前儿童内分泌系统的特点

内分泌系统在出生后基本形成，分泌的激素影响生长发育的水平和速度。机体的内、外因素引起激素分泌过多或过少，会导致生长发育障碍。常见的生长发育障碍有先天性甲状腺功能不足所引起的克汀病、垂体性侏儒症、性早熟等。

（一）甲状腺

甲状腺呈“H”形，分左右两叶和中间的峡部。左右两叶位于喉和气管的两旁，峡部横列于气管的前面。甲状腺是人体最大的内分泌腺体。甲状腺是由许多腺泡构成的，可以合成含碘的甲状腺素。它的功能是：增强机体的物质代谢；维持学前儿童正常生长发育；促进脑细胞的生长；调节氧气和营养物质在体内代谢的速度，调节体温；促进骨骼的生长，促进生殖器官和神经系统的发育。甲状腺激素分泌过多会导致甲状腺功能亢进症，甲状腺激素分泌过少会导致学前儿童得克汀病。如果学前儿童机体缺碘，则会影响甲状腺的功能，从而影响学前儿童的生长发育。

(二)脑垂体

脑垂体又称垂体或脑下垂体，是身体内最复杂的内分泌腺。垂体受下丘脑的控制，位于丘脑下部的腹侧，豌豆大小，重约0.6克。垂体由腺垂体和神经垂体组成。腺垂体可以分泌生长激素、促激素(如促甲状腺激素、促肾上腺皮质激素、促性腺素)、催乳素、催产素、促黑素等，这些激素对人体的生长、发育、代谢和生殖等有重要的作用。

垂体分泌的生长激素对学前儿童的生长发育是至关重要的：生长激素促进儿童的生长和蛋白质的合成。如果学前儿童长期生长激素分泌不足，则导致机体生长缓慢、个子矮小，严重者会得侏儒症——身材矮小，智力正常。如果生长激素分泌过多，则会使机体生长过快，严重者会得巨人症。另外，生长激素分泌的时间是不均匀的，夜间入睡后分泌量会大大增加。因此，学前儿童应该注意控制自己的睡眠时间，不要熬夜，早点入睡，让生长激素分泌量增加，促进骨骼的生长，否则将影响骨骼的生长。

(三)胸腺

胸腺是人体中重要的淋巴器官，位于胸骨后面，紧贴着心脏，分为左、右两叶。人的胸腺发育到青春期时达到最高峰，青春期过后胸腺开始慢慢退化，逐渐被结缔组织代替。胸腺内的上皮网状细胞可以分泌胸腺素、胸腺生成素等胸腺激素。它们可以刺激淋巴组织正常发育，促进具有免疫功能的T淋巴细胞的生长，因此，胸腺与机体的免疫功能有关。如果学前儿童胸腺发育不良，机体的免疫功能就会受到影响，以致出现各种疾病，如由细菌、病毒引起的反复呼吸道感染等疾病。

三、学前儿童内分泌系统的卫生保健

(一)给学前儿童提供科学合理的膳食

科学合理地给学前儿童补充营养，有利于提高他们的内分泌腺功能。比如，让学前儿童多吃加碘的食盐及紫菜和海带等含碘的食物，为学前儿童补充碘，提高甲状腺激素的分泌，进而促进学前儿童的生长和发育。

不要乱给学前儿童吃营养品，因为有的营养品中可能含有少量的激素，长时间服用可能会导致学前儿童性早熟。

(二)制订和实施合理的生活制度

学前儿童正处于生长发育阶段，老师和家长应该给其制订和实施合理的生活制度，以保证学前儿童的健康成长。比如，让学前儿童早睡制度，以保证充足的睡眠，这样脑垂体可以分泌更多的生长激素，促进学前儿童的生长发育。

技能训练4　午睡的组织

一、保教目标

(1)养成良好的睡眠习惯，能独立入睡。

(2)逐步学会穿、脱衣服和鞋袜，能把衣服、鞋袜放在指定位置。

(3)能适应幼儿园睡眠的环境，知道睡眠对健康成长的好处。

(4)遵守睡眠规则,不影响他人。

二、午睡组织的工作过程

1)午睡前的准备

(1)主班教师:

组织看图书、散步等安静的活动,避免学前儿童过于兴奋;提醒全体学前儿童排尿、排便,避免尿床及睡眠不安的情况发生;保持学前儿童情绪轻松愉快,睡前不批评、不吓唬学前儿童,不讲激烈、刺激的故事。

(2)保育教师:

创设良好的睡眠环境——空气新鲜、温度适宜、光线柔和、寝具舒适;做好午间检查工作,检查学前儿童口中是否有食物或异物,女童的发夹应摘下等;组织学前儿童按顺序脱下外衣、鞋袜,并摆放整齐。

2)午睡中的巡查

值班教师:

指导学前儿童盖好被子,安静入睡;每隔 20 分钟巡查一次,纠正学前儿童的不良睡姿,为踢被子的学前儿童盖好被子;对于有尿床习惯的学前儿童,应注意及时唤醒他们如厕;对于没有睡意的学前儿童,应妥善安排,如让他们安静地玩区角游戏;做好午睡情况记录。

3)起床后的工作

(1)主班教师:

唤醒学前儿童,主动向学前儿童问好;鼓励学前儿童自己叠被子,收拾枕头;引导和协助学前儿童穿衣服、洗脸、喝水;组织学前儿童吃午点,为女童整理头发。

(2)保育教师:

领取午点,清洁桌面并消毒,为学前儿童吃点心做准备工作;整理床铺,做好通风和消毒工作。

技能训练 5　学前儿童穿、脱衣服的指导

一、准备活动:认识衣服的前后和正反

教学前儿童认识衣服的前后、正反最好的方法是看衣服上的某个标识,教他们记住这些标识。例如:衣服前面有好看的花纹,后面没有;裤子的前面有口袋,后面没有;男孩子的裤子前面有小洞洞等。

二、穿衣服

用简单易学的儿歌,让学前儿童有兴趣学习穿、脱衣服。

(1)套衫:看清衣服的前后,有花纹的前面朝下,将衣服平放在腿上;两手抓住衣服的边,将头套进衣服内;两手分别从袖筒中伸出;将衣服的边往下拉。

儿歌:①一件衣服四个洞,宝宝钻进大洞洞,脑袋钻出中洞洞,小手伸出小洞洞;②爬爬爬,爬爬爬,抓住衣边往下滑,最先露出脑袋瓜,捏住袖口伸进去,左手右手伸出来,最后把衣边往下拉;③衣服前面贴肚皮,抓住大口头上套,脑袋钻出大山洞,胳膊钻出小山洞。

(2)开衫:两手抓住衣服的领子,将衣服甩到背后,披在肩上,两只手分别从袖筒中伸出来,再从衣服下面向上扣上纽扣或拉上拉链。

儿歌：①抓住领口翻衣往背披，抓住衣袖伸手臂，整好衣领扣好扣，穿着整齐多神气；②抓领子，盖房子，小老鼠，钻洞子，左钻钻，右钻钻，吱吱吱上房子；③抓住小领子，商标在外面，向后甩一甩，捏紧袖口钻山洞，衣服穿好啦；④大门向外抓领子，轻轻向后盖肩膀，一左一右伸袖子，咔嚓咔嚓系扣子。

(3)穿裤子：双手拿住裤腰的部位，分别把两只脚伸进裤腿，向上提裤子，将裤腰提至腰部。

儿歌：①宝宝自己穿裤子，好像火车钻山洞，呜呜呜，呜呜呜，两列火车出山洞；②前面朝上，拉紧裤腰，喊着口号，两脚赛跑，两条跑道，别找错了，伸出裤腿，露出小脚，终点到了，提裤站好，养成习惯，做乖宝宝；③穿裤子，要注意，两腿叉开伸进去，穿上裤腿先别急，穿上鞋子再起来，两手抓住裤子腰，一直拉好盖上小肚皮；④找好前面小标记，一左一右穿进去，抓紧裤腰前后提，裤缝对着小肚脐。

三、脱衣服

(1)套衫：手抓住衣领的后部，用力向身前拉，将衣服脱出，再拉住袖口一拽。

儿歌：①先把衣服上提，抓住袖口缩胳膊，左胳膊、右胳膊，左右胳膊缩回来，提住领子露出头，宝宝的衣服脱好了；②拉住前面小领子，遮住小脸蛋，再拉后面小领子，用力往前拽，露出小脑袋，拉下两个小袖口，衣服脱好了；③抓紧袖口向下伸，藏起自己的小胳膊，抓紧领口往外钻，藏起自己的小脑袋；④缩缩头，拉出你的乌龟壳，缩缩手，拉出你的小袖口。

(2)开衫：解开衣扣(拉链)，向身体两侧打开衣服至滑下肩，脱下两个衣袖。

儿歌：①拉链扣子解一解，我把小手藏起来，一手拉着袖袖拽，再拽一下脱下来；②拉下小拉链，两手开小门，左手帮右手，拉拉小衣袖，后面拉一只，前面拉一只，宝宝本领大，衣服脱好了。

(3)裤子：将裤子脱至膝盖下，分别抓住裤脚，让小脚从裤腿中退出来。

儿歌：①双手抓紧小裤腰，一下脱到膝盖下，再用小手拉裤脚，最后还要摆摆好；②抓住大洞洞往下推，抓住小洞洞往外拉，拉好左脚拉右脚，宝宝的裤子没脱反。

四、其他

叠衣服：衣服放平，关好两扇门，两只手臂抱起来，低头向下鞠个躬。

叠裤子：①两脚变一脚，然后弯弯腰，宝宝的裤子叠好了；②花花裤子真美丽，我抱抱你，你抱抱我，最后大家弯弯腰。

拉拉链：两条小马路，正在闹别扭，你不理我，我不睬你，呜——开来一列小火车，双方握手变朋友。

扣扣子：小扣子，圆溜溜，好像眼睛找朋友，小洞洞，忙招手，欢迎扣子钻洞洞。

穿袜子：缩起小脖子(拿住袜筒两侧)，钻进小洞子(穿进袜尖)，拉起长鼻子(拉袜筒)，穿好小袜子。

脱袜子：缩起小脖子(脱袜筒至脚心)，拉长小鼻子(拉出袜头)，拉直小身子(袜子拉直)，躺在小房顶(放在鞋面)。

穿鞋子：小鞋子，像小船，小脚丫，像船长，穿好鞋子真神气，开着小船到处玩。

注意事项：

在学前儿童学习穿衣服的同时，既不能撒手不管，又不能包办一切，而是要给学前儿童提供条件和机会，帮助他们培养生活自理的能力。通过这些生动有趣、朗朗上口的儿歌，学前儿童有兴趣地边说边做，渐渐地就会对学习穿、脱衣服产生兴趣。

耐心指导学前儿童穿、脱衣服，逐渐提高要求。小班学前儿童自己穿、脱衣服还是有一定困难的，不能一下子教太多、要求太高。另外，每个孩子可能都有自己穿、脱衣服的办法，只要孩子穿得快、穿得好，不必局限于一种模式。

对留有长头发的小女孩，幼儿园老师一般会在午睡后给她们梳头发、扎辫子。但是，要提醒的是，不要给学前儿童梳太复杂的辫子，也不要扎太紧，一切以学前儿童感觉舒适为主。夏天天气热，尽量把女孩子的头发都扎起来，这样清爽凉快。另外，现在学前儿童用的发夹非常漂亮，不过最好提醒家长不要给孩子用太多。有些学前儿童在午睡的时候喜欢乱抓，把头上的发夹拿下来玩，这样非常不安全。

理论五　学前儿童循环系统

一、循环系统

循环系统是一个封闭的管道系统，根据管道内所含液体成分的不同，可将循环系统分为血液循环系统（也叫心血管系统）和淋巴循环系统（也叫淋巴管系统）。

心血管系统是一个完整的循环管道，主要由心脏、血液和血管三个部分组成。心脏像一个泵一样，推动血液的流动，是血液循环的动力器官；血液是运输的介质或载体；血管是血液流动的管道。心血管系统以心脏为中心，通过血管与全身各器官、组织相连，血液在其中循环流动。心血管系统的功能是把机体从外界摄取的氧气和营养物质送到全身各部位，供给机体进行新陈代谢，同时把机体产生的代谢产物分别运送到肺、肾和皮肤等处以排出体外，从而维持人体的新陈代谢和内环境的稳定。

淋巴管系统是一个单向的回流管道，主要由淋巴管、淋巴结和淋巴液构成。它收集组织液并形成淋巴液，将淋巴液从淋巴管输送回心脏静脉管内。它是静脉系统的一个辅助部分，又是抗体防御系统的一环。淋巴管由许多的毛细淋巴管集合而成，淋巴液在其内流动，管径较细，管壁较薄。淋巴结由淋巴细胞组成，呈蚕豆形。正常人的淋巴结很小，是产生免疫应答的重要器官之一。当细菌侵入机体时，淋巴细胞会产生淋巴因子和抗体，从而有效地杀灭细菌。淋巴液是组织液进入毛细淋巴管形成的液体。

二、学前儿童循环系统的特点

（一）学前儿童血液循环系统的特点

1. 心脏

心脏，是循环系统中的动力器官，位于膈的上面，两肺之间而偏左。人的心脏大约是他的拳头那么大，形似桃子。心脏剖面如图 1-22 所示。心脏是由心肌构成的，有四个腔，即左心房、左心室、右心房和右心室。心房与心室之间均由瓣膜隔开，左心房与左心室之间是二尖瓣，右心房与右心室之间是三尖瓣，它们互不相通，这些瓣膜使血液只能由心房流入心室，而不能倒流。心脏向器官、组织提供充足的血量，以供应氧和各种营养物质，并带走代谢的终产物（如二氧化碳、尿素等），使细胞维持正常的代谢和功能。心脏正常工作时是通过搏动将血液送入血管的，心脏一次搏动，一侧心室射出的血量叫每搏输出量。

心脏在 2.5 岁以前和青春期时发育最快。新生儿心脏的容积仅 20～25 毫升，质量是 20～22 克，2.5 岁时增大至 60 毫升，7 岁时增大至 100～120 毫升，以后增长较缓慢。到青春期，心脏的容量又迅速增长，14 岁时增大至 130～150 毫升。学前儿童的心脏发育很快，但是心肌纤维较弱，肌肉较少，收缩力较差，心腔小，因此每搏输出量少，而学前儿童正处于生长发育时期，对氧气和营养物质的需求量多，所以需要增加心脏每分钟收缩的次数即心率来补偿。年龄越小，心率越快，心脏的负荷力也相应较差，所以为了让学前儿童的心脏健康地生长，不要吓唬他们，避免他们产生恐惧、紧张的心理，也不要让他们做剧烈的运动。

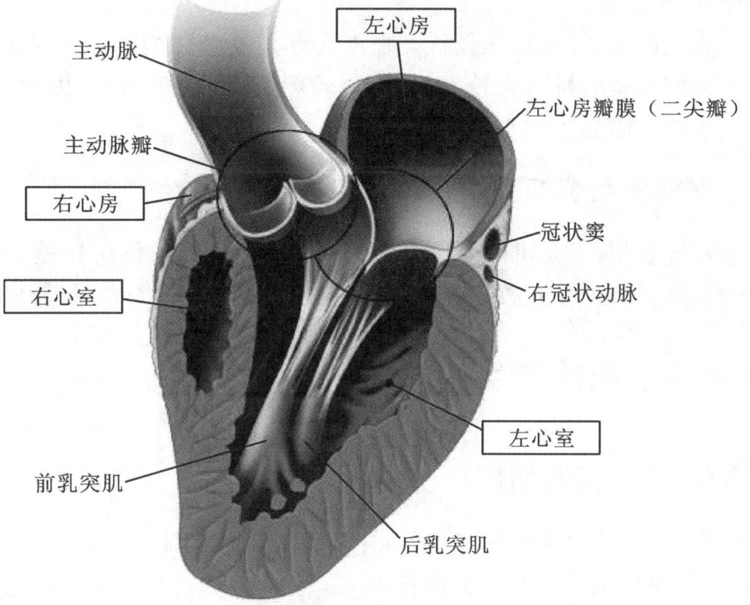

图 1-22　心脏剖面

2. 血液

血液是流动在心脏和血管内的不透明红色液体，主要由血浆和血细胞组成。血细胞分为红细胞、白细胞和血小板。

血浆内含血浆蛋白等各种营养成分以及无机盐、氧、激素、酶、抗体和细胞代谢产物等。血浆占血液的 55%。

红细胞也称红血球，是血液中数量最多的一种血细胞，呈双凹面圆盘状，是机体运送氧气最主要的媒介。红细胞内含有一种特殊的含铁的血红蛋白，因而使血液呈红色。红细胞和血红蛋白的数量减少到一定程度时就会导致贫血。

白细胞也称白血球，也通常被称为免疫细胞，无色，有细胞核，比红细胞大很多。血液中的白细胞有淋巴细胞、嗜碱性粒细胞、中性粒细胞、嗜酸性粒细胞和单核细胞。白细胞具有吞噬异物并产生抗体、机体伤病的损伤治愈、抗御病原体入侵、对疾病有免疫抵抗力等功能。

血小板形状不规则，无核，比红细胞和白细胞小得多，常聚集成群。血小板有止血、愈合伤口的作用。

学前儿童的血液中水分较多，凝血物质如纤维蛋白原较少，因此，学前儿童出血时血液不容易凝固。出血后新生儿需要 8～10 分钟才能凝固，儿童需要 4～6 分钟才能凝固，而成人需要 3～4 分钟就能凝固。

学前儿童的血量比成人的血量所占体重要大，年龄越小，血量与体重的比值越大。新生儿血量与体重的比值大约是 15%，1 岁学前儿童的这个比值大约是 11%，成人的这个比值大约是 7%。

学前儿童正处在生长发育时期，血液循环的速度很快，要注意学前儿童的饮食，不要让他们挑食，以防止贫血的发生。

学前儿童机体内杀菌能力强的中性粒白细胞较少，机体对细菌的抵抗能力较弱。

3. 血管

血管是血液流过的一系列的管道。血管分为动脉、静脉和毛细血管。动脉是把心脏泵出的血液输送到全身的管道；静脉是把周身的血液运回到心脏的管道；毛细血管呈网状分布，是血液与组织之间进行物质交换的场所。

学前儿童的血管壁比较薄，弹性较小，随着年龄的增长，血管的厚度增加，弹性变大，到 12 周岁左右动脉已接近成人。

学前儿童血管的管径较粗，毛细血管比较多，因此，血流量比较大，供给机体的氧气和营养物质也较多,这有利于学前儿童的生长发育。

学前儿童的血管比成人的短,并且血压较低。血液在学前儿童体内循环一周比血液在成人体内循环一周的时间要短。由于学前儿童的排血量较少,血管比较粗,受到的阻力小,因而学前儿童的血压较低,随着年龄的增长血压会逐渐升高到正常水平。

(二)学前儿童淋巴循环系统的特点

学前儿童淋巴系统发育较快,但是淋巴系统还没有发育成熟,屏障作用较差,易使感染扩散,导致其他的感染。到 12～13 岁,淋巴结才算发育成熟。学前儿童易患淋巴结肿大、扁桃体炎和中耳炎等疾病。

三、学前儿童循环系统的卫生保健

(一)穿宽松的衣服,促进血液循环

学前儿童要穿比较宽松、舒适的衣服和鞋子,这样有利于机体的血液循环。如果衣服过紧,就会使血液循环受到阻碍,不利于学前儿童正常的生长发育。

(二)要多补充铁等矿物质,防止贫血

学前儿童正处在生长发育的关键时期,家长要注意合理安排学前儿童的膳食,科学地给他们补充人体所需要的营养物质,尽量避免挑食和偏食等现象。多吃些富含蛋白质和铁的食物,如菠菜、动物的肝脏等,有利于血红蛋白的合成,防止贫血的发生。

(三)发烧时让学前儿童卧床休息

学前儿童在发烧时,心率比平时要快,这个时候应该让学前儿童卧床休息,不宜让其剧烈运动,否则会让心脏的负担过重,从而影响心血管系统的发育。

(四)运动要科学合理

科学合理的体育锻炼可以使学前儿童的心肌粗壮结实,使心肌纤维有弹性,促进循环系统的发育。不宜让学前儿童运动量过大或过度疲劳,否则会使学前儿童的心脏负担过重,从而影响心血管的发育。

(五)多在户外活动,沐浴阳光

户外活动可以让学前儿童呼吸到新鲜的空气,吸收充足的阳光,有利于血管的扩张和血液的循环,促进心脏功能的发育。

(六)从小预防动脉硬化

现今得动脉硬化的人越来越多,因此应该及早做预防,从学前儿童抓起,让其养成健康的饮食习惯,控制胆固醇和食盐等物质的摄入。

技能训练 6　户外活动的组织

一、户外活动保教目标

(1)能在活动中保持身体平衡,动作协调、灵活。

(2)能正确地使用各种类型的大、小器械。

(3)能选择自己喜欢的户外活动,乐于参加各项游戏。

(4)能保护自己、安全活动。

二、户外活动环节工作程序

1. 活动前

(1)因地制宜,创设体育活动环境。

体育活动环境创设主要从环境的总体规划、环境的布局和用废旧材料自制器械等三个方面入手。

环境多样化是激发学前儿童活动兴趣的基本条件。户外地面主要有四类:塑胶地面(见图 1-23)、草地(见图 1-24)、瓷砖地面(见图 1-25)、石子地面(见图 1-26)。户外地面设计一般应突出地面的变化:有高有低,有平面平地,有斜面,有丰富的绿化带。

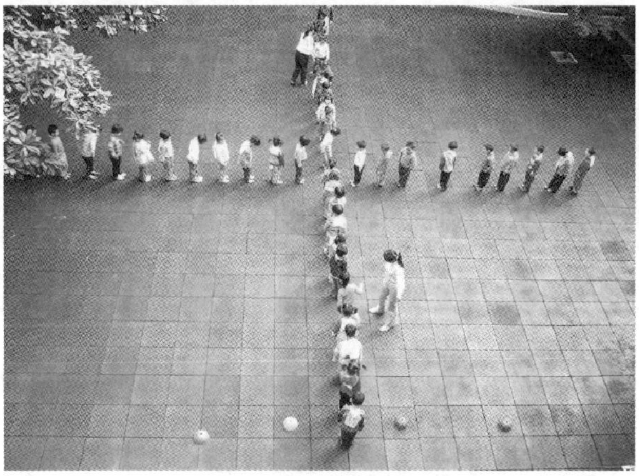

图 1-23　塑胶地面

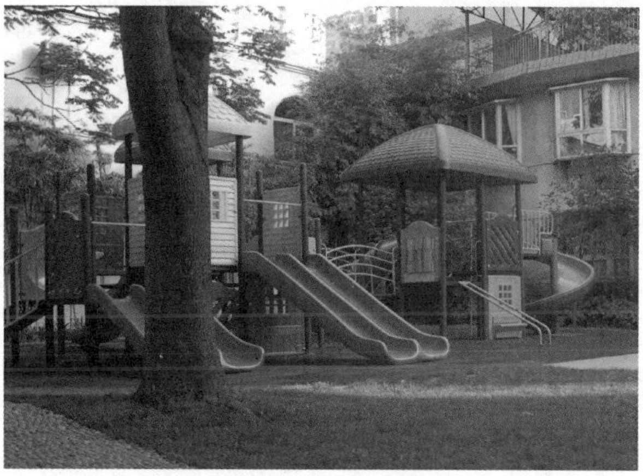

图 1-24　草地

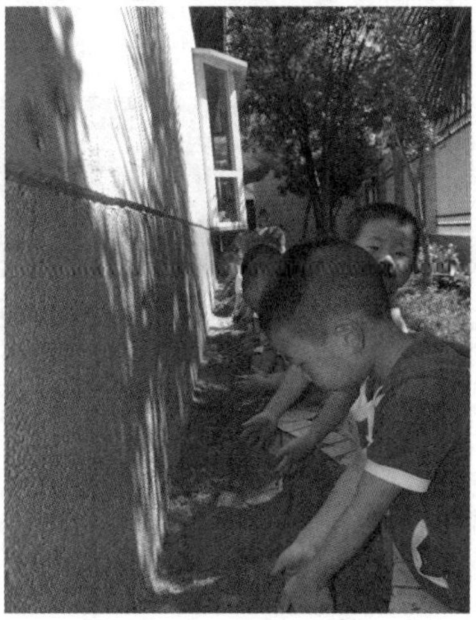

图 1-25　瓷砖地面

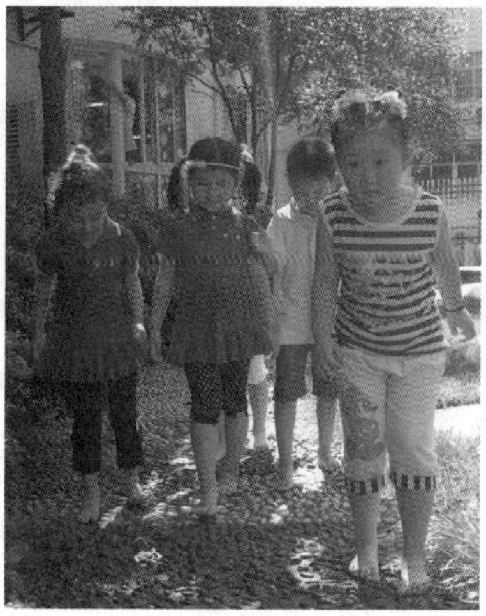

图 1-26　石子地面

自制的器械,既贴近学前儿童的生活,趣味性强,又能激发学前儿童主动参与活动的积极性。自制器械时可以因地制宜。师生、家长共同收集各种废旧物品,用来制作体育玩教具。例如:用塑料瓶和松紧带做拉力器;用挂历纸做活动的纸棒;将易拉罐捆绑或连接成拖拉玩具;用家用电器的包装箱做“坦克车”“山洞”等;用米袋、垃圾袋做跳跳袋……这些器械制作方便、便于更新,同时,孩子也喜爱,锻炼效果好。自制的器械如图 1-27 和图1-28所示。

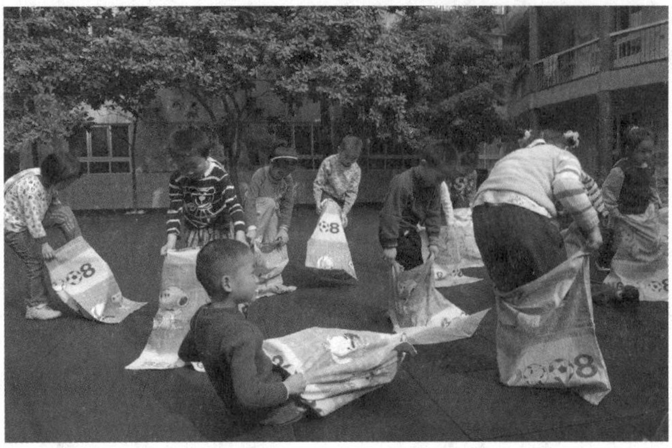

图 1-27　自制的器械一

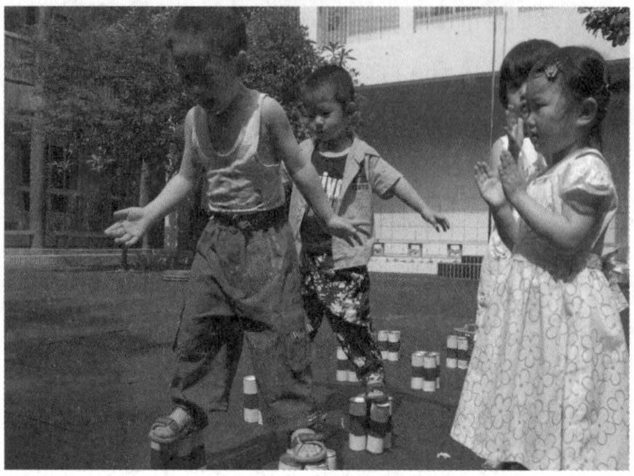

图 1-28　自制的器械二

（2）掌握好适宜的户外活动时间。

上午 10 点和下午 3 点为学前儿童户外活动的最佳时间。这两段时间是全天中空气较清洁的时间。上午 10 点，地面受阳光照射，温度升高，空气对流迅速，积聚在人呼吸带的空气污染物稀释、扩散。午后 3 点，气温较高，风速快，也有利于空气净化。所以这两段时间为学前儿童最佳活动时间。在夏、冬季等季节，要根据气温及日照环境，选择合适的活动时间和活动场地。

（3）检查活动场地及器械安全。

（4）检查学前儿童的衣服和鞋，保证排除安全隐患。

（5）组织学前儿童喝水，讲清楚注意事项。

2. 活动中

（1）组织学前儿童进行充分的预热与预备活动，活动学前儿童身体的各部分。

（2）一物多玩，练习多种基本动作。每一种器械都有其自身的功能与特点，特别是对于幼儿园中的一些常见器械，如球、圈、绳、垫子、沙包等，都可以创造性地发掘新玩法。学前儿童在熟悉各种活动器械的功能和掌握其技能后，开始挖掘其新的玩法，教师要引导学前儿童创造性地一物多玩，挖掘已有体育器材的潜力，激发学前儿童玩游戏的兴趣。一物多玩如图 1-29 所示。

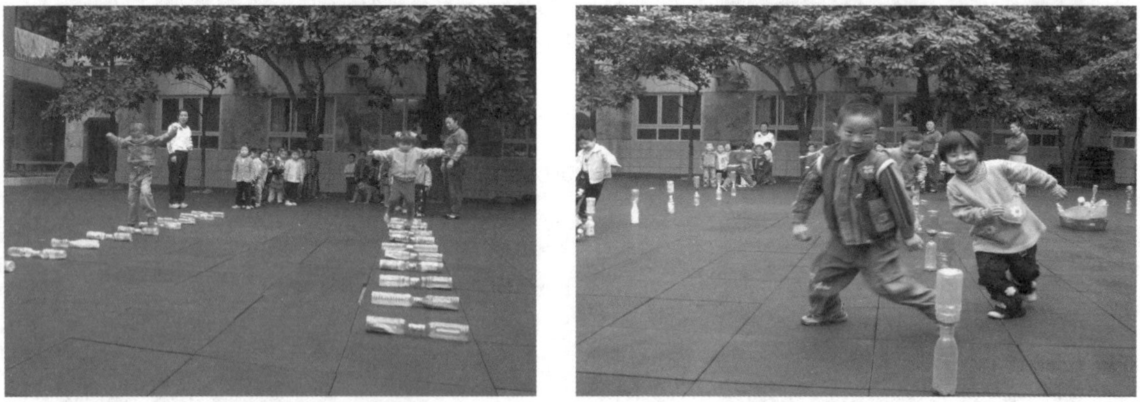

图 1-29　一物多玩

（3）合理调控学前儿童的运动量。户外活动时，学前儿童要承担一定的生理负担。运动量过小，运动对身体的刺激会相应减弱，从而失去增强体质的作用，达不到锻炼的目的；运动量过大，运动对身体的刺激会很强，超过了学前儿童身体所能承受的限度，从而损害学前儿童的机体健康。在幼儿园户外活动中，往往因活动的内容、形式、器材等方面的影响，充当“观众”的学前儿童多，参与活动的学前儿童少，因而出现了练习密度和运动量不足的情况。因此，应注意合理调控学前儿童的运动量。

根据学前儿童的年龄特点，在学前儿童户外体育活动中，小班的活动时间一般控制为15～20分钟，中班控制为20～25分钟，大班控制为25～30分钟。

（4）注意关注个别学前儿童。教师应了解学前儿童的兴趣和愿望，询问他们喜欢玩什么游戏、爱做什么动作、想扮演什么角色，询问学前儿童累不累等，从而了解运动负荷是否合适。学前儿童活动后脸色苍白，汗量很多，出现一副很疲劳的样子，表明活动量过大，应适当减少活动。个别体弱儿可以间断活动的方式参与活动。对出汗量大的学前儿童和体弱儿，活动时，教师可给他们背后垫一块干毛巾，以便于汗水的吸收，避免活动后着凉。关注个别学前儿童如图1-30所示。

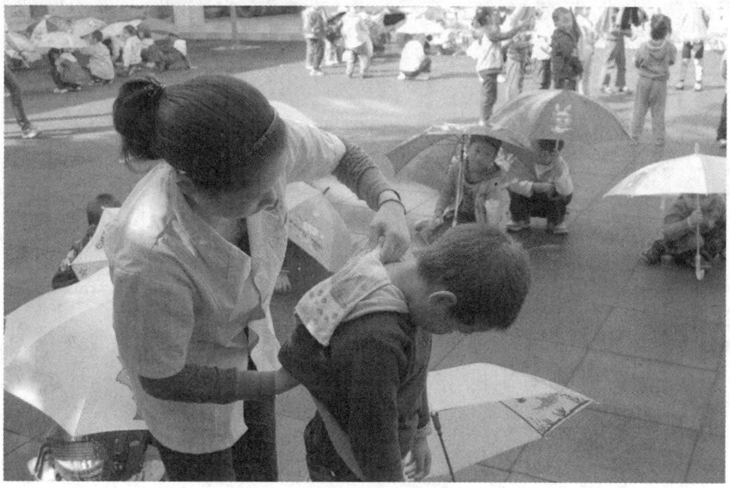

图1-30　关注个别学前儿童

3. 活动后

（1）组织学前儿童做好放松和整理活动。

（2）做好器械的整理工作。

（3）保育员要及时擦拭学前儿童身上的汗液。根据需要调节空调温度，给学前儿童增减衣服。

三、注意事项

活动后不可让学前儿童马上饮水。因为在活动后，学前儿童全身各部分脏器的血液流量大大增加，立即饮水会给心脏增加很大的负担，长此下去会影响心脏的功能。应休息10分钟后再饮温水，夏季出汗量较大，可适当补充淡盐水，一次饮水量不宜超过100毫升。如果个别学前儿童另有饮水需要，需要间隔20分钟之后再饮水。

理论六　学前儿童泌尿系统

一、泌尿系统概述

泌尿系统由肾脏、输尿管、膀胱和尿道四个部分组成，主要功能为排泄。肾脏是产生尿的器官；输尿管的作用是输送尿液到膀胱；膀胱是储存尿液的器官；尿液积累到一定量的时候，在神经系统的调节下经尿道排出体外。泌尿系统的基本功能是产生尿，将体内的废物如尿素、尿酸等排出体外，同时还参与调节机体的酸碱平衡和水盐代谢。

二、学前儿童泌尿系统的特点

（一）肾脏

肾脏位于腹后壁腰椎两侧，形似蚕豆，左、右各一，右肾较左肾稍低。新鲜肾脏呈红褐色，成人每个肾脏 120～150 克。肾脏由肾实质和肾盂两个部分组成。肾实质分内外两层：外层为肾皮质，内层为肾髓质。肾皮质由 100 多万个肾单位组成（人的两肾约有 200 多万个肾单位）。肾单位是肾脏结构和功能的基本单位，每个肾单位由肾小球、肾小囊和肾小管构成，肾小球和肾小囊又称肾小体。肾脏的功能有排泄体内的代谢产物和进入体内的有害物质，通过尿的生成，维持水的平衡及体内电解质和酸碱平衡。

学前儿童的肾脏没有发育完全，肾功能较差，肾小管和集合管的重吸收能力较差。1 岁和 12～15 岁这两个阶段是肾脏发育的黄金时期。

（二）输尿管

输尿管上连肾盂，下接膀胱，是一对扁圆柱状的细长的肌肉黏膜管道。输尿管的作用就是将肾脏产生的尿液输送到膀胱。

学前儿童的输尿管管壁肌肉和弹性纤维发育不完全，管道弯曲度较大，容易出现尿流不顺畅，引发尿路感染。

（三）膀胱

膀胱是由平滑肌组成的一个锥体囊状结构，是一个储存尿液的器官。它位于骨盆内，其后端的开口与尿道相通。膀胱与尿道的交界处有括约肌，通过括约肌的开放和关闭来控制尿液的排出。

学前儿童的膀胱较小，平滑肌较薄，弹力较差，储存尿的能力较差，所以年龄越小，排尿的次数越多。新生儿每天排尿 20～25 次，1 岁时每天排尿 15～16 次，2～3 岁时每天排尿大约 10 次，4～7 岁时每天排尿 6～7 次。同时，由于学前儿童的神经系统没发育完全，因而学前儿童不能很好地控制排尿，常会出现遗尿现象。

（四）尿道

尿道是从膀胱通向体外的管道。新生女婴儿尿道长 1～3 厘米，女孩的尿道开口离肛门比较近，如果不注意清洁，很容易引起尿道感染。新生男婴儿的尿道长 5～6 厘米。学前儿童的尿道比较短，尿道黏膜比较柔嫩、易脱落和受损伤。

三、学前儿童泌尿系统的卫生保健

（一）注意保护会阴部，防止尿路感染

（1）让学前儿童养成每晚睡前洗外阴部的习惯，用专用的毛巾和盆，毛巾要经常消毒。

（2）教会学前儿童便后从前向后擦屁股的正确方法，防止大便上的细菌进入尿道而引发感染。

（3）学前儿童 1 岁以后就可以尽量不穿开裆裤，不要让学前儿童在地上坐，要勤洗澡。

（4）学前儿童机构的厕所和便盆要定期消毒。

（5）尽量避免学前儿童玩弄自己的生殖器官。

【小技能】

擦屁股的方法

擦屁股时要从前往后擦，多擦几次，不能用纸往肛门里擦。

擦屁股的注意事项：

(1)尽量减少对肛门的刺激；

(2)对女孩来说，还要注意不要将粪擦到尿道口；

(3)平时要用质软的纸来擦屁股，不能用过硬的纸擦，以免造成肛门摩擦伤。

(二)培养学前儿童定时排尿的习惯

家长在学前儿童3个月左右就应该有意识地培养他定时排尿的习惯，如睡觉前后、哺乳前后等时间。若训练得当，学前儿童在1岁左右即能表示要大小便，并能自己主动去小便，2～3岁后夜间不小便，4～5岁不尿床。教师和家长不要让学前儿童长时间憋尿，要及时提醒学前儿童排尿，但也不能提醒得太频繁，以免导致尿频。

(三)提供充足的水分

学前儿童每天应补充足够的水分，满足机体新陈代谢的需要，及时排出废物。通过排尿，可以清洁尿道，减少尿道感染。

(四)正确地识别性别

随着年龄的增长，学前儿童对自己的生殖器官比较好奇，家长和教师应该教会学前儿童正确地识别性别。

【拓展阅读】

绘本推荐：小兔汤姆的故事——《汤姆尿床了》

【内容简介】

汤姆又尿床了，心里很不是滋味，自己努力地去处理尿湿的床单。汤姆要去姨妈家过夜，可他还是害怕会尿床……

【推荐理由】

尿床，每个孩子都会遇到。在这个绘本中，我们可以看到汤姆是如何小心翼翼地应对这个难题，而他的家人又是怎样体谅和鼓励他的。相信汤姆不仅有信心不再尿床，而且有信心去应对成长中的各种困难。

《汤姆尿床了》如图1-31所示。

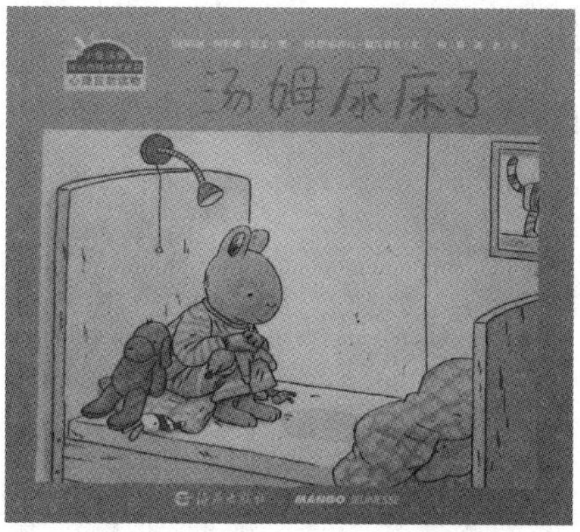

图1-31　《汤姆尿床了》

理论七　学前儿童生殖系统

一、生殖系统概述

生殖系统是人体内和生殖密切相关的各器官的总称。生殖系统由外生殖器官和内生殖器官组成。男性的外生殖器官有阴囊和阴茎；内生殖器官有睾丸、输精管、附睾、射精管、前列腺和精囊等。女性的外生殖器官有阴蒂、大阴唇、小阴唇、前庭及前庭大腺和阴阜；内生殖器官有阴道、子宫、输卵管和卵巢。生殖系统有分泌性激素、产生生殖细胞和繁殖后代的功能。

二、学前儿童生殖系统的特点

男孩在 10 岁之前睾丸长得很慢，一般 12 岁之后迅速发育。女孩在 10 岁之前，生殖器官仍为幼稚型：阴道狭长、上皮薄、无皱襞，细胞内缺乏糖原，阴道酸度低，抗感染力弱，容易发生炎症；卵巢长而窄，卵泡虽能大量生长，但仅低度发育即萎缩、退化。约 10 岁起，卵巢内的卵泡受促性腺素的影响有一定的发育并分泌性激素，但仍达不到成熟阶段的量。

三、学前儿童生殖系统的卫生保健

（一）普及性知识

学前儿童期是性心理发育的关键时期。3 岁左右，学前儿童常会提问“为什么我站着小便”之类的问题；5～6 岁时可能出现恋父、恋母的情感，并提出“我是怎么来的”之类的问题。学前儿童期是形成性角色、发展性心理的关键期。教师应注意对学前儿童进行科学的、随机的性教育，使学前儿童形成正确的性别自我认同，并提高自我保护意识，防范性侵害。

（二）穿衣要适当

学前儿童尽量穿纯棉内衣。男孩的内衣和外裤尽量宽松，过紧不利于睾丸的发育。

（三）保持外生殖器官的卫生

学前儿童应养成每天清洗外阴部的习惯。若学前儿童出现玩弄生殖器官的现象，或出现习惯性擦腿动作，成人不要责骂学前儿童，要以有趣的事情吸引其注意力，并查明学前儿童出现这类行为的原因。

【拓展阅读】

绘本推荐：《小威向前冲》

【内容简介】

小威是一个小精子，他和三亿个朋友一起住在布朗先生的身体里。游泳大赛的日子一天天地近了，小威每天都在努力地练习……他知道他只有游得非常快，才能赢得奖品——一个美丽的卵子。比赛结束时，发生了一件又神奇、又美妙的事。小威最后去了哪儿呢？赶快翻开这本有趣、温馨、可爱的图画书，一起来看看吧……

【推荐理由】

孩子长到三四岁以后，父母们最头疼的是什么？很多大人说，小孩子怎会有那么多为什么？不论自然、社会，还是动物、人类，上至天文、下至地理……他们总要问个为什么。很多时候百科全书能帮上大忙，但有些答案百科全书里也没有，或虽然有却无法用孩子能听懂的语言来说明。在孩子开始对什么都好奇的童年意识初期，他们需要的答案并不是百科全书中那般精准的论述，他们需要的只是能够被儿童思维形象化的解释。随着年龄的增长，他们会主动去探究更加具体的内容。《小威向前冲》(见图 1-32)就是用儿童思维来解决儿童问题的上选之作。读这本书，不仅能帮助大人解决一个最难以启齿的问题，还能帮助大人找到一种用孩子的思维来回应孩子好奇心的方式。

分享不放弃的力量

小威只是三亿个小精子中的一个，但只有他以最快的速度坚持到了终点。请别忘记告诉孩子：“相信你是最棒的！因为曾经也有一个最棒的小精子一直在努力，坚持不放弃，战胜了三亿个甚至更多的小精子，最后他变成了现在的你。”

分享不完美的秘密

小威是最棒的，却也有自己的弱项。为什么小娜和小威一样数学不好呢？秘密就在于小威身上的那个号码牌，那里藏有一串记录着布朗先生不完美的密码。你是否也觉得孩子有某些不完美的地方？只要仔细想想，你就会找到自己和孩子相通的那串密码，正是因为有那串记录着不完美的密码，才造就出眼前这个活生生的属于自己的宝贝。大人可以把自己和孩子一样有不完美的秘密分享给孩子，然后告诉他：“你就是我们的宝贝，最爱的宝贝！”

分享浓浓的爱意

“那天晚上，布朗先生和布朗太太亲密地在一起……”于是小精子就获得了出发的信号。因为他们会亲热地在一起，后来才有了小宝宝的诞生，这是一段爱意浓浓的旅程。所以不要吝啬，在孩子面前给你的另一半一个自然的拥抱或一个大方的亲吻，让孩子知道爸爸和妈妈相亲相爱，向孩子分享爸爸和妈妈的相亲相爱。

分享浅浅的幽默

这个故事里没有很搞笑的词句，却有很多小细节，让人从心底泛出浅浅的笑意。布朗先生和布朗太太裸露的身体让人想笑；小威和小布努力又认真的表情引人发笑；当射精变成游泳大赛，卵子变成冠军的奖品，更是让人不得不笑。什么是幽默？这就是幽默。孩子不会懂，大人都能懂，别忘了要和你的另一半一起读这本图画书，分享这份浅浅的幽默，回忆那段暖暖的幸福。

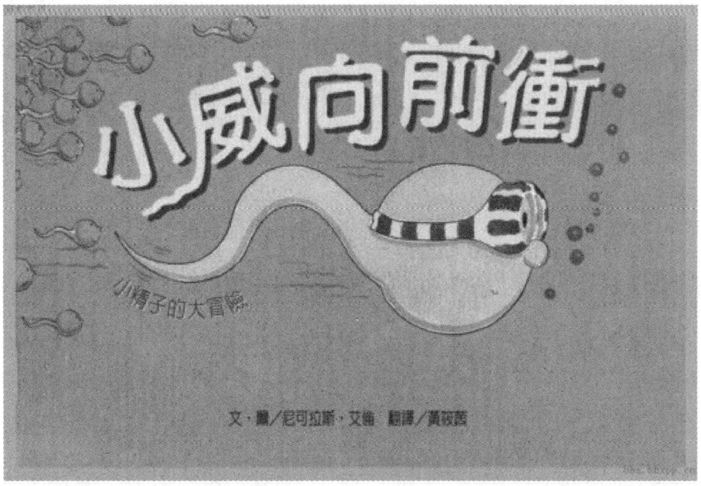

图 1-32　《小威向前冲》

技能训练 7　盥洗及如厕的组织

一、保教目标

(1)了解盥洗的意义，逐步掌握正确的盥洗方法，养成讲卫生、乐于盥洗的习惯。

(2)知道有大小便应及时去厕所，逐步学会穿、脱裤子和擦屁股的方法，养成定时大小便的习惯。

(3)能用语言表达自己的需要和情感，感受自己独立做事的快乐和满足，体验自尊、自信。

(4)懂得自我保护，能用语言表达自己在如厕时遇到的困难和问题。

二、工作程序

(一)盥洗

1. 盥洗前

(1)保育老师：

清洁洗手池，准备好香皂或洗手液。

(2)教养老师：

和学前儿童讨论或提示洗手的正确方法；在洗手盆上方或其他学前儿童能看到的位置进行必要的环境创设，如张贴洗手步骤图；提醒学前儿童注意节约用水。

2. 盥洗中

保育老师和教养老师：

安排学前儿童轮流盥洗，避免拥挤；指导学前儿童按正确步骤洗手；指导并帮助有困难的学前儿童，如帮助洗脸、帮助摘下毛巾，等等；正视学前儿童的玩水游戏，不只是简单地制止和批评。

3. 盥洗后

教养老师：

与学前儿童一起讨论盥洗情况，引导学前儿童主动发现盥洗活动中的变化或问题；提醒学前儿童注意避免弄脏小手，为进餐活动做准备；建议家长不给学前儿童穿袖口过紧的衣服，以方便学前儿童挽起袖子。

(二)如厕

1. 如厕前

(1)保育老师：

清扫厕所，保证地面干燥、不滑、无异味。

(2)教养老师：

和学前儿童讨论或提示如厕规则，如分组的方式、穿脱裤子的方法、擦屁股的方法、不拥挤、拉好扶手等。

2. 如厕中

保育老师和教养老师：

允许学前儿童自由如厕，不限制大小便；鼓励学前儿童自己整理衣服；指导学前儿童擦屁股的方法；对大小便便在身上的学前儿童不批评、不取笑，安慰他并及时帮他换上干净的衣物。

引导学前儿童发现性别差异并形成初步的性别同一性[①]。

3. 如厕后

保育老师和教养老师：

关注学前儿童小便的颜色，引导学前儿童喝充足的水；向家长了解学前儿童大小便的习惯，并及时沟通异常情况。

理论八　学前儿童呼吸系统

一、呼吸系统概述

呼吸是人体与外界进行气体交换的过程。人体为了维持生命活动，不断地从外界摄取氧气和呼出二氧化碳。呼吸通过呼吸系统的活动来保证机体的内环境稳态和新陈代谢的正常进行。呼吸道和肺共同组成了呼吸系统（见图1-33），其中呼吸道又分为上呼吸道（鼻、咽、喉）和下呼吸道（气管和支气管）。呼吸道是气体进出肺的通道。肺是气体交换的主要场所。

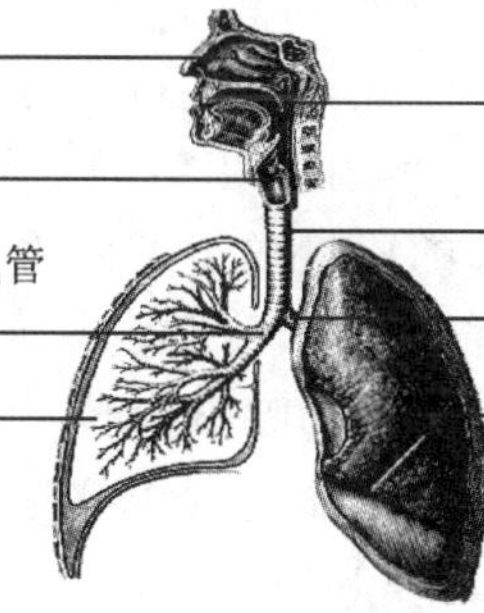

图 1-33　呼吸系统

二、学前儿童呼吸系统的特点

（一）鼻

鼻是嗅觉器官，也是呼吸出入的门户。它由外鼻、鼻腔和鼻旁窦三个部分组成。鼻对吸入鼻内的空气有过滤、加温和湿润的作用。学前儿童的鼻子较小，鼻腔短小、狭窄，鼻黏膜较柔嫩并且血管较多，没有鼻毛，对空气的过滤作用较弱，因此容易发生感染，从而引起鼻黏膜肿胀，造成鼻腔堵塞，容易得鼻炎，使呼吸困难。学前儿童的鼻旁窦没有完全发育，因此不易发生鼻窦炎。

（二）咽

咽在口腔的后面，是由黏膜管和肌肉构成的前后略扁的漏斗形管道。咽由口咽、鼻咽和喉咽三个部分组成。学前儿童的咽部是垂直的，并且比较狭小，咽鼓管比较短、宽和平直，因此，学前儿童上呼吸道感染时容易侵入中耳，从而引发中耳炎。在咽的两边有一对扁桃体，新生儿的扁桃体不明显，1 岁的时候才刚开始发育，4～10 岁是发育的高峰期。扁桃体具有防御功能。

---

① 性别同一性：人们对自己性别的意识和体验，简单地说，即知道自己的性别并做符合自己性别的事情。

(三)喉

喉是由软骨、韧带、黏膜及喉肌构成的锥形管状器官。喉的上方是咽，下方是气管。喉也是发音器官。学前儿童的喉腔较狭窄，黏膜柔嫩，血管丰富，因此很容易感染而引发炎症，炎症会使喉腔更加狭窄，引起呼吸困难。学前儿童声门比较薄且狭窄，声门的肌肉也很容易疲劳，声带较短，这些特点使得学前儿童要注意保护自己的声带，否则很容易因大声哭闹、说话时间过长等原因导致声音嘶哑。

(四)气管及支气管

气管及支气管是连接肺和喉的管道。气管位于食管的前面，上面和喉的环状软骨相连，下面进入胸腔，在平胸骨角的高度分叉为左、右支气管。左、右支气管分别与左、右肺相连。气管和支气管是由半环状软骨和弹性纤维膜形成的韧带构成的，内壁是黏膜，黏膜为假复层纤毛柱状上皮，还有一些杯状细胞，可以分泌黏液。黏液可以粘住灰尘和异物等，随着纤毛的规律摆动，将灰尘和异物送到喉部，通过人的咳嗽排出体外。学前儿童的气管和支气管管腔较窄，弹性小，管壁柔嫩，黏膜内有许多血管，黏液分泌较少而比较干燥，黏膜纤毛的摆动能力较弱，因此不能很好地将粘有灰尘和异物的黏液排出，易发生呼吸道感染，导致呼吸困难。

(五)肺

肺是人体进行气体交换的场所，位于胸腔内，左、右各一个，呈圆锥形，左肺分为上、下两叶，右肺分为上、中、下三叶。肺由肺内支气管、支气管树、无数肺泡和毛细血管网组成。肺的结构和功能单位是肺小叶，每个肺含 50～80 个肺小叶。肺进行呼吸时气体交换的主要场所是肺泡。肺泡是半球形的囊泡，成年人有 3 亿～4 亿个，而刚出生的学前儿童肺泡数量约为 200 万个，到 8 岁时大约增长到 1400 万个，从出生到发育停止，肺的质量增长了大约 20 倍。学前儿童的胸腔较小，所以肺的容量小，肺泡的数目较少，肺组织弹性较差，呼吸肌较弱，肺的扩张受阻碍，不能充分地换气，肺呼气功能较差，而学前儿童的需氧量又比较多，所以学前儿童的呼吸次数多，但是呼吸得不够深，年龄越小呼吸的频率越快。新生儿 1 分钟要呼吸 40～44 次，1 岁的学前儿童 1 分钟要呼吸 30 次左右，1～3 岁的学前儿童 1 分钟要呼吸 24 次左右，4～7 岁的儿童 1 分钟要呼吸 22 次左右，8～14 岁的儿童 1 分钟要呼吸 20 次左右。儿童的肺活量是 50～70 毫升/千克。

三、学前儿童呼吸系统的卫生保健

(一)多呼吸新鲜空气，注意通风换气

学前儿童的呼吸系统还没有发育成熟，肺对氧气的利用率较低，因此需要充足的新鲜空气来保证学前儿童的正常呼吸。学前儿童在密闭的环境中会因缺氧而出现头晕、胸闷等现象，影响自身的健康成长。因此，学前儿童应多呼吸新鲜空气，家长和教师应该科学合理地进行室内通风换气。

(二)关注学前儿童的胸廓发育情况

胸廓的发育对学前儿童肺的发育起着至关重要的作用。胸廓如果发育不正常，则会阻碍肺的发育，因此家长要注意观察学前儿童胸廓的发育情况，定期带学前儿童去医院做相应的检查；学前儿童自己也要学会和保持正确的坐、行走和站立的姿态。

(三)加强户外活动和体育运动

有研究显示，经常体育锻炼的人，呼吸肌的力量较强大，呼吸较深并且慢，肺泡的弹性较好和胸廓发

育正常。因此学前儿童应该多参加体育运动，如慢跑、打篮球和学前儿童体育游戏等。另外，去户外活动可以充分地吸收新鲜空气，尤其是呼吸冷空气，可以增强呼吸器官的适应能力，有助于儿童呼吸系统的正常发育。

(四)培养学前儿童良好的卫生习惯

(1)让学前儿童尽量用鼻子呼吸。

(2)不要让学前儿童蒙头睡，尽量呼吸新鲜空气。

(3)让学前儿童学会正确的擤鼻涕的方法，不要用手指去挖鼻孔，以防鼻孔出血。

(4)教育学前儿童打喷嚏、咳嗽的时候不要对着人，要用纸巾捂住口和鼻子；不要随地吐痰，防止传染病。

(5)教会学前儿童正确的呼吸方式，保证呼吸系统的良好发育。

(五)保护学前儿童的声带

学前儿童的声带比较薄和短，声门肌肉容易疲劳，因此应选择适合学前儿童音域的歌曲和读物，尽量避免学前儿童大声唱歌或喊叫，以防止声带变厚、声音嘶哑。学前儿童朗诵和唱歌的时间也不易过长，中间要适当休息，以防声带疲劳。

(六)防止异物进入呼吸道

学前儿童对很多东西都比较好奇，他们会经常把一些物品放入嘴中尝尝，这样做是很危险的。因此，家长和教师要告诉学前儿童硬币、药片、纽扣和玻璃球等硬物是不能放入鼻孔和嘴中的。另外，家长和教师要让儿童养成进餐时不说话和运动的习惯，以防被饭菜卡住，发生危险。

【小技能】

擤鼻涕的方法

擤鼻涕时应先擤一侧的鼻涕，如果同时擤两侧的鼻涕，容易使鼻腔气压增大，加重耳朵的负担。因此，应先用手指压住一侧的鼻孔，稍用力向外用劲，对侧鼻孔内的鼻涕即可擤出。然后再擤另一侧的鼻涕。

也可以采用上身向前倾的姿势擤鼻涕，由于上颌窦的开口位置比较高，不利于引流，容易引发鼻窦炎，所以，采用身体略向前倾的姿势有利于将上颌窦内积存的分泌物排出体外。

理论九　学前儿童感觉器官

人们认识世界最直接的途径就是感觉。人体感知周围事物的器官就叫感觉器官。人体的感觉器官主要是眼、耳、鼻、舌、皮肤等。人体感觉器官的构造包括感受器及其附属器。感受器是指感受机体内、外环境的相应刺激并将其转换为神经冲动的结构。

一、眼

眼是人类最重要的感觉器官之一，可以感受光波的刺激。眼包括眼球和眼副器两个部分，其中眼副器由眼睑、结膜、泪腺和眼肌等构成。眼睑对眼球起着保护作用；结膜可以分泌黏液，润滑眼球；泪腺可分泌泪液，有湿润和清洁眼球的作用；眼肌分为运动眼球肌肉和运动眼睑肌肉，可使眼球上、下、左、右旋转，调节眼睑的开闭。

（一）眼球的结构和功能

眼球（见图 1-34）位于眼眶内，呈前部凸出的球形，是视觉器官的主要部分。

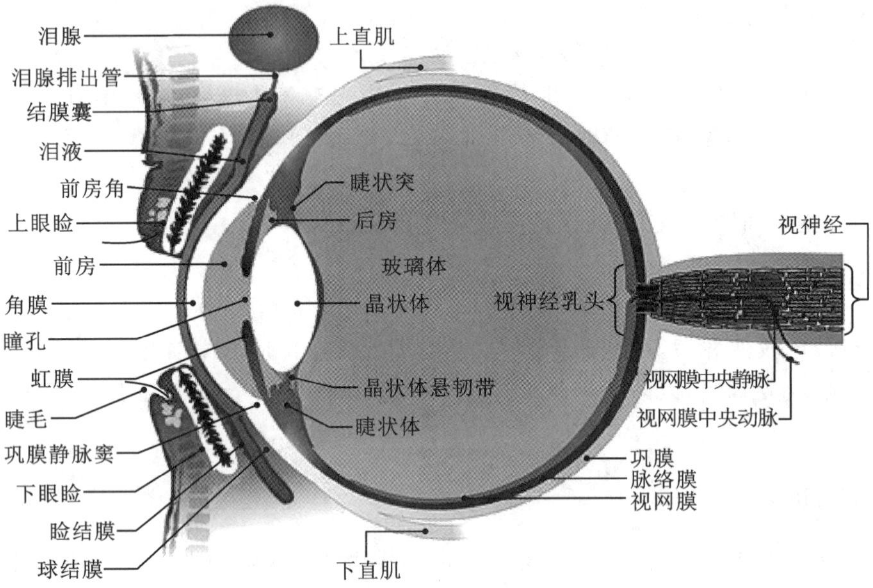

图 1-34　眼球

（二）学前儿童眼球的特点

1. 晶状体弹性较大

学前儿童的晶状体弹性较大，调节的范围比较广，即使物体离得很近，学前儿童的晶状体也可以将它成像在视网膜上。所以，学前儿童即使把书放在离眼睛很近的地方也能看得很清楚，并且眼睛不会很累，但是长时间近距离地看书、写字等活动会使睫状肌过度疲劳，从而导致近视眼。因此，家长和教师要时刻提醒学前儿童科学合理地用眼。

2. 眼球的前后距离较短

学前儿童的眼球比较小，因此，眼球的前后距离较短，物体一般都成像在视网膜的后面，形成生理性的远视，但随着年龄的增长，眼球不断长大，眼球的前后距离也就随之变长，到 5 岁左右，视力就可达到正常水平。

（三）学前儿童眼球的卫生保健

1. 养成良好的用眼习惯

家长和教师要教育学前儿童养成正确的看书、写字姿势：在看书、写字时眼与书本要保持一尺的距离；不要在强光或光线较弱的地方看书、写字；不要长时间用眼，会导致视觉疲劳，集中一段时间用眼后最好去户外活动一下或远眺绿色的植物，缓解眼睛的疲劳；不要在乘车或走路时看书，容易使眼睛疲劳；不要躺着看书、写字和看电视。

2. 定期做视力检查

学前儿童的眼睛正处在发育阶段，如果使用不当，就会使眼睛出现近视或远视的情况，所以家长或学校要定期给学前儿童做视力检查，以便及时发现问题，及时治疗。

3. 提供合理的营养

家长和学校在平时的饮食中应多给学前儿童补充胡萝卜素、维生素 A、钙等营养物质，以防出现“夜盲症”等问题。

4. 提供良好的采光环境、适宜的读物

学前儿童的活动场所光线要适中，不能过强，也不能过弱，光线充足即可。室内墙壁、桌椅等的颜色应浅一些，这样容易反光。

学前儿童应选择字体较大、图案和字迹较清晰的书籍，教师可以使用大小适度、颜色鲜艳的教具。

5. 注意用眼安全和卫生

家长和教师应教育学前儿童不要用脏手揉眼睛，要用流动的水洗手、洗脸，手绢和毛巾要专用，以防得角膜炎和沙眼；教育学前儿童不要接触可能伤害眼睛的危险物品，如小刀、牙签、剪刀等。

6. 培养学前儿童的变色能力

为提高学前儿童的变色能力，家长和教师可以让他们玩颜色鲜艳的玩具，并让他们去辨认不同的颜色，促进他们色觉的发展。

二、耳

(一)耳的结构和功能

耳位于眼睛后面，是头部两侧对称的听觉器官。耳(见图 1-35)由外耳、中耳和内耳构成。它能将声音转换成神经信号并传给大脑，在脑中这些信号被翻译成我们可以理解的词语和其他声音等。

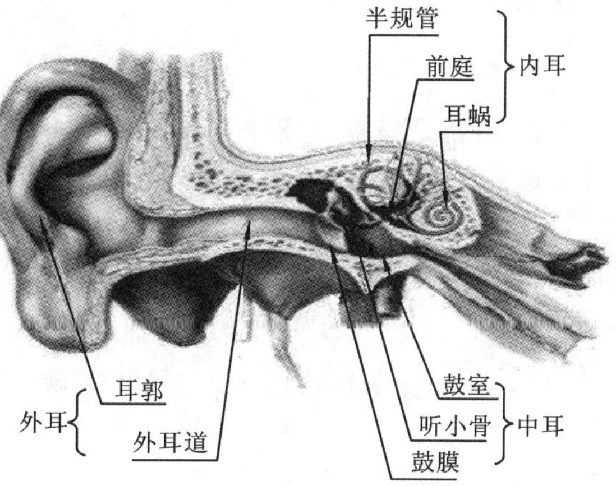

图 1-35　耳

外耳由耳郭和外耳道部分构成。

耳郭呈漏斗状，由弹性软骨作支架，它的前外面上有一个大孔，叫外耳门，下方含有结缔组织和脂肪的部分叫耳垂。耳郭有收集外来声波的作用。

外耳道是一条长 2.5～3.5 厘米的从外耳门至鼓膜传导声波的弯曲管道。它外面 1/3 的外耳道壁由软骨组成，内部 2/3 的外耳道壁由骨质构成。软骨部分的皮肤上有耳毛、皮脂腺和耵聍腺。耵聍腺分泌耵聍，起到润滑皮肤的作用。耵聍和耳毛一起防止小虫等异物进入外耳道，保护鼓膜。

中耳位于外耳与内耳之间，由鼓膜、三块听小骨和咽鼓管组成。鼓膜是有弹性的灰白色半透明薄膜，呈椭圆形，像漏斗，将外耳道与中耳隔开。鼓膜有声波传导的作用。鼓膜内侧很小的空腔称为鼓室。鼓室内有锤骨、砧骨和镫骨三块听小骨。这三块听小骨外连接鼓膜，内连接耳蜗，可以把振动传到耳蜗。鼓室的前下方有条咽鼓管，它与鼻咽腔相通，平时是闭合的，当人进行吞咽或打哈欠时就打开了，空气从咽部进入中耳，使鼓室内外气压相等，保证鼓膜正常振动，使人们可以听到声音。

内耳由耳蜗、半规管和前庭组成，它可以感受声音及保持身体的平衡。前庭是一个不规则、扩大的空腔，有感受头部变化的感受器，可以通过反射来维持身体平衡。耳蜗是听觉器，结构像蜗牛。半规管能感知各个方向的运动，也可以调节身体的平衡。

(二)学前儿童耳的特点

1. 耳朵易生冻疮

学前儿童的耳郭血液循环较差并且皮下组织较少，易生冻疮，如果保护不好，冻疮还会复发。因此，冬季要格外注意保护学前儿童的耳朵。

2. 外耳道壁未完全骨化

学前儿童的外耳道比较狭窄，5 岁前外耳道壁还没有完全骨化，随着年龄的增长，10 岁左右耳道壁才完全骨化，到 12 岁时听觉器官才发育完全。

3. 耳蜗的感受性强

由于学前儿童基膜纤维的感受性比成人强，因此学前儿童的听觉比成人的听觉更加敏感，声音达到 60 分贝时，就会影响学前儿童的呼吸和睡眠。

4. 容易患中耳炎

学前儿童的咽鼓管与成人的咽鼓管相比较短，管径较粗，位置比较平，当咽、喉和鼻腔受到感染时，病菌很容易沿着咽鼓管侵入中耳，引发中耳炎。擤鼻涕不当也会诱发中耳炎。

(三)学前儿童耳的卫生保健

1. 减少噪声

噪声是一种污染，刺耳、过大的声音都是噪声，会损害学前儿童的听力，因此，家长和学校要防止学前儿童受到噪声的影响，教育学前儿童平时讲话声音不要太大。当听到刺耳的声音时，学前儿童可以堵住自己的耳朵，同时张大嘴巴，以防噪声振坏鼓膜。

2. 避免用锐器给学前儿童挖耳朵

学前儿童正处在生长发育期，皮肤比较嫩，用锐器挖耳朵可能会划破外耳道皮肤和鼓膜，引起外耳道感染，影响听力。如果耵聍较多，发生堵塞，家长可带学前儿童去医院就医。

3. 预防中耳炎

家长和教师要教给学前儿童正确的擤鼻涕的方法，擤鼻涕时不能用力过猛，否则会把鼻咽部的分泌物挤到中耳中，导致感染；教育学前儿童在洗头、游泳时也不要让污水进入外耳道，以防引发外耳道炎症，如果水进入外耳道，可将头偏向进水一侧，单脚跳动，让水流出或用棉棒慢慢放入耳中，把水吸出。

4. 注意用药卫生

虽然药可以治病，但是有的药物会对机体产生很强的副作用，如链霉素、庆大霉素和卡那霉素等耳毒性抗生素都会损伤耳蜗，导致耳聋。

5. 积极发展学前儿童的听觉

虽然学前儿童的听觉比成人灵敏，但是他们缺乏生活经验，不能较好地分辨一些复杂的声音。因此，家长和教师应多教学前儿童区分不同的声音，促进学前儿童听觉的发展。

三、皮肤

(一)皮肤的结构和功能

皮肤是指身体表面包在肌肉外面的组织,主要承担着保护身体、感觉冷热、排汗等功能,是人体最大的器官。皮肤由表皮、真皮、皮下组织组成,并含有指甲、汗腺、皮脂腺、趾甲等附属器官。表皮是皮肤的最外层,由外向内可分角质层、透明层、颗粒层、棘细胞层和基底层,比较容易脱落。真皮在表皮的下面,由结缔组织构成,里面含有丰富的血管和神经。皮下组织由疏松的结缔组织和脂肪组成,在真皮的下部,下面紧贴着肌膜。皮下组织有抵御外来机械性冲击、防止散热和储备能量的功能。皮肤有保护机体、感受刺激、调节体温、排泄分泌物以及渗透和吸收等功能。

(二)学前儿童皮肤的特点

1. 皮肤嫩,保护功能差

学前儿童的皮肤比较薄和嫩,因此容易受到感染和损伤。学前儿童皮下脂肪组织较少,保护功能较差。

2. 调节体温的功能差

学前儿童的皮肤中毛细血管网较密集,通过皮肤的血量较多,散发的热量也较多,由于学前儿童的神经系统对体温的调节还不够稳定,当外界温度发生变化时,学前儿童不能适应,就容易感冒。

(三)学前儿童皮肤的卫生保健

1. 注意穿衣卫生

学前儿童的皮肤比较嫩,应尽量穿棉质的衣服,尽量避免穿化纤原料的衣服,以免皮肤过敏。家长和教师要根据具体天气的变化及时为学前儿童增加衣服或减少衣服。

2. 培养良好的卫生习惯

学前儿童要养成勤洗手、洗脸、洗头和洗澡的好习惯,养成定期更换衣服和勤剪指甲的好习惯。

3. 不用刺激的化妆品

学前儿童的皮肤比较嫩,易受伤害,为保护学前儿童的皮肤,家长应少给学前儿童用刺激性的化妆品,尽量给学前儿童用儿童系列的护肤品。

4. 增加户外活动

家长和教师应多带学前儿童去户外活动。多晒太阳和呼吸新鲜空气,可提高学前儿童的免疫力和抗病能力。

第二单元
学前儿童营养及膳食管理

理论一　营养及其生理功能

一、营养和营养素

广义的营养是指机体摄取、消化、吸收和利用食物以满足生理需要的生物学过程。狭义的营养是指食物中营养素含量的多少和质量的好坏。

营养素是指维持人体生存与健康、保证生长发育和生命活动所必需的营养成分。已知的人体必需的营养素有四十多种，主要有蛋白质、脂类、碳水化合物（也称糖类）、无机盐、维生素及水等六大类。前三类能为机体提供所需的能量，也称产能营养素；后三类称为非产能营养素。

二、能量

人体的生命活动，如细胞的生长繁殖、组织合成、维持体温、心脏跳动、呼吸等，都要有能量供给。这些能量主要是由蛋白质、脂肪、碳水化合物三种营养素在代谢过程中氧化所释放的能量提供的，来源于人每天摄入的食物。

儿童正处在生长发育阶段，所需要的热能相对比成人多。为保证儿童健康，充足的能量供应至关重要。如果膳食中能量供给不足，就会导致儿童营养不良、生长发育迟缓、身体消瘦、抵抗力下降；而如果膳食中能量摄入过多，就会导致体内脂肪储存过多，引起肥胖症。

营养学中惯用的能量单位是千卡（kcal）。1 千卡是指在正常大气压下，将 1 千克水从 15 ℃每升高 1 ℃所需要的能量。目前国际上以焦耳（J）作为能量单位。1 千焦耳＝0.239 千卡，1 千卡＝4.186 千焦耳。

经测定，每克蛋白质可产生能量 4.1 千卡，每克脂肪可产生能量 9.3 千卡，每克碳水化合物可产生能量 4.3 千卡。

人体对能量的需要量与人体对能量的消耗量是一致的。学前儿童的能量消耗包括基础代谢、食物的特殊动力作用、活动、生长发育所需和排泄丢失能量等。

（一）基础代谢

基础代谢（BM）是人体在清醒、安静、空腹（饭后 12～14 小时）和室温在 18～25 ℃的适宜环境中，维持最基本的生命活动，包括维持肌肉张力、体温和各系统器官组织的生理活动所需的能量。

学前儿童的基础代谢比成人高 10%～15%，学前儿童期基础代谢的需要量约占总能量需要量的

60%。人体在婴儿期每日每千克体重对基础代谢的需要量约为 55 千卡，在 7 岁时每日每千克体重对基础代谢的需要量约为 44 千卡，在 12 岁以后至成年每日每千克体重对基础代谢的需要量约为 30 千卡。不同器官在基础代谢中所占比例也随年龄的不同而有所不同。例如：脑代谢占总基础代谢的比例在婴儿期为 1/3，到成年时则减少到 1/4；肌肉消耗的热量在婴儿期仅占总基础代谢的 8%，到成年期则为 30%。

(二)食物的特殊动力作用

食物的特殊动力作用是指机体由于摄取食物而引起机体能量代谢的额外增高。它与进食的总热量无关，而与食物的种类有关。各类食物所引起的能量消耗不相同，其中：蛋白质的特殊动力作用最大，为蛋白质自身所产能量的 20%～25%，持续时间为 10～12 小时；碳水化合物的特殊动力作用为其自身所产能量的 5%～6%；脂肪的特殊动力作用为其所产能量的 4%～5%，持续时间为 1 小时。对于婴儿来说，食物的特殊动力作用占总能量的 7%～8%，而对采用混合膳食的儿童来说，这一数值为 5%左右。

(三)活动

儿童活动需要消耗能量。消耗多少能量与身体大小、肌肉活动量、活动强度、活动持续时间、活动环境、活动类型及气象条件关系密切。不同的儿童活动消耗的能量差异较大，好哭多动的儿童消耗的能量要比同年龄安静型的儿童高出 3～4 倍。新生儿的活动主要是啼哭、吸奶、睡眠，因而能量消耗不多。一般来说，1 岁以内的婴儿每日每千克体重活动消耗能量为 15～20 千卡。随着年龄增长，儿童活动量、活动时间以及活动的复杂程度增加，活动消耗能量也相应增加，到 12～13 岁时每日每千克体重活动消耗能量约为 30 千卡。

(四)生长发育所需

儿童正处于生长发育非常旺盛的阶段，体格和器官的增大、功能的成熟均增加能量的消耗。生长发育所需的能量与儿童生长发育速度成正比，生长速度越快，所需能量越多。学前儿童体重每增加 1 克，大约需要消耗 5 千卡的能量。出生 6 个月以内的婴儿生长速度最快，生长发育所需能量最多，每日每千克体重需 40～50 千卡能量；6 个月至 1 岁的婴儿每日每千克体重需 15～20 千卡能量；1 岁以后，每日每千克体重约需 5 千卡能量，以后逐渐减低，到青春期又增高。

(五)排泄丢失能量

每天摄入的食物不能完全被人体吸收，在排泄食物残渣时，会丢失一些没有被人体吸收的能量。在正常情况下，这部分能量占总能量的 10%以下。

以上五个方面之和就是儿童所需的总能量。不同年龄儿童每日每千克体重所需的总能量大致是：新生儿期，60～80 千卡；出生后第 2～6 个月，110～120 千卡；出生后第 7～12 个月，100～110 千卡；4 周岁，100～120 千卡；7 周岁，90～110 千卡。

需要注意的是，相同年龄、同样体重的儿童，也会由于个体差异而使能量的消耗有所不同。

三、蛋白质

在自然界中，无论是形态渺小的微生物，还是个体庞大的动物和植物，只要是生命现象，就有与之相联系的蛋白质存在。因此，蛋白质是生命体重要的物质基础之一。

(一)生理功能

1. 合成和修补人体组织

蛋白质是生命活动的物质基础，人体的任何一个组织、细胞、器官中都含有蛋白质。它是构成人体组织和细胞的主要成分，约占人体重的16.3%，占人体干重的42%～45%。在人体的化学组成中，蛋白质的含量仅次于水，约占人体质量的1/5。肌肉、骨骼、皮肤、牙齿、毛发、血液、心、肝、肾、指、趾等均含有大量的蛋白质，尤其以神经细胞和肌肉所含蛋白质成分最多，人脑中的蛋白质约占干重的50%，人脑功能越复杂的部位，蛋白质含量越高。

学前儿童正处在身体的迅速生长发育中，身高、体重增长很快，这就需要大量的蛋白质作为原料。如果蛋白质摄入不足，就会影响学前儿童的身体发育和智力发展。但摄入的蛋白质并非越多越好，蛋白质含氮，其代谢产物从肾脏排出，蛋白质过多会增加肾脏的负担。

人体内的蛋白质处于不断分解与合成的动态平衡之中。旧的组织不断分解、修补或更新，也需要合成大量的蛋白质作为原料。

2. 调节生理功能

人体中许多参与调节机体生理功能的物质，如抗体、激素、酶等都以蛋白质为基本原料。人的身体就像一座复杂的化工厂，一切生理代谢、化学反应都是由酶参与完成的。生理功能靠激素，如生长激素、性激素、肾上腺素等调节。抗体是活跃在血液中的一支“突击队”，具有保卫机体免受细菌和病毒的侵害、提高机体抵抗力的作用。蛋白质还起着维持机体酸碱平衡、维持水分的正常分布、提高机体免疫功能以及参与遗传信息的传递等作用。载体蛋白对维持人体的正常生命活动至关重要，可以在体内运载各种物质，如血红蛋白运输氧气，脂蛋白运送脂肪。蛋白质还能调节渗透压，可以促进脑细胞的活动，其代谢与学习记忆关系密切。

3. 供给能量

在一般情况下，人体每天所需要的能量有10%～15%来源于蛋白质。这不是蛋白质的主要功能，我们不能拿“肉”当“柴”烧。当摄入蛋白质过量，或蛋白质的氨基酸组成和比例不符合人体的需要，或食物中的碳水化合物和脂肪供给不足时，蛋白质将会被当作能量来源，氧化分解释放出能量，满足人体的能量需要。但是，这样既不经济，也影响蛋白质的利用。

（二）营养价值

1. 蛋白质的组成

氨基酸是构成蛋白质的基本单位。已经发现的氨基酸有20多种，可以分成两类：一类是必需氨基酸，即必须由食物提供，人体自身无法合成的氨基酸；一类是非必需氨基酸，即人体可以合成或可由其他氨基酸转化而来的氨基酸。人体内各种各样的蛋白质是由氨基酸的不同组合形成的。必需氨基酸供应不足时，人体不能合成新生和修补机体组织所需的蛋白质，从而导致蛋白质营养不良。

2. 蛋白质的含量

食物中蛋白质含量的多少，是衡量和评定食物蛋白质营养价值高低的基本因素。一般动物性食物比植物性食物蛋白质含量多，植物中只有豆类蛋白质含量较高。例如，瘦猪肉中蛋白质占16.7%，鸡蛋中蛋白质占14.7%，稻米中蛋白质占8.3%，牛奶中蛋白质占3.3%，大白菜中蛋白质占1.1%。

3. 蛋白质的消化率

蛋白质的消化率是指一种食物蛋白质可被消化酶分解的程度。蛋白质的消化率越高，蛋白质被人体吸收利用的可能性越大，营养价值也越高。

食物蛋白质的消化率受人体和食物两个方面因素的影响。人体因素包括消化功能、人的精神状态、人的饮食习惯和人对食物的适应性等主观因素。食物因素包括食物的属性、抗营养因子的存在、加工方式等。例如：大豆整颗食用，消化率仅为60%；加工成豆腐或豆浆后，消化率可提高到90%。

4. 蛋白质的利用率

蛋白质的利用率是指食物蛋白质在机体内消化吸收后被利用的程度。衡量食物蛋白质利用率的常用指标是蛋白质的生物学价值,简称生物价。生物价是反映食物蛋白质被机体消化吸收后,利用程度的指标。生物价越高,表明食物蛋白质被机体利用的程度越高。完全蛋白质的生物价较高,半完全蛋白质和不完全蛋白质的生物价较低。

蛋白质生物价的计算公式如下:

$$蛋白质的生物价=氮储存量/氮摄入量\times 100$$

表 2-1 所示为几种常用食物蛋白质的生物价。

表 2-1 几种常用食物蛋白质的生物价

食物	生物价	食物	生物价
鸡蛋	94	熟大豆	64
脱脂牛奶	85	生大豆	57
鱼	83	玉米	60
牛肉	76	白菜	76
猪肉	74	红薯	72
大米	77	马铃薯	67
小麦	67	花生	59

5. 蛋白质的互补作用

虽然食物蛋白质中氨基酸比例不同,但是可将不同的食物适当混合使用,使食物蛋白质之间相互补偿相对含量不足的氨基酸,使其比例尽量接近氨基酸组成模式,从而提高蛋白质的利用率。这种作用称为蛋白质的互补作用。例如,粮食缺少赖氨酸、富含蛋氨酸,豆类缺少蛋氨酸、富含赖氨酸,粮食和豆类混合使用可取长补短,提高蛋白质的利用率,再适当使用动物蛋白质,能使食物的生物价更高。八宝粥将八种豆、米、粮、果等混在一起煮食,不仅色、香、味俱佳,而且有较高的营养价值。利用蛋白质的互补作用给学前儿童提供合适的混合膳食,能在不增加膳食费用的情况下提高学前儿童摄入的蛋白质利用率,促进学前儿童的生长发育。几种食物混合食用前后蛋白质的生物价如表 2-2 所示。

表 2-2 几种食物混合食用前后蛋白质的生物价①

<table>
<tr><th rowspan="2">食物名称</th><th colspan="2">生物价</th><th rowspan="2">食物名称</th><th colspan="2">生物价</th></tr>
<tr><th>单独食用</th><th>混合食用</th><th>单独食用</th><th>混合食用</th></tr>
<tr><td>玉米</td><td>60</td><td rowspan="3">77</td><td>豆腐</td><td>65</td><td rowspan="2">77</td></tr>
<tr><td>小米</td><td>57</td><td>面筋</td><td>67</td></tr>
<tr><td>黄豆</td><td>64</td><td>小麦</td><td>67</td><td rowspan="4">89</td></tr>
<tr><td>玉米</td><td>60</td><td rowspan="3">70</td><td>小米</td><td>57</td></tr>
<tr><td>小麦</td><td>67</td><td>牛肉</td><td>69</td></tr>
<tr><td>黄豆</td><td>64</td><td>大豆</td><td>64</td></tr>
</table>

(三)推荐供给量

我国传统膳食中植物性食物比例较大,蛋白质质量不高,因此在中国营养学会推荐的每日膳食中营养素供给量中蛋白质供给量较高,母乳喂养的学前儿童每日蛋白质供给量为 1.5~3 克,牛奶喂养的学前儿童每日蛋白质供给量为 2.5~3.5 克。表 2-3 所示是儿童膳食蛋白质推荐供给量。

---

① 朱家雄.学前儿童卫生学[M].修订版.上海:华东师范大学出版社,2006:113.

表 2-3　儿童膳食蛋白质推荐供给量①

年龄	男	女
0～1	1.5～3 克	1.5～3 克
1～2	3.5 克	3.5 克
2～3	4.0 克	4.0 克
3～4	4.5 克	4.5 克
4～5	5.0 克	5.0 克
5～6	5.5 克	5.5 克
6～7	5.5 克	5.5 克

(四)食物来源

膳食中蛋白质来源包括动物性食物和植物性食物，各种肉类、鱼类、乳类、蛋类是动物性蛋白质的主要来源，豆类、坚果类、谷类是植物性蛋白质的主要来源。其中动物性食物的蛋白质与豆类蛋白质所含的必需氨基酸比较齐全且比例适当，因此这部分蛋白质又称为优质蛋白。

大米、小米、玉米、小麦和高粱等粮谷类食物是我国人们的主食，在一日三餐中占有相当大的比例，可为人体提供所需能量的 50%～70%的蛋白质、相当数量的 B 族维生素和无机盐等。这类食物虽然能够为人体提供大部分蛋白质，但是所提供蛋白质的组成中普遍缺少人体必需的赖氨酸和蛋氨酸，使粮谷类食物蛋白质的营养价值大大降低。

学前儿童生长发育旺盛，要求蛋白质的供给量相对比成人多。所以，学前儿童的膳食中必须有足够的蛋白质，而且最好有一半左右的优质蛋白。

四、脂类

脂类是脂肪和类脂的总称，是一类不溶于水而易溶于有机溶剂的物质。它是动物和植物体的重要组成成分。脂肪是甘油和脂肪酸的化合物；类脂是固醇、磷脂和糖脂等化合物的总称。

(一)生理功能

1. 提供能量

人体自身能量的储存形式为脂肪，因为脂肪的产热量大，所占空间小，可在皮下、腹腔等处储存。人在饥饿时首先动用体脂，以避免消耗蛋白质。每克脂肪在体内氧化可产生 37.66 千焦耳的能量，是每克碳水化合物或每克蛋白质产生能量的 2.25 倍。脂肪是人体供能的“燃料库”。正常人体每天所需的能量有 25%～35%由脂肪提供。

2. 构成人体组织细胞

类脂是促成细胞生长必不可少的物质。细胞膜有由磷脂、糖脂和胆固醇组成的类脂层；脑和外周神经组织都含有磷脂和糖脂；固醇是体内合成固醇类激素的重要物质。神经组织中含量丰富的类脂，即使在人体长期饥饿时也不会被动用，故有“定脂”之称。

3. 保护内脏和维持体温

脂肪层如同软垫，可以保护和固定器官，使器官免受因撞击或振动而造成的损伤。另外，脂肪不易导

---

① 万钫. 学前卫生学[M]. 2 版. 北京：北京师范大学出版社，2004：49.

热，犹如保温层，可以减少体内热量的散失，有助于御寒，保持体温恒定。

4. 提供脂溶性维生素

食物脂肪中常含有丰富的脂溶性维生素，如鱼肝油中含有较多的维生素 A 和维生素 D，植物油中含有较多的维生素 E。

脂肪还能促进脂溶性维生素的吸收。食物中的维生素 A、D、E、K 不溶于水而溶于脂肪。膳食中有适量脂肪，有利于脂溶性维生素的吸收。

5. 提供必需脂肪酸

必需脂肪酸是构成人体组织细胞的重要成分，不能在人体内合成，必须由食物脂肪供给。

6. 增进食欲

在烹调食物时，油可以促成美味、增强食欲。脂肪在消化道内停留时间较长，可增加饱腹感。

（二）推荐供给量

脂肪的每日供给量无统一规定，受饮食习惯、地域、季节和气候状况以及脂肪供给来源等因素的影响。根据我国的膳食状况，中国营养学会推荐，小于 6 个月的婴儿脂肪提供的能量占总能量的 45%，6 个月至 1 岁的儿童脂肪提供的能量占总能量的 30%～40%，1～3 岁的儿童脂肪提供的能量占总能量的 30%～35%。

（三）缺乏或过多的危害

脂肪缺乏常使学前儿童的能量摄入不足，引起体格生长发育落后，导致脂溶性维生素缺乏症；必需脂肪酸缺乏会使学前儿童出现皮肤角化不全、伤口愈合不良、心肌收缩力下降、免疫功能障碍、血小板凝集、生长停滞等情况。例如，亚油酸是人体不能合成的必须由食物供给的必需脂肪酸，亚油酸缺乏，将使学前儿童生长停滞、体重减轻、皮肤呈鳞状并使肾脏受损，易患湿疹。

脂肪摄入过多会引起肥胖。

（四）食物来源

膳食中脂肪的来源主要是各种植物油和动物脂肪。此外，各种食物中都含有不同量的脂肪和类脂质。植物性食物中的油料作物（如大豆、花生等）含油量较丰富，动物性食物和坚果的脂肪含量都很高。动物组织中脂肪含量因品种、部位而异，并受到气候和饲养条件的影响。

【拓展阅读】

认识反式脂肪酸

反式脂肪酸是对植物油进行氢化改性过程中产生的一种不饱和脂肪酸（改性后的油称为氢化油或氢化植物油）。这种加工可防止油脂变质，改变风味。

营养专家认为，反式脂肪酸对人类健康有害，主要表现在以下几个方面。

1. 形成血栓。

反式脂肪酸会增加人体血液的黏稠度和凝聚力，容易导致血栓的形成，对血管壁脆弱的老年人来说，危害尤为严重。

2. 影响发育。

怀孕期或哺乳期的妇女，过多摄入含有反式脂肪酸的食物会影响胎儿或婴儿的健康。研究发现，胎儿或婴儿可以通过胎盘或乳汁被动摄入反式脂肪酸，他们比成人更容易患上必需脂肪酸缺乏症，影响自身的生长发育。除此之外，反式脂肪酸还会影响生长发育期的青少年对必需脂肪酸的吸收，并对青少年中枢神经系统的生长发育造成不良影响。

3.影响生育。

反式脂肪酸会减少男性激素的分泌，对精子的活跃性产生负面影响，中断精子在身体内的反应过程。

4.降低记忆。

研究认为，青壮年时期饮食习惯不好的人，老年时患阿尔茨海默症（老年痴呆症）的概率更大。反式脂肪酸对可以促进人类记忆力的一种胆固醇具有抵制作用。

5.容易发胖。

反式脂肪酸不容易被人体消化，容易在腹部积累，导致肥胖。喜欢吃薯条等零食的人应提高警惕，油炸食品中的反式脂肪酸会造成明显的脂肪堆积。

6.引发冠心病。

法国国家健康与医学研究院的一项研究成果表明，反式脂肪酸能使有效防止心脏病及其他心血管疾病的胆固醇的含量下降。

下面食物中含有反式脂肪酸。

（1）牛羊肉、乳制品、水果、蔬菜。

（2）植物性奶油、马铃薯片、沙拉酱、饼干、蛋糕、面包、曲奇饼、雪糕等。

（3）西式快餐，如炸薯条、炸鸡腿。

（4）固化的油、食品中的氢化油。

（5）经高温加热处理的植物油。植物油在精炼脱臭工艺中通常需要250 ℃以上高温和2小时的加热时间，由于高温及长时间加热，可能产生一定量的反式脂肪酸。

对于反式脂肪酸，一般牛脂中含2.5%～4%，乳脂中含5%～9.7%，人造奶油含7.1%～17.7%（最高含31.9%），起酥油含10.3%（最高含38.4%）。

五、碳水化合物

碳水化合物又称糖类，是由碳、氢、氧三种元素组合而成的一大类化合物。按分子结构来分类，碳水化合物可分为单糖类（如葡萄糖、果糖）、双糖类（如蔗糖、麦芽糖、乳糖）、多糖类（如淀粉、糖原、纤维素和果胶），其中淀粉占膳食中碳水化合物的绝大部分。

（一）生理功能

1.供给能量

碳水化合物主要是供给能量，促进生长发育。身体各个组织器官维持正常生理功能，必须由能量来保证，尤其是肌肉、心脏的活动都需要糖原氧化供能。除葡萄糖外，神经系统不能利用其他营养物质供给能量。

2.构成机体组织

碳水化合物是构成机体的重要物质之一。糖脂是细胞膜的结构成分，也是神经组织的成分，黏蛋白是结缔组织的成分，核糖和脱氧核糖参与核酸的形成，而碳水化合物是糖脂、黏蛋白、核糖和脱氧核糖不可缺少的部分。

3.保肝、解毒

当碳水化合物缺乏时，脂肪代谢产生的酮体氧化不完全，在血液中达到一定浓度就会发生代谢性酸中毒，因此，碳水化合物具有抗生酮的作用。摄入充足的碳水化合物，可增加肝脏内肝糖原的储存量，而肝糖原能加强肝脏的解毒作用。

4. 促进消化和排泄

碳水化合物的食物纤维，包括纤维素和果胶等，不能被人体吸收，但能刺激肠道蠕动，吸收和保留水分，增加粪便体积，使粪便柔软，有利于消化和排便通畅，缩短粪便和肠内代谢所产生的毒素在肠内停留的时间，防止便秘，也有利于防治肥胖。研究还证明，食物纤维还具有预防结肠炎、结肠癌、胆结石、动脉粥样硬化和降低胆固醇的作用。

（二）供给量

儿童对碳水化合物的需要量相对比成人大。由于碳水化合物来源广泛，而且部分氨基酸和脂肪的甘油部分可转变为葡萄糖，因而对碳水化合物的供给量没有推荐的数量。若以三大供热营养素供给能量的比例考虑，按合理的膳食能量分配原则，儿童膳食中碳水化合物的能量应占总能量的55%～60%（成人为60%～70%）。

（三）缺乏或过量的危害

学前儿童在膳食中如果不能摄入充足的碳水化合物，就会通过脂肪氧化产热，大量脂肪代谢时会因氧化不足而产生过多的酮体。酮体是一种酸性物质，在体内积聚过多不仅会引起酸中毒，还会导致体内能量不足、蛋白质合成减少、生长发育缓慢、体重减轻。

摄入过多的碳水化合物，会使肠内发酵过盛，产生过量的低级脂肪酸，刺激肠道蠕动增加，从而引起腹泻。尤其是摄入过多的糖果和甜食，会影响食欲，引起肥胖、龋齿，以及好动、尿床等一些行为问题。蛋白质摄入不足而碳水化合物摄入过量，会造成免疫力低下、虚胖、肌肉发育差、水肿等。

（四）食物来源

碳水化合物在自然界中分布很广，膳食中主要由植物性食物供给，谷类、薯类、根茎类食物以及各种单糖（果糖等）、双糖（如蔗糖、麦芽糖、乳糖等）都是富含碳水化合物的食物。蔬菜和水果是纤维素和果胶的主要来源。婴儿碳水化合物的主要来源是乳类中的乳糖、葡萄糖、蔗糖等。随着喂养中辅食的添加，淀粉也成了婴儿碳水化合物重要的来源。

六、无机盐

（一）种类

人体中除碳、氢、氧、氮（主要以有机化合物如蛋白质、脂肪和碳水化合物的形式存在）外的所有化学元素统称为矿物质或无机盐。

人体中已发现有二十多种必需的无机盐，占人体重量的4%～5%。其中含量大于体重0.01%的无机盐称为常量元素或宏量元素。常量元素有钙、磷、钾、钠、氯、镁、硫七种，每天膳食需要量都在100毫克以上。含量小于体重0.01%的无机盐称为微量元素。微量元素有铁、碘、铜、锌、锰、钴、钼、硒、铬、镍、硅、氟、钒等。在人体中，有些微量元素的存在数量极少，但生理功能非常重要，而且必须通过食物摄入。这些微量元素称为必需微量元素。1995年世界卫生组织宣布维持人体生命活动不可缺少的铁、锌、碘、硒、铜、钼、铬和钴八种元素为必需微量元素，锰、镍、硅、硼和钒为可能必需微量元素，氟、铅、镉、汞、砷、铝、锡和锂有潜在毒性。

（二）生理功能

1. 构成机体组织

无机盐是构成机体组织的重要材料，如钙、磷、镁是骨骼和牙齿的重要成分，磷、硫是构成组织蛋白的成分等。

2. 参与调节体液的渗透压和酸碱度

无机盐参与维持体液的正常分布，保持 pH 值在 7.35～7.45 范围内。

3. 维持神经肌肉的兴奋性和细胞的通透性

例如：缺钙时肌肉兴奋性增高，引起肌肉抽搐；钙与细胞膜中的磷脂紧密结合，控制着细胞的通透性。

4. 构成机体某些具特殊生理功能的重要物质

例如，铁是构成血红蛋白的成分，碘是甲状腺素的构成成分，锌是胰岛素的构成成分等。

5. 是多种酶的激活剂或组成成分

例如，盐酸对胃蛋白酶有激活作用，氯离子对唾液淀粉酶有激活作用。

（三）学前儿童容易缺乏的几种无机盐组成元素

无机盐在食物中分布很广，一般都能满足机体的需要。比较容易缺乏的无机盐的组成元素有钙和铁，在某些特殊情况下也可能会缺少锌、碘和氟等。

1. 钙

1）生理功能

钙是人体含量较多的元素之一，人体中的钙有 99%存在于骨骼和牙齿中，它能使骨骼和牙齿坚硬。学前儿童骨骼中的钙在沉淀和溶解的动态过程中每 1～2 年更新一次，而成人更新一次需要 10～12 年。因此，学前儿童对钙的需要量相对比成人要大得多。

2）钙的吸收

膳食中钙在肠道的吸收很不完全，只有 30%左右的钙被吸收。膳食中可提高钙吸收利用的元素有氨基酸（赖氨酸、色氨酸和精氨酸）、乳糖（存在于奶中）和维生素 D。降低钙吸收的元素有存在于粮食中的植酸盐和某些蔬菜中的草酸盐，如蕹菜、菠菜、苋菜、竹笋等，它们可能与钙结合，从而降低钙吸收。膳食纤维过多也会降低钙吸收。脂肪消化不良或摄入过多，从而与钙结合形成钙皂，也会影响钙吸收。当体内钙水平较低时，钙的吸收率就高。

3）食物来源

中国营养学会推荐学前儿童每日钙的供给量为：0～6 个月 400 毫克，6 个月至 3 岁 600 毫克，3～7 岁 800 毫克。食物中钙的来源以乳和乳制品最好，它们不但含钙量高，而且所含的钙易被吸收，是学前儿童最理想的钙源。另外，虾皮、小鱼干、紫菜、海带等海产品均是富含钙的食物。豆类及豆制品，如黄豆、黑豆、豆腐、豆腐干等也是钙的主要来源，植物性食物中的花菜、小白菜、油菜、芹菜、谷类含钙量也较高。

2. 铁

1）生理功能

人体中必需微量元素中含量最多的是铁。成人体内含铁 3～5 克，主要存在于血红蛋白和肌红蛋白两大物质中。铁的生理功能主要是参与氧的运输和细胞呼吸。铁是血红蛋白的组成成分，血红蛋白在体内担负着输送氧的功能，人体通过呼吸得到氧气，氧气被输送到组织，与组织细胞进行气体交换，这些都需要血红蛋白的参与。铁还是体内许多酶和辅酶的组成部分，这些酶控制着物质的氧化、水解和转化作用。

2）铁的吸收

人体对动物性食物中的铁吸收率较高，而对植物性食物中的铁吸收率较低。例如，肉类、鱼类、禽蛋类食物中所含的铁元素吸收率可达 20%。植物性食物中的铁吸收率较低，一般在 10%以下。这是由于植物性食物中的铁元素多以三价铁的形式存在，这种形式的铁需要在酸性介质，如胃酸及食物有机酸的作用下，被还原成二价铁，才能被肠黏膜吸收。例如，大米中的铁吸收率仅为1%，小麦中的铁吸收率为5%，菠菜和大豆中的铁吸收率为7%。此外，如果动物性食物和植物性食物同时摄入，则可使植物性食物中的铁吸收率升高。

3)食物来源

中国营养学会推荐，从新生儿到学龄前儿童的每日膳食中铁的供给量应为10毫克。膳食中铁的良好来源是动物的肝脏、瘦肉、鱼肉、豆制品、动物血等。由于谷类植酸含量高，铁的吸收率很低，因此以谷类为主食时，应注意补充铁。

3. 锌

1)生理功能

锌能促进人体生长发育和组织的再生，参与很多酶的组成，与体内蛋白质和核酸合成及细胞生长、分裂、分化的过程都有关，而这些过程都是生长发育的基础；锌能维持正常的味觉，促进食欲；锌能维持头发和皮肤的健康；锌能促进性器官发育；锌能参与维护和保持细胞免疫反应，与创伤的愈合有关。学前儿童缺锌的主要原因是膳食中锌摄入不足；主要表现为生长发育迟缓、伤口愈合不良、食欲减退和贫血，易感染疾病，还会出现异食癖，尤以吃土为常见。锌缺乏还会导致儿童少年性发育迟缓。

2)锌的吸收

食物中锌的吸收率不高，每天随食物摄入10～20毫克锌，只有2～3毫克被吸收，食物中的草酸、植酸会降低锌的吸收率。

3)食物来源

中国营养学会推荐学前儿童每日膳食中锌的供给量：1～7岁的学前儿童为10毫克。一般认为，高蛋白质食物含锌量较高。海产品是锌的良好来源，如牡蛎、鲱鱼等；其次为肉、肝、蛋类；植物性食物中锌含量较低，且吸收率较差。母乳中的锌含量比牛奶中的锌含量高，尤其是初乳，它的锌含量更高。

七、维生素

维生素又名维他命，通俗来讲，即维持生命的物质。它在人体内既不构成身体组织，也不供应热能，却是维持人体生命活动所必需的一类有机化合物质，也是保持人体健康的重要活性物质。

(一)维生素的种类

目前已知维生素有20多种，分为脂溶性维生素和水溶性维生素两类。

脂溶性维生素主要有维生素A、D、E、K。它们不溶于水，溶于脂肪，在食物中，常和脂肪共同存在。这类维生素在肠道的吸收与脂类的吸收密切相关。吸收后的脂溶性维生素在肝脏内储存，因而肝胆疾病会影响脂溶性维生素的吸收。脂溶性维生素如果过量摄入，在体内大量蓄积，会引起中毒。

水溶性维生素包括B族维生素和维生素C。水溶性维生素溶于水，不溶于脂肪，排泄率高，一般不会在人体内蓄积，大量摄入不会产生毒副作用。但水溶性维生素在碱性溶液中或在加热、光照下极易受到破坏，所以应注意清洗和烹饪富含该类维生素食物的方法，以减少水溶性维生素丢失或破坏。

(二)维生素的共同特点

维生素在体内的含量很少，但不可或缺。虽然各种维生素的化学结构以及性质不同，但它们有着以下共同点：维生素均以维生素原(维生素前体)的形式存在于食物中；维生素不是构成机体组织和细胞的组成成分，也不会产生能量，它的作用主要是参与机体代谢的调节；大多数的维生素机体不能合成或合成量不足，不能满足机体的需要，必须经常从食物中获得；人体对维生素的需要量很小，日需要量常以毫克或微克计算，但一旦缺乏就会引发相应的维生素缺乏症，对人体健康造成损害。

(三)维生素缺乏的常见原因

1. 维生素摄入不足

经济条件差造成的食物供给不足和膳食结构不合理，以及食物在加工、储存过程中造成维生素的损失等，都会使从膳食中摄入维生素的量无法满足机体的需求。

2. 人体吸收利用率降低

维生素在人体内的吸收利用受多种因素的影响，如患有消化系统疾病的人，会减少维生素的合成量，从而导致某些维生素的缺乏。又例如，脂溶性维生素 D 的吸收需要胆汁和脂肪的协助，胆汁分泌受限以及膳食中脂肪含量低，可导致吸收不足。

3. 维生素的需要量相对增加

维生素的需要量因人而异，由于生理和病理的需要，需要量增多而摄入量不足，也会导致维生素缺乏。例如：孕妇、哺乳期妇女和儿童对维生素 D 的需要量高于一般成人；长期高热和患慢性消耗病的病人对维生素的需要量也会比一般成人高。

(四)学前儿童容易缺乏的几种维生素

1. 维生素 A

维生素 A 又名视黄醇，与正常视觉有密切关系。眼的光感受器由视网膜的杆状细胞和锥状细胞构成，这两种细胞中都存在着对光敏感的色素，而这些色素的形成和表现出生理功能都需要适量的维生素 A。例如，视杆细胞对弱光敏感，使人具有暗适应能力，是因为视杆细胞内含有感光物质视紫红质，维生素 A 正是构成视紫红质的成分。维生素 A 还能维持上皮（皮肤、黏膜、角膜）的健全。此外，维生素 A 可以促进蛋白质的生物合成及骨细胞的分化，从而促进人的生长和骨骼发育。维生素 A 不足，会导致年长儿童在早期就出现夜盲。但维生素 A 也不是越多越好，摄入过多维生素 A 可致中毒。中毒表现为食欲减退，颅内压增高，皮肤干燥，肝脾肿大，四肢疼痛，生长发育停滞。

维生素 A 的食物来源主要是动物性食物，如动物肝、鱼肝油、未脱脂乳和乳制品、禽蛋等。植物性食物含有丰富的胡萝卜素，胡萝卜素可在人体内转化为维生素 A。含有胡萝卜素的植物性食物一般是橙黄色、深绿色的蔬菜，如胡萝卜、南瓜、红心甜薯、菠菜、豌豆苗、青椒等。杧果、杏等水果也含有较多的胡萝卜素。

2. 维生素 B 族

维生素 B 族主要包括八种维生素：维生素 B_1（硫胺素）、维生素 B_2（核黄素）、维生素 B_3（烟酸）、维生素 B_5（泛酸）、维生素 B_6（吡哆醇、吡哆醛和吡哆胺的总称）、维生素 B_7（生物素）、维生素 B_9（叶酸）、维生素 B_{12}（钴胺素）。下面介绍三种。

1)维生素 B_1

维生素 B_1 又叫抗脚气病维生素，是人体内碳水化合物正常代谢的必要物质，在糖类的氧化功能过程中发挥着重要作用，尤其是神经系统所需要的能量主要依靠糖的氧化供应。此外，维生素 B_1 参与部分氨基酸和脂肪酸的代谢过程。维生素 B_1 对儿童的生长发育及增进食欲也有重要作用。

人体内缺乏维生素 B_1 可导致消化、循环、神经和心血管系统的功能紊乱。维生素 B_1 缺乏症即“脚气病”（人们常说的“脚气”是指霉菌所致的脚癣，与维生素 B_1 缺乏症无关），表现为容易疲乏，四肢无力，肌肉萎缩，感觉迟钝，精神淡漠，食欲减退，甚至心脏功能失调，心力衰竭，精神失常。乳母缺乏维生素 B_1，可导致乳儿脚气病的发生，主要表现为烦躁不安或嗜睡，眼睑下垂，哭声嘶哑或失音，吮奶无力。病情严重者，因颈肌无力致头后仰，四肢无力，手不能抓握，足不能站立。有的可致昏迷、抽风，2～5 个月婴儿甚至可猝死。

维生素 B_1 存在于动物的肝、肾、瘦肉(特别是猪肉)和乳类、米糠、麦麸、酵母、豆类、坚果类等食物中。维生素 B_1 不溶于脂肪,但溶于水,在碱性溶液中或遇热时极易被破坏,因此谷类加工过细会损失大量的维生素 B_1。谷物不要过分淘洗,蒸煮时不要弃去米汤,在做饭和蒸馒头时不要加碱。食物中常含有抗硫胺素因子,所以食物存放时间过长也会降低维生素 B_1 的含量。学前儿童膳食应注意粗、细粮搭配,每天吃豆类及其制品,以获取维生素 B_1。

2)维生素 B_2

维生素 B_2 是机体多种辅酶的组成成分,这些辅酶与特定的蛋白质结合形成黄素蛋白,是细胞呼吸不可缺少的物质。维生素 B_2 在蛋白质、脂肪和碳水化合物的代谢中起着重要的作用,并参与铁的吸收和储存。

维生素 B_2 缺乏可导致物质代谢紊乱,表现为唇炎、口角炎、舌炎、阴囊炎、脂溢性皮炎等症状。维生素 B_2 的缺乏会影响维生素 B_6 和烟酸的代谢。由于维生素 B_2 缺乏影响铁的吸收,因而人体易出现继发性缺铁性贫血。

维生素 B_2 在动物性食物中的含量比在植物性食物中的含量高。动物内脏、鸡蛋、乳类、瘦肉、鱼等含有丰富的维生素 B_2,植物性食物如豆类、绿色蔬菜和水果中含量较少。维生素 B_2 溶于水,耐热、耐酸,不易被氧化,但在碱性溶液中和光照下易被破坏。例如,牛奶暴露于强光下两小时可损失 50%以上的维生素 B_2,所以,牛奶宜避光保存。

3)维生素 B_9(叶酸)

叶酸是体内生化反应中的辅酶,对氨基酸的代谢、核酸的合成及蛋白质的生物合成均有重要影响,促进骨骼的造血功能。

人体缺乏叶酸可使 DNA 合成受阻,使细胞核变形增大,引起巨红细胞性贫血,导致舌炎和腹泻,造成新生儿生长不良。缺乏叶酸还可导致儿童神经管畸形、心血管疾病和癌症的发生。

叶酸广泛存在于食物中,一般不会缺乏,良好的食物来源有酵母、绿叶蔬菜、肝脏、豆类等,但乳类中缺乏。叶酸微溶于水,易被光、酸、热破坏。另外,酗酒、抗惊厥药和避孕药妨碍叶酸的吸收和利用。

3. 维生素 C

维生素 C 又名抗坏血酸。它的作用如下:能抗坏血病,并促进伤口愈合;参与胆固醇代谢,降低血液中胆固醇的含量,对防治心血管疾病有一定的作用;将食物中的三价铁还原为二价铁,有利于铁的吸收,并能使叶酸被激活,可用于缺铁性贫血、红细胞性贫血的辅助治疗;增强人体的免疫力,具有一定的防癌、抗癌作用;人体患重病或发生中毒时,可用维生素 C 辅助治疗。

维生素 C 缺乏会导致坏血病,毛细血管的通透性增大,皮下、黏膜、肌肉、牙龈等处易出血,易感染,伤口愈合缓慢,毛细血管壁的脆性增加,骨质疏松,机体的抵抗力下降。

新鲜蔬菜和水果是维生素 C 的主要来源,深色蔬菜如韭菜、菠菜、芹菜、青椒等,水果如柑橘、山楂、鲜枣、柚子等,含维生素 C 较多。某些野果如酸枣、猕猴桃、刺梨等含维生素 C 也非常丰富。维生素 C 易溶于水,且极不稳定,在高温、氧化、接触碱类或铜器时,会受到破坏。按一般的烹调方法,维生素 C 的保存率为 50%～60%,只要经常使用足够的蔬菜和水果,并注意采用科学的烹饪方法,人体一般不会缺乏维生素 C。

【拓展阅读】

维生素 C 与坏血病

12 世纪和 14 世纪,有十字军士兵遭受坏血病的折磨而造成数以百计人死亡的记载。1498 年,俄国一支由 160 人组成的探险队,乘船远航到印度,绝大多数人患坏血病死亡。世界探险航行家麦哲伦的航海记录中也有遭坏血病“洗劫”的记载,在漫长的海上旅途中,船员常常几个月吃不到新鲜的蔬菜和动物食品,因此大多数船员因患坏血病而丧失工作能力,有些船员因已经气息奄奄而被放到岸上等死,但他们奇迹般地痊愈了，原来他们吃了当地的一些野菜等绿色植物。

为什么吃进去一些绿色植物后这些患了坏血病的船员就痊愈了呢？

4. 维生素 D

维生素 D 又称抗佝偻病维生素，属类固醇化合物，种类很多。维生素 D 能促进骨和软骨的骨化和正常生长，促进钙和磷在肠道被吸收，使钙和磷最终成为骨质的基本成分，并促进骨中的钙、磷向血液释放，以维持血钙水平。

当维生素 D 缺乏或不足时，会造成钙、磷吸收减少，使血钙水平下降，使钙不能在骨骼中沉积，从而引起骨质软化变形，使学前儿童发生佝偻病，表现为前额突出，囟门大，肋骨缘外翻，肋串珠，严重的导致鸡胸、漏斗胸、O 形腿或 X 形腿等骨骼畸形，骨骼畸形一旦形成很难复原；会导致出汗多，如吃奶、睡觉、轻微活动时出汗多，汗液有酸臭味，由于头部出汗多，常常摇头，因而枕部头发脱落，形成“枕秃”；会使神经兴奋性高，出现睡眠不安、易惊醒、脾气大等表现。

维生素 D 摄入过量会引起中毒、骨化过度、肾功能不全等。

维生素 D 的食物来源有两个。一个是外源性维生素 D，它来自食物，但除了脂肪含量高的海鱼和肝脏中维生素 D 的含量较高外，天然食物中维生素 D 的含量都不高。因此，人们把海鱼肝脏中的维生素 D 提炼出来制成鱼肝油，用于学前儿童维生素 D 的补充，并在配方奶粉中也添加维生素 D。含维生素 D 的食物有动物肝脏、蛋黄、乳类。另一个来源是内源性维生素 D，它由皮肤合成，当阳光中的紫外线直接照射人体皮肤时，皮肤就会产生维生素 D，供人体需要。维生素 D 的供给必须与钙、磷的供给量结合起来考虑。学前儿童正处于生长发育期，对维生素 D 的需要量较大，单靠日光照射来获得维生素 D 不足以满足需要，还应从膳食中摄入维生素 D。

八、水

俗话说“鱼离不开水”，人类的生存也离不开水。水是人体的重要组成部分，是维持生命活动的必需物质。水对人类生存的重要性仅次于空气。

儿童体内水分相对比成人多，新生儿的体液总量约占体重的 80%，出生后 1 个月降为 75%，学前儿童为 65%～70%。儿童体格的生长也与水分的蓄积有很大的关系，如婴儿每日体重增加的 25 克，其中水分有 18 克，蛋白质及脂肪各 3 克，矿物质 1 克，糖原微量。

（一）生理功能

1. 构成细胞和体液

成人体液总量占体重的 60%，其中细胞内液约占体重的 40%，细胞外液约占体重的 20%。人体内所有组织都含有水，但分布不均匀，如血液含水 90%，肌肉含水 70%，骨骼含水 22%。

2. 调节体温

人体通过血液循环，将体内代谢产生的热量均匀分布于全身。当机体内热量过剩时，人体通过排汗散热，保持体温的相对恒定。

3. 促进机体新陈代谢

水是溶解许多物质的溶剂，机体内一切化学变化都必须有水的参与。细胞必须从组织间液中摄取营养，而营养物质必须溶于水后才能被充分吸收。

4. 充当输送各种营养物质和排泄废物的携带体

水把氧气、营养物质、激素等运送到全身，又通过尿液、汗液以及呼吸等途径把代谢废物和有毒物质排出体外。

5. 水是机体的润滑剂

水起着润滑作用，如泪液可以防止眼球干燥，唾液有利于吞咽和咽部的湿润，关节滑液、胸膜和腹膜的浆液、呼吸道和胃肠道的黏液，都能发挥良好的润滑作用。

（二）需要量

一般来说，年龄越小，需要的水分越多。水的需要量取决于机体的新陈代谢和对热量的需要。学前儿童新陈代谢旺盛，体表面积相对较大，水分蒸发多，因此，需水量相对比成人高。

影响人体需水量的因素很多，如体重、年龄、气温、食物性质、活动及其持续时间等。人体失水达到2%时，就会感到口渴和尿少；失水达到6%时，就会全身乏力、抑郁、无尿；失水达到10%时，就会出现烦躁不安、眼球内陷、皮肤失去弹性、全身乏力、体温升高、脉搏加快和血压下降；失水达到20%时，就无法维持生命。

一个人每天约需2500毫升水才能维持机体的水平衡。除从食物中摄入约1000毫升水和体内代谢产生约300毫升水外，每人每天需要饮水1200毫升左右。儿童每日每千克体重需水量如下：0～1岁为110～155毫升；1～3岁为100～150毫升；4～7岁为90～110毫升。学前儿童如果摄取的水量低于每日每千克体重60毫升可能会出现脱水症状。摄取的水量超过需要量也会对身体产生危害。如果一段时间内大量饮水，则吸收的水分会很快地进入血液，使细胞外液的渗透压降低，水分进入细胞内，造成细胞胀大，从而导致水中毒，会危及生命。

（三）来源

机体需要的水有三个来源：饮料水，如饮水、汤及流质，这是人体所需水的主要来源；食物中含有的水；代谢水，即体内碳水化合物、蛋白质和脂肪代谢氧化后产生的水。对学前儿童来说，理想的饮用水是白开水。

技能训练　营养性疾病的鉴别及其防治

学前儿童常常发生营养性疾病，而营养性疾病会有一些症状，我们可以先观察学前儿童的症状体征，再通过病史询问和临床检查来判断学前儿童可能缺乏的营养素。

一、学前儿童形态指标测量及评价

(1)身高的建议测量方法：2～6岁的儿童采用站立姿势测量。

(2)体重的建议测量方法：让儿童自己站在体重计上测量。

(3)头围。

头围是反映孩子脑发育的一个重要指标。头围在出生后第一年增长最快。脑发育主要在出生后头3年。正常小儿后囟门3个月闭合，前囟门1岁至1岁半闭合。过迟闭合要考虑有无佝偻病的可能。有的孩子出生时囟门就较小，闭合也会早些。这与母亲孕期营养状况较好有关。需要注意的是，并非像人们所想象的那样孩子头越大越聪明，聪明与否和头围大小并不成正比。孩子的头围在正常范围内就可以了。头围过大要考虑有无脑肿瘤、脑积水的可能。

建议测量方法：

①准备软尺；

②寻找儿童两条眉毛的眉弓（眉弓就是眉毛的最高点）；

③想象左右两眉中有一条线，并找到这条线的中心点；

④将软尺的零点放在眉弓连线的中点上，以此为起点，准备开始测量头围；

⑤将软尺沿眉毛水平绕向儿童的头后；

⑥寻找儿童后脑枕骨结节，并找到结节的中点，这是儿童头围测量中后脑的最高点；

⑦将软尺绕过儿童后脑结节中点，并准备将软尺绕回前脑；

⑧将软尺重叠交叉，交叉处的数字即为儿童头围。

二、体格发育的五等级评价法

1. 五等级评价法的含义

五等级评价法是指以某项评价指标（如体重）的平均值（$\bar{x}$）为基础，以该项评价指标的标准差（s）为离散距，将发育水平划分为上等、中上等、中等、中下等、下等五个等级，由此制订成该指标的发育等级。

上等：平均值加两个标准差以上，即$\bar{x}+2s$以上。

中上等：平均值加一个标准差至平均值加两个标准差，即$\bar{x}+s$至$\bar{x}+2s$。

中等：平均值减一个标准差至平均值加一个标准差，即$\bar{x}-s$至$\bar{x}+s$。

中下等：平均值减两个标准差至平均值减一个标准差，即$\bar{x}-2s$至$\bar{x}-s$。

下等：平均值减两个标准差以下，即$\bar{x}-2s$以下。

2. 操作程序

①测量一名学前儿童的形态指标数据[①]；

②将该学前儿童形态指标各方面的数据与本地区同年龄、同性别学前儿童的相应数值常模进行比较[②]；

③利用五等级评价法评价该学前儿童某项形态指标所处的等级水平；

④记录等级水平。

五等级评价法记录表如表2-4所示。

表2-4　五等级评价法记录表

序号	姓名	性别	年龄	身高	等级	体重	等级	备注
1								
2								
3								

例如：利用五等级评价法评价某5岁半女童的身高、体重处于哪个等级。

（1）测得该女童身高为105 cm，体重为20 kg。

（2）查附录A中附表A-4：5岁半女童身高为105 cm，介于平均值减一个标准差和平均值减两个标准差之间，根据五等级评价标准，该女童身高处于中下等发育水平。

（3）查附录A中附表A-4：5岁半女童体重为20 kg，介于平均值减一个标准差和平均值加一个标准差之间，根据五等级评价标准，该女童体重处于中等发育水平。

---

① 测量方法见“学前儿童形态指标测量及评价”。

② 见附录A：世界卫生组织儿童生长发育标准。

三、营养缺乏与疾病的关系

(一)佝偻病

1. 病因

学前儿童患佝偻病主要是由于体内维生素 D 缺乏，导致钙、磷代谢出现障碍和骨样组织钙化出现障碍，影响学前儿童骨骼的正常生长所致。缺乏日光照射也是学前儿童患佝偻病的原因。这是因为人体中的7-脱氢胆固醇只有经过日光中的紫外线照射才能转化成维生素 D。另外，生长过快的婴幼儿由于身体消耗的钙大量增加，容易患佝偻病；人工喂养的婴幼儿由于牛奶中钙、磷的比例不适宜，难以吸收，也易患佝偻病。

佝偻病影响患儿正常的生长发育，并易引起其他疾病。婴幼儿教育机构应积极采取措施，预防小儿佝偻病的发生。

2. 症状

佝偻病是婴幼儿的常见病，患儿一般机体抵抗力下降，严重时发生骨骼发育畸形，影响身体的生长发育，但因发病缓慢，佝偻病易被忽视。佝偻病的常见症状主要有多汗、夜惊、烦躁、枕秃和各种骨骼变形。

(1)多汗。缺钙的婴幼儿往往在夜间睡觉时出汗多(也叫“盗汗”“夜汗”)，特别是睡熟以后多汗。多汗是典型的缺钙症状，但并非所有的多汗都是由身体缺钙引起的，婴幼儿在白天吃奶或活动时出汗多属于正常生理情况，不属于缺钙现象。

(2)夜惊。夜惊即婴幼儿在晚上睡觉时突然惊醒、哭闹，甚至尖叫。

(3)枕秃。枕秃一般发生在婴儿阶段，即婴儿后脑勺有一圈光秃秃的“不毛之地”。

(4)骨骼变形。由身体缺钙引起的骨骼变形主要有肋骨外翻、鸡胸、漏斗胸、X 形腿、O 形腿等。这些是较为严重的佝偻病症状。随着人们对学前儿童健康成长的重视，这些症状现已很少出现。

3. 预防

(1)婴幼儿要多晒太阳，增加紫外线的照射时间，以促使体内维生素 D 的形成，促进钙质的吸收。

(2)母乳中的钙利于婴儿吸收，因此对一岁以内的婴儿应尽量母乳喂养，在哺乳期间，妈妈要补充适量的钙剂、鱼肝油，多晒太阳。

(3)对婴幼儿加强体育锻炼，对已出现骨骼变形症状者可采取主动运动和被动运动的方法进行矫正。

(二)婴幼儿单纯性肥胖症

1. 病因

婴幼儿单纯性肥胖症是由长期摄入的能量超过人体消耗的能量，造成体内脂肪堆积过多，而导致的一种体重超常、体态臃肿的营养障碍性疾病。具体原因有以下几种。

(1)能量摄入过多，如长期过多摄入淀粉类、高脂肪类食物，使得摄入的能量超过体内代谢需要，富余的能量就会转化为脂肪储存于体内。

(2)缺乏体育活动，致使能量过剩，从而引起婴幼儿肥胖。

(3)受遗传因素的影响。目前很多专家认为肥胖多与基因遗传有关。父母有肥胖症，其子女患肥胖症的概率就会大大增加。

2. 症状

患儿主要的症状是体重超标、体态臃肿。体重超过正常体重标准的 10%，为超重；超过正常体重标准的 20%，为轻度肥胖；超过正常体重标准的 30%，为中度肥胖；超过正常体重标准的 50%，为重度肥胖。

3. 预防

(1)注意饮食。控制肥胖婴幼儿食物的摄入量，有意使肥胖婴幼儿少吃高淀粉、高脂肪及油炸食品，多吃蔬菜水果。

(2)加强锻炼。引导婴幼儿多进行有氧体育运动，以促使婴幼儿体内能量进行代谢分解，减少脂肪的合成。

(三)缺铁性贫血

缺铁性贫血是婴幼儿常见病之一，由体内铁元素缺乏，影响血红蛋白的合成所致。

1. 病因

(1)先天储铁不足，如早产、双胞胎或母亲患严重贫血症等。

(2)铁元素摄入不足，如婴儿期没有及时添加辅食，婴幼儿偏食、消化功能紊乱等，都可能引起贫血。

(3)生长发育过快，导致体内铁的供应量小于需求量。

(4)体内铁丢失过多，如用未经加热的鲜牛奶喂养婴儿，使婴儿因蛋白质过敏而发生小量肠出血。肺炎、支气管炎、钩虫病等也可能引起体内铁的流失。

(5)铁吸收量少，如长期腹泻、胃肠炎等可降低身体对铁的吸收。

2. 症状

患儿会出现面色苍白、头晕、乏力、食欲不振、恶心腹胀、注意力不集中等症状，有的甚至出现肝、脾、淋巴结肿大等症状。

3. 预防

(1)提倡婴儿母乳喂养，母乳含铁量虽少，但较易吸收(吸收率高达 50%)。

(2)合理安排患儿的休息与活动。对于轻度贫血症患儿，要选择合适的运动项目，应避免轻度贫血症患儿剧烈运动，注意间歇，并保证他有足够的睡眠；对于重度贫血症患儿，应根据其耐力情况确定活动强度、持续时间及休息方式，以他不感到疲劳为宜。

(3)合理安排婴幼儿饮食。纠正婴幼儿偏食的不良习惯：多提供含铁丰富易吸收的食物，如动物血、内脏、精肉、鱼类及大豆食品等；避免婴幼儿饮用浓茶，因为浓茶不利于婴幼儿对铁的吸收。

【拓展阅读】

表 2-5 所示为临床症状体征与可能缺乏的营养素检索表。

表 2-5　临床症状体征与可能缺乏的营养素检索表①

组织器官	症状体征	可能缺乏的营养素
全身	体重过轻、身高过低	碳水化合物、蛋白质、钙、磷、维生素
	食欲缺乏、疲倦、乏力	维生素 B_1、维生素 B_2、维生素 C
	肌腱反射过敏或消失，下肢水肿	维生素 B_1、蛋白质
头发	缺少光泽、稀疏而少、易掉	碳水化合物、蛋白质、维生素 A
脸	鼻和唇缺少油脂、面色苍白	维生素 B_2、蛋白质

① 单若冰. 儿童保健与儿科常见疾病诊治[M]. 北京：人民军医出版社，2007：34-35.

续表

组织器官	症状体征	可能缺乏的营养素
眼	结膜苍白、巩膜发蓝	铁(贫血)
	结膜干燥、角膜干燥或软化	维生素 A
	睑缘炎、角膜血管新生、周边充血	维生素 B_2
唇	口角炎、口角结痂、唇炎	维生素 B_2
舌	地图舌、慢性舌炎	维生素 B_2
齿	斑釉齿	氟过多
齿龈	海绵状出血	维生素 C
腺体	甲状腺肿大、腮腺肿大	碘
皮肤	干燥、毛囊角化、粉刺、瘀点	维生素 A
	皮下出血、出血点	维生素 C
	阴囊与会阴皮炎	维生素 B_2
皮下组织	水肿	蛋白质
	皮下脂肪过少	能量
指甲	凹形甲、匙状甲	铁
肌肉	肌肉萎缩	蛋白质、能量
骨骼系统	颅骨软化、骨骺增大、前囟迟闭、方头 O 形腿、肋骨串珠、肌肉骨骼出血	维生素 D
脏器	肝大	蛋白质、能量
	心脏肥大、心动过速	维生素 B_1
精神与神经系统	精神错乱、呆滞、智力低下	维生素 B_1、碘
	精神性运动改变	蛋白质、能量
	感觉丧失、位置感丧失、振动感丧失、腓肠肌触痛、肌肉无力	维生素 B_1

理论二　学前儿童的膳食计划

一、学前儿童膳食的构成

学前儿童生长发育快，活动量大，膳食必须精心安排，供应足够的能量和各种营养素。在学前儿童的膳食中，蛋白质所供能量应占总能量的12%～15%，脂肪所供能量占总能量的20%～30%，糖类所供能量占总能量的50%～60%。膳食中优质蛋白质占蛋白质总量的1/3～1/2为好。学前儿童每天宜喝400～500毫升牛奶或豆浆。每日膳食要使食物种类多样化，并合理搭配各类食品。

各种营养素之间应保持平衡。如果断乳后只给儿童吃白粥，或泡菜汤白饭，则蛋白质、脂肪供应不足，易使得儿童生长发育迟缓、抗病力低下。如果只注意多供给儿童蛋、乳和肉类等高蛋白食物，则碳水化合物供应不足，往往不能保证儿童对能量的需要。有些儿童很少吃蔬菜和水果，这样会引起钙、铁等矿物质及维生素缺乏。总之，对于断奶后的儿童，在照顾其消化能力的前提下，膳食构成应做到数量足、质量高、品种多、营养全。

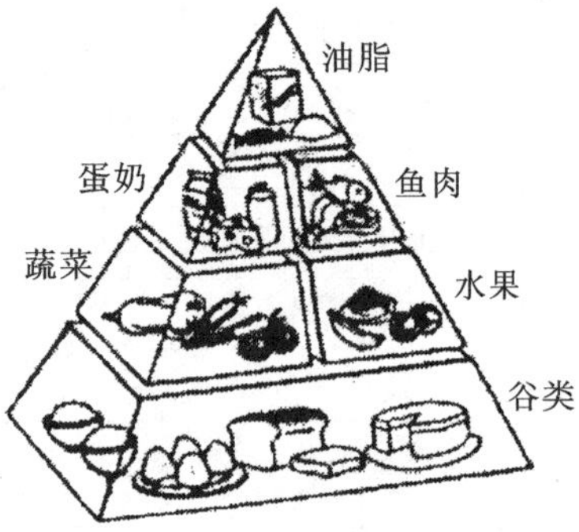

图 2-1 “宝塔”形膳食

(一)适合学前儿童的膳食

《中国居民膳食指南》体现了科学营养的观念——多样、平衡、适量。《中国居民膳食指南》不仅适用于成人，也适用于儿童。它指出合理膳食应符合“宝塔”形(见图 2-1)：最底层是谷类；往上是蔬菜、水果；再往上是畜、禽、鱼、蛋，奶类及奶制品、豆类及豆制品；顶部是少量的油脂。

学前儿童应按一定的比例摄取每日所需的营养素(蛋白质、脂肪、碳水化合物、维生素、矿物质、水等)，并从以下方面进行膳食搭配：动物性食物和植物性食物搭配；荤菜和素菜搭配；粗粮和细粮搭配；干、稀搭配；咸、甜搭配。

主食依次为奶类及奶制品、谷类(部分杂粮)、蔬菜水果类、肉豆蛋禽鱼类、油糖类，且数量逐级递减。其中奶是 0～1 岁儿童主要的营养来源，儿童 1 岁以后每天保证儿童配方奶 400～500 毫升为宜。学前儿童常用的食物种类如下。

(1)主食：粮食中的大米、面粉、粗粮(小米、燕麦片、玉米)等。

(2)维生素和矿物质辅食：各种蔬菜和水果的汁和泥等。

(3)蛋白质辅食：鱼、肉、奶、蛋、禽和豆制品等。

(4)提供能量的辅食：动物脂肪、植物油和糖类等。

(5)食油、食糖：主要提供能量，无其他营养素。

(6)食盐：1～2 岁儿童每天 0.8～1.5 克，2～6 岁儿童每天 2.5～3.5 克较为合适。

(二)不适合学前儿童的膳食

学前儿童的年龄越大，可食用食物的性质和种类就越接近成人，但应注意有些食物不适合学前儿童食用。不适合学前儿童的膳食如下。

(1)刺激性的饮料，如茶和咖啡等。

(2)油炸的食物。油炸的食物热量高，含有较高的油脂和氧化物质，经常进食易导致肥胖。这些食物还是导致高脂血症和冠心病最危险的食品之一。食物在油炸过程中往往产生大量的致癌物质。

(3)多油的点心，如含肥猪肉、泡菜和过咸过甜的点心等。

(4)粒状的硬果，如花生米、核桃和杏仁等坚果。1～3 岁儿童没有能力去嚼碎粒状的坚果，易引起消化不良，而且粒状的坚果易误入气管。但可以把这些硬果通过加工，制作成花生糊及核桃糊供儿童食用。

(5)带刺的鱼、有骨的鸡肉。带刺的鱼、有骨的鸡肉须分别除掉鱼刺、鸡骨才能供儿童食用。

(6)其他食物，如方便面、冷冻甜点、烧烤、罐头、果脯、话梅和蜜饯类食物等均对儿童的健康不利，尽量避免让儿童食用。

二、学前儿童膳食的配置原则

(一)营养全面丰富，膳食结构合理

为学前儿童提供的膳食，应做到品种多样，保证营养素的种类齐全，而且保证营养素的数量充足、比例恰当，既能满足儿童的生理需要，又能避免营养失调。

(二)适合学前儿童的消化能力

学前儿童的口腔较小,口腔黏膜薄嫩,容易受损伤;胃容积小,胃壁的肌肉层和弹性纤维发育还不完善,蠕动能力较差,胃液中的胃酸和酶的强度都较低。因此,食物配置应以学前儿童的咀嚼能力和消化能力为依据,尽量做到碎、细、软、烂。例如,面条要煮透,面食以发面为好,肉要切碎,鸡、鱼要去骨、刺,花生和核桃要制成泥或酱,瓜果去皮除核。1～2 岁以泥或碎末为宜,2～3 岁以细丝、小丁、小片为主,3～4 岁可逐渐过渡到大块、整食,同时避免油腻和刺激性强的食物。

(三)食物应色、香、味、形俱全

学前儿童在进餐时有旺盛的食欲,才能使食物被充分地消化吸收。学前儿童由于天性好奇,对食物的色、香、味、形都比较敏感。外形小巧、美观和气味芳香的食品,能刺激食欲,促进消化液的分泌,增强消化吸收功能。因此要通过对食物的烹调加工,使食品具有良好的感官性状,充分调动起学前儿童的食欲。例如:将胡萝卜和豆制品切成片、丝、块、卷等形状,再搭配带颜色的面点和绿色的菜叶,颜色鲜明的饭菜更加吸引孩子;用西红柿、菠菜汁、蛋黄等制成彩色水饺、彩色面卷,在花边包子中间嵌上果脯核仁。

(四)讲究饮食卫生,严防食物中毒

为学前儿童选择食物,应把安全放在首位,选择的食物要符合安全、卫生、健康的要求,要选购营养价值较高、新鲜的食物,保证食物未受到病原微生物或其他有毒有害物质的污染,严防食物中毒。

三、学前儿童膳食的年龄特点

学前儿童膳食的特点是:从婴儿期的以乳类为主、以食物为辅,转变为学前儿童期的以食物为主、以乳类为辅,膳食的烹调方法及采用的食品原料越来越接近家庭的一般膳食。但这种改变应与学前儿童消化代谢功能的逐步完善相适应,不能操之过急,以免造成学前儿童消化吸收紊乱。

1 岁以上的学前儿童消化功能逐渐增强,已有八颗以上牙齿,开始有咀嚼食物的习惯,膳食可以从原来比较稀的半流质食物或较烂的食物改为较软的食物,食谱形式应有所变化,不能像乳儿期那样单纯地吃肉末或者鱼羹,应吃一些肉丸或者鱼块,这些鱼块应该是无骨、无刺的。

1 岁以上的学前儿童对碳水化合物的需要量随着年龄增加而不断增加。碳水化合物主要是由米、面食和油提供的。碳水化合物在谷、麦和稻中含量较高,并且这类粮食中含有较多的无机盐和维生素,选择食物时应多选择粗加工的小米、白面及大米。

(一)1～2 岁学前儿童的膳食

1～2 岁学前儿童的膳食,由以母乳或牛奶为主转变为以粮食为主,由以半流质食物为主转变为以固体食物为主。此时要保证各种营养素的充分供给,膳食要定时定量,少食多餐,选择的食物要富含优质蛋白质,以保证学前儿童生长发育的需要。断奶以后,每天应供给儿童 250 克牛奶或豆浆。主食可以是稠粥、软饭、面包片等。副食要保证一定量的鱼、肉、蛋及豆制品,以及蔬菜、瓜果等,不应以糖稀饭来代替或减少副食。一般不宜给儿童吃过甜、过咸、过酸或过于油腻的食品,最好是荤素搭配、干稀搭配及咸甜搭配的粮、肉、蛋、菜等混合食品,使营养合理、膳食平衡。烹调时应注意碎、细、软、烂、新鲜、清洁,适应儿童的消化能力。豆类不宜整粒食用,干豆、鲜豆均应烧成泥状;带刺的鱼,带壳的虾、蟹、蛤类,带骨的禽、兽类,经去刺、去壳、去骨后,再供食用。整粒的花生、核桃、杏仁、榛子都须磨碎或制酱后再供食用。含粗纤维多的蔬菜,如黄豆芽、金针菜、芥菜等,不宜食用。胀气食品,如洋葱、生萝卜等宜少量食用。带核水果,如橘子、樱桃、葡萄宜做汁食用,西瓜去籽生食,桃、杏、李等可少量煮食。

（二）2～3岁学前儿童的膳食

2～3岁的学前儿童随着年龄增长越来越喜欢吃形式多样的饭菜，能逐渐适应干、稀搭配，喜爱各种花样的面点与各种配菜，喜爱色、香、味、形俱佳的饭菜。这一年龄段的学前儿童爱吃带馅的食品，可将孩子平时不爱吃但营养丰富的猪肝和胡萝卜等制成馅，做成饺子和包子。另外，可以将豆制品变换花样，使他们乐于接受，增加对营养素的摄入。

（三）3～6岁学前儿童的膳食

3～6岁的学前儿童虽然乳牙全部萌出，但消化能力仍不及成人，食物仍要细软好消化，但也应搭配着吃一些有嚼劲的食物。要优先为这一年龄段的学前儿童提供富含蛋白质、无机盐和维生素的食品，食谱常常换花样，主食也要多样化，如米饭、花卷、包子、面条和水饺等，粗粮细做，细粮巧做，经常变换花样才能调动他们的食欲。

各年龄组食物的烧切方法如表2-6所示。

表2-6　各年龄组食物的烧切方法

年龄/岁	切法									烧法			
	蔬菜	干豆	鲜豆	豆腐干	鸡鸭	鱼	肉	虾	腊味	饭	面食	小菜	点心
1～2	泥或碎末	泥	泥	碎烂	去骨碎末	去刺碎末	碎末	碎虾仁	不宜用	烂，用荤素煨饭	蒸煮煨炖	烧煮煨炖	烧蒸煨煮
2～3	细丝小片小丁	碎烂	煮烂整食	细丝小片小丁	细丝小片小丁	去刺小片小丁	细丝小片小丁	虾仁	少量切碎	烂，用荤素煨饭	蒸煮煨炖	烧煮煨炖	烧蒸煨煮
3～6	大块	整食	整食	大块	带骨大块	大块	大块	带壳	切片或丁	与成人同	蒸煮煨炖油煎	烧煮煨炖油煎	烧蒸煨煮油煎

四、学前儿童良好饮食习惯的养成

学前儿童在数月、数年中，每日反复的生活活动形成了一定的规律，就是生活习惯。饮食习惯是生活习惯的重要组成部分。对于儿童来说，良好的饮食习惯既有助于平衡膳食，促进食物的消化吸收和预防疾病，也有利于良好道德品质和文明行为的形成，是身心健康发展的必要条件。

随着生活水平的提高，一部分父母对子女溺爱或缺乏正确的训练与教育，致使学前儿童养成了不良的饮食习惯。有的学前儿童零食不断，胃内经常有食物，半饥半饱，吃饭时没有食欲，得不到足够的营养素，进而影响了生长发育；有的学前儿童挑食、偏食，有的不吃青菜，有的不吃豆腐，有的不喝牛奶，有的不吃鸡蛋等，以致食物单调，也得不到足够的营养素；有的学前儿童吃饭，家长追了整条大街也没有吃进去；有的学前儿童摸透了家长的心理，在餐桌上要家长答应种种条件才肯张口吃；有的学前儿童暴饮暴食，好菜独吞，旁若无人，家长却往往忽略了"饮食习惯塑造性格"的问题。

纠正学前儿童不良的饮食习惯是保证学前儿童平衡膳食的重要措施，从小培养良好的饮食习惯关系着学前儿童的身心健康。要让学前儿童养成良好的饮食习惯，就需要创设愉快、健康的饮食环境，改正学前儿童的不良饮食习惯，规范学前儿童的饮食行为。

（一）创设愉快、健康的饮食环境

饮食环境包括生理环境和心理环境两个方面。

健康的生理环境是指餐厅光线充足，空气流通，温度适宜，餐桌与食具清洁美观、大小适宜，室内布置优雅整洁，并且关掉电视机和收音机。健康的心理环境是指进食气氛和谐，不强迫学前儿童进食，不体罚、不批评、不哄骗、不威胁学前儿童，让学前儿童在愉快的情绪下进食。在进餐过程中，成人与学前儿童之间要相互交流，融知识教育、情感交流、行为与习惯训练为一体，以表扬和鼓励为主，让吃成为一种享受，成为一个愉快的过程。还可播放一些轻松、优美的音乐，以促进学前儿童的食欲。饮食环境中的噪声、拥挤和污染会使学前儿童大脑皮层抑制，影响膳食的质量和食物的消化吸收。

（二）改正学前儿童的不良饮食习惯，规范学前儿童的饮食行为

学前儿童要形成定时、定量、定点的进食规律。家长和教师可帮助学前儿童形成饥饱分明的条件反射规律，每餐进餐时间不少于 20 分钟，不超过 30 分钟，定时让学前儿童坐在固定的位置上进餐，并为学前儿童盛好适合其年龄的饭菜分量。断奶以后的学前儿童要逐步适应并形成一日三餐的习惯。由于学前儿童的胃容量比较小，消化吸收功能差，可以在三餐之外加 1～2 次点心。家长和教师要教育学前儿童不要贪食，以免引起消化不良，并避免学前儿童吃零食，在饭前 1.5 小时不要让学前儿童吃任何食物，以保证进食主餐的食欲。

挑食、偏食会导致食物单调，营养不全面，影响身体的生长发育。家长和教师要教育和引导学前儿童不挑食、不偏食。

另外，家长和教师还要教育学前儿童注意饮食卫生，如养成饭前洗手、饭后漱口的好习惯；不吃不清洁、不新鲜的食物，不喝生水，不拾掉在桌上或地上的东西吃，使用自己的水杯、餐具等。

学前儿童自上桌开始，就应注意良好的进餐礼貌，如进餐要保证安全、平衡、舒服的姿势，夹菜不要东挑西拣，不糟蹋饭菜，吃饭时不嬉闹，懂得谦让等。

五、学前儿童的膳食计划

（一）计划每日所需的食物种类和数量

科学的膳食计划应为学前儿童提供平衡膳食，即能满足能量及各种营养素的需要，且各种营养素之间有正确的比例关系。蛋白质、脂肪、碳水化合物三大营养素之间的重量比值应接近 1∶1∶(4～5)。计划中的各种食物在质量上要有较高的营养价值，在数量上营养素的量要达到供给量的 80%以上。

制订膳食计划的出发点是学前儿童的年龄特征和学前儿童对营养的需要。膳食计划制订者应熟悉各类食物的营养成分和特点，懂得营养计算和评价的方法，了解学前儿童消化系统的解剖生理特点、食量以及饮食心理，把每日的食物按能量、营养成分较均衡地分配到各餐中，使各餐比例适当，结构合理，各类主、副食搭配合适。在全面满足学前儿童膳食对各类食物总量需要的基础上，膳食计划制订者要考虑饮食习惯、儿童年龄等因素，从实际出发，结合当地当时的季节气候、地理条件、学前儿童的活动量状况、当地的食品供应情况、当地的市场情况、当地的膳食费用标准，做出合理预算，因地制宜制订膳食计划。另外，所选食物注意粗粮和细粮、荤素食品、生熟食品和干稀食品等的搭配，在质和量上都满足学前儿童的营养需求。

（二）编制标准化食谱

食谱是膳食计划的具体实施方案，是一日内定量的各种食品的配置和烹调方法的说明，包括食物的

种类、数量、烹调方法和制成品名称。编制食谱是科学养育学前儿童的重要措施，科学合理地制订儿童食谱，才能保证学前儿童健康成长。通过标准化食谱的编制，可提高膳食的科学性、合理性和均衡性。为保证膳食计划的顺利进行，托幼机构需要建立“一周食谱”黑板报，每周更换一次食谱。

1. 编制带量食谱的要求

相关人员可参照中国营养学会推荐的营养素供给量标准，根据学前儿童的年龄特点和生长发育特点，制订合适的带量食谱，并根据季节的变化有针对性地进行调整。编制食谱需要做到以下几点：第一，食谱要执行膳食计划所拟定的食物种类和数量，不得任意添加或减少，以满足学前儿童的营养需求；第二，食物品种应多样化，既要营养丰富，又要适合学前儿童的胃口，考虑食物的利用率，尽可能使不同食物中的营养素得到互补，原料的搭配和比例符合学前儿童营养的需要；第三，一周食谱中，一日各餐的主、副食品不应重复，一周副食品不应有两次以上的重复，更换时可用同类食物的不同品种轮流进行；第四，食谱中的食品应符合学前儿童的消化能力，食品的品种选择和烹调配置方法也应易于学前儿童消化吸收；第五，不同年龄的学前儿童有不同的作息时间规律和不同的活动内容，因此，要结合学前儿童活动量的大小和热能消耗量的多少来配置食物，以保证供给和消耗平衡；第六，应该按照早上吃好、中午吃饱、晚上适量的原则来安排好学前儿童的一日食谱，保持三大营养素的热能平衡。

三餐和点心的具体要求如下。

早餐：以面点为主，有奶有粥，做到干、稀搭配，咸、甜搭配，再配以含蛋白质的肉类、蛋类或豆制品类食品，使早餐的能量达到一天总能量的 20%～25%。

中餐：以谷类为主，米饭或面食，再配以一荤一素一汤。中餐能量应达到一天总能量的 30%～35%。

晚餐：以面点为主，配上一种荤素搭配或多种配料的粥，做到干、稀搭配。晚餐能量应达到一天总能量的 25%～30%。

点心：1～3 岁的学前儿童每天要在上午、下午各加一次点心或水果，晚上睡前也可喝一次牛奶。点心能量占一天总能量的 10%～15%。

建议：每周吃豆制品 2～3 次，吃肝类食品 1～2 次，吃紫菜、黑木耳食品 2～3 次。

表 2-7 所示是以中国营养学会编制的《中国居民膳食营养素参考摄入量》一书为依据而确定的不同年龄的学前儿童每日食物摄入量，可供参照应用。

表 2-7　学前儿童每日食物摄入量参考表

年龄	饮食摄入量
4～6 个月	婴儿配方奶 900 毫升 米粉 25～50 克，蛋黄半个，鱼 10～20 克 蔬菜 10～20 克，水果 50 克
7～12 个月	婴儿配方奶 600～700 毫升 粮食 50～75 克，鸡蛋 1 个，禽、鱼、肉 25～50 克 蔬菜和水果 50～100 克，豆制品 15～20 克
1～2 岁	牛奶或豆浆 250～500 毫升 粮食 100～150 克，鸡蛋 1 个，禽、鱼、肉 50～75 克 蔬菜和水果 50～100 克，豆制品 25 克 油 10～15 克，糖 10～15 克

续表

年龄	饮食摄入量
2～3 岁	牛奶或豆浆 250 毫升 粮食 150～200 克，鸡蛋 1 个，禽、鱼、肉 75～100 克 蔬菜和水果 100～200 克，豆制品 25～50 克 油 10～15 克，糖 10～15 克
3～6 岁	牛奶或豆浆 250 毫升 粮食 200～250 克，鸡蛋 1 个，禽、鱼、肉 100～125 克 蔬菜和水果 200～250 克，豆制品 50 克 油 10～20 克，糖 10～15 克

下面分别为 1～3 岁学前儿童编制一份一日食谱。

表 2-8 所示为 1 岁学前儿童一日食谱。

表 2-8　1 岁学前儿童一日食谱

时间	食物量
早餐(7:30)	配方奶 180 毫升 面条(面条 25 克、青菜 25 克、鸡丝 10 克)
早点(10:00)	苹果 30 克 饼干 2 块
中餐(11:30)	软饭(米 35～40 克) 肉饼蒸蛋(肉饼 20 克，鸡蛋 1 个)、青菜末汤(青菜 40 克)
午点(15:00)	香蕉 1 根
晚饭(17:30)	鱼泥青菜稀饭(海鱼泥 15 克、米 25 克、青菜 30 克)
晚点(20:30)	配方奶 180～200 毫升

表 2-9 所示为 2 岁学前儿童一日食谱。

表 2-9　2 岁学前儿童一日食谱

时间	食物量
早餐(7:30)	配方奶 200 毫升 小包子(面粉 25 克、猪肉 15 克)
早点(9:30)	豆浆 200 毫升 饼干 2 块/香蕉 1 根
中餐(12:00)	软饭(米 40 克) 红烧带鱼(带鱼 30 克) 豆腐汤(豆腐 20 克、青菜 40 克、油 5 克、盐少许)
午点(15:30)	鸡蛋面饼(面粉 20 克、鸡蛋 1 个、油 3 克、糖 3 克)/苹果 30 克
晚饭(18:00)	蘑菇虾仁面(面条 30 克、蘑菇 15 克、胡萝卜 15 克、白菜叶 20 克、鲜虾仁 25 克、油 5 克、盐少许)

续表

时间	食物量
晚点(21:00)	配方奶 200 毫升

表 2-10 所示为 3 岁学前儿童一日食谱。

表 2-10　3 岁学前儿童一日食谱

时间	食物量
早餐(7:30)	配方奶 200 毫升 肉包子(面粉 25 克、猪肉 15 克)
早点(9:30)	豆浆 200 毫升 苹果 30 克
中餐(12:00)	软饭(米 40 克) 蒸蛋 1 个 香菇肉饼汤(猪肉 20 克、香菇 20 克、油 5 克、盐少许)
午点(15:30)	南瓜饼(面粉 20 克、南瓜 10 克、油 2 克、糖 2 克)
晚饭(18:00)	茄汁虾仁面条(面条 35 克、鲜虾仁 15 克、番茄 30 克、油 5 克、盐少许) 香蕉 1 根
晚点(21:00)	配方奶 200 毫升

2. 审核食谱

编制好食谱以后，必须对食谱进行审核，以检验所制食谱的合理性和科学性。相关人员可从以下三个方面进行审核：第一，观察学前儿童的进食情况，定期进行形态指标和生理指标的测量，如通过体重和身高等指标来分析学前儿童的生长发育现状；第二，定期进行营养计算，并参照各年龄学前儿童的营养素供给量标准加以分析，如果发现问题应迅速调整食谱；第三，检查每日伙食费的收支是否平衡，应保证专款专用。

（三）制订科学合理的膳食制度

膳食制度包括两个基本内容：一是合理分配食物的数量和质量；二是合理安排进餐次数和间隔时间。

1. 合理分配食物的数量和质量

按照早餐吃好、午餐吃饱、晚餐适量的原则，恰当分配三餐的食物。早餐要提供高蛋白的食物，脂肪和碳水化合物也可多一些，学龄前儿童早餐食物的能量一般为总能量的 20%～25%，早餐供应要充足。午餐应提供富含蛋白质、脂肪和碳水化合物的食物，午餐食物的能量一般为总能量的 30%～35%。晚餐应清淡、易消化，晚餐食物的能量一般为总能量的 25%～30%，晚餐不宜过多。点心的能量一般为总能量的 10%～15%。1 岁以后可每日实行三餐两点制，3 岁后可实行每日三餐两点制或一点制。各种维生素和矿物质之间的比例要恰当，各种食物之间的比例也要恰当。

2. 合理安排进餐次数和间隔时间

两餐之间的间隔不宜过长或过短，过长会引起饥饿感，过短会影响食欲。混合食物在胃中停留 4 小时左右，因此两餐之间的间隔以 4 小时为宜，每日进食 3～4 次。

理论三　幼儿园膳食评价及膳食安全

一、学前儿童膳食的评价

要了解学前儿童的营养状况，可以对托幼机构做膳食调查，计算学前儿童每日从膳食中所摄取的营养素和热能的量，然后对照相关的推荐供给量进行评价。

(一)常用的膳食状况调查方法

1. 称量法

称量法多应用于集体儿童膳食调查，也可根据调查目的选择个人进行膳食调查。采用称量法时，通常应按季节供给食物不同，每季度测一次膳食状况。称量法的优点是准确，但较复杂，调查时间较长，一般为七天。应用称量法调查需要准备记录表、食物成分表、计算器、秤。在调查时，首先将被调查机构一日中每餐各种食物在烹调前的生重、烹调后的熟重，以及学前儿童吃剩的重量都加以称重记录，然后将此七天之内各项所消耗的食物加以分类和综合，求得每人每日的食物消耗量。最后，按食物成分表中每百克食物的食部计算，所求得的数字即为七天之内平均每人每天所摄取的各种营养素的含量和能量。

2. 记账法

记账法简便而快速，多用于集体儿童膳食调查，是膳食调查中最常用的一种方法，但是不够精确。记账法必须在具备精确的账目和详细的用膳人数统计的条件下，才能获得较准确的结果。采用记账法时，一般以一个月为调查期限，以便较全面地反映儿童的膳食质量。方法是先查阅过去一段时间托幼机构食堂的食物消耗总量，并根据这期间的进餐人数，计算每人每日各种食物的摄入量，然后按食物成分表计算这些食物所供给的营养素和能量。

3. 询问法

在客观条件下不能使用称重法与记账法来进行膳食调查时，运用询问法也能粗略地了解学前儿童膳食的情况。询问法多用于个人膳食调查，询问前1～3天进食情况，计算进食量，并根据食物成分表将各种营养素的含量和能量计算出来。如果全日制幼儿园的小朋友早晚两餐在家用餐，就只能通过询问家长或学前儿童对每日所吃的食物种类和数量做出估计。此方法最方便，但是不太准确。

(二)营养素和热能的计算

1. 计算每人每日摄入的各种营养素和能量的量

在采用称量法、记账法或询问法等调查方法计算或估计出每个学前儿童每日各种食物的摄入量的基础上，按食物成分表计算，即得出每人每日摄入的各种营养素和能量的量。

例如，调查得知每名学前儿童每日消耗大米125 g，食物成分表中每100 g大米含蛋白质6.9 g，那么125 g大米中蛋白质为：

$$125\ g \times 6.9/100 = 8.625\ g$$

其他营养素也可以用同样的方法计算，待各种食物的各种营养素和能量的量计算完毕之后，将同类营养素和能量的量相加，即可求得每名儿童每日各种营养素和能量的摄入量。每人每日能量的摄入量也可以通过将每日摄入的蛋白质、脂肪和碳水化合物的量分别乘以生热系数(每克蛋白质、脂肪和碳水化合物在体内氧化供给的能量称为生热系数，它们分别为16.74 kcal/g、37.66 kcal/g、16.74 kcal/g），再相加求得。

2. 计算蛋白质、脂肪和碳水化合物的供能比例

蛋白质的供能比例＝蛋白质摄入量(g)×16.74(kcal/g)/能量摄入量×100%

脂肪的供能比例＝脂肪摄入量(g)×37.66(kcal/g)/能量摄入量×100%

碳水化合物的供能比例＝碳水化合物摄入量(g)×16.74(kcal/g)/能量摄入量×100%

3. 计算优质蛋白质占总蛋白质的比例

将动物蛋白质的量(g)加豆类蛋白质的量(g)，除以每日食物中获得的总蛋白质的量(g)，即可计算出优质蛋白质占总蛋白质的比例。

对学前儿童膳食中营养素和能量的计算，主要可以用以评价学前儿童膳食供给的状况能否符合学前儿童的需要。在利用所得到的数据进行评价时，除了与能量和营养素的供给量标准、各种产生能量的营养素的供能比例和优质蛋白质占总蛋白质的比例等进行比较外，还应结合学前儿童在生长发育中的个体差异、体格检查情况、心理发育状况以及进餐情况等进行综合分析，并根据具体情况做出相应的调整。

【案例分析】

仔细阅读下列案例，想想案例中是什么问题困扰着家长。如果你是这两位学前儿童的老师，你会怎么办？如果你是这两位学前儿童的家长，你又会怎么办？

下午离园前，在幼儿园教室门口，兰兰的妈妈对我说："唉，这孩子怎么办？吃饭太成问题了。昨天晚饭兰兰又把蔬菜拨到一边'数米粒'，我跟她许诺说只要吃完饭就奖励她和明明玩，还给他们买巧克力，可是她吃了半个多小时也没吃完，饭菜都凉了。看到她磨蹭的样子，她爸爸着急了，抓过碗和勺子给她喂饭。刚喂了两口，兰兰就把吃进的饭菜全部吐了出来……我心里很着急，可一点儿办法也没有。"旁边君君的妈妈听了忙说："嗨，我们家君君也是，就吃荤菜，不肯吃蔬菜。大便要两三天一次。每次大便，脸涨得通红，很费力，真拿他没办法。"

二、学前儿童膳食安全

（一）食品卫生

学前儿童的饮食应该安全、卫生，保证营养，避免食用不健康的食物。下列几种食物不应给学前儿童食用。

1. 腐烂变质的食物

被细菌污染后腐烂变质的食物是最为常见的有害食物之一，如腐臭的鱼、肉、蛋，霉变的粮食，腐烂的水果等，这些腐烂变质的食物不仅营养素被大量破坏，营养价值降低，还会产生致病因素。例如：粮食、玉米、花生霉变后产生黄曲霉素，而黄曲霉素会致癌；腐烂的肉类和鱼类中有大量的普通变形杆菌、大肠杆菌，使蛋白质和脂肪分解产生有害物质。

2. 含有致癌因子的食物

腌腊制品、烘烤和熏制的食物含有亚硝胺和多环芳烃，经常食用会导致肝癌、食道癌、胃癌等。咸菜、火腿、熏鱼等食品不宜给学前儿童食用。

3. 天然有毒食物

四季豆中含有皂素、胰蛋白酶抑制物等有毒物质，皂素对消化道黏膜有强烈的刺激作用和溶血作用，胰蛋白酶抑制物对肠道也有一定的破坏作用。发绿和发芽的马铃薯含有有毒物质龙葵素，食用会引起恶心、呕吐、腹痛、腹泻、脱水等中毒症状。

4. 含有农药、人工色素等有害物质的食物

为防止农药中毒，水果必须洗净浸泡后才能食用。有些颜色过于鲜艳的水果，可能添加了人工色素，也不宜食用。

5. 无卫生许可证、无保质期的食物

无卫生许可证的企业生产的熟食、点心、饮料等，超过保质期的食品，使用不符合国家卫生标准的食品添加剂、食品防腐剂的食品，都是不能给学前儿童食用的。

（二）正确地储存食物

食物储存是为防止食物腐败变质，延长食物可供食用的期限，对食物采取的各种加工措施。食物储存的处理措施主要有降低或增加温度，去除水分和添加防腐剂等。

低温可以降低或者停止食物中微生物的增殖速度，降低食物中酶的活力和化学反应速度。食物冷冻前应尽量保持清洁和新鲜，减少污染，以延长储存期限。冷冻时，各种食物应分别在适宜的温度和湿度下储存，并在储存期限内食用。

盐腌、糖渍可提高渗透压以杀灭或抑制食物中的微生物，防止食品腐败变质。盐腌仅是一种抑菌手段，盐腌之前，食物要新鲜，食盐要纯净，食盐的浓度要足够。糖渍时，糖的浓度必须达到60%～65%，这样才能达到防腐保藏的目的。

粮食类食物宜储存在低温通风的地方，注意防霉、防虫和防鼠。皮部厚韧、多蜡质的蔬菜、水果，如南瓜、冬瓜、洋葱、柚、枣等能长期储存；而叶菜类和浆果类蔬菜、水果不耐储存，宜趁新鲜时食用。

目前市场上各类物资的供应都非常充沛，膳食所需的粮食、肉类、禽蛋、蔬菜、水果等都能随时采购到。因此，除了少数交通不便的地方外，都应选购新鲜卫生的食品，减少储存量，缩短储存期，以保证学前儿童膳食的质量。

（三）严防食物中毒

食物中毒是指摄入了生物性、化学性有毒、有害物质的食品或把有毒、有害物质当作食品摄入后出现的非传染性（不属于传染病）的急性、亚急性疾病。

1. 食物中毒的分类

（1）细菌性食物中毒：包含细菌和细菌产生的毒素导致的食物中毒，如葡萄球菌食物中毒、沙门氏菌食物中毒、嗜盐菌食物中毒、致病性大肠杆菌食物中毒和肉毒杆菌食物中毒等。细菌性食物中毒占食物中毒的大多数。

（2）有毒动植物中毒：如河豚、动物甲状腺、毒蕈、发芽马铃薯等导致的食物中毒。

（3）有毒化学物质中毒：如砷、亚硝酸盐等导致的食物中毒。

（4）真菌毒素和霉变食物中毒：如黄曲霉素食物中毒、赤霉菌毒素食物中毒、霉变甘蔗食物中毒及霉变玉米中毒等。

2. 几种常见的食物中毒

1）葡萄球菌食物中毒

这是一种较常见的细菌性食物中毒。引起中毒的食品主要有奶油、含奶糕点、黄油、奶酪等乳制品，禽肉、兽肉的熟制品和火腿、香肠等。葡萄球菌在空气、灰尘、土壤和水中普遍存在。食物被葡萄球菌污染主要来源于人的咽喉、皮肤、头发等处所带的细菌。特别是从事食品制作的人，手或咽喉化脓感染，最容易污染食品。

葡萄球菌食物中毒的潜伏期有数小时，发病快为其特征。它的症状为恶心、呕吐、腹痛、腹泻（轻者可无腹泻），不发热或仅微热。葡萄球菌食物中毒恢复快，经及时治疗，1～2 日内可治愈。

预防措施：食品从业人员、炊事员有化脓性皮肤病或化脓性咽喉炎应离开工作岗位，待治愈后再恢复工作；平时注意个人卫生；注意乳制品制作、保存及出售过程中的卫生；装乳制品的用具要勤清洗、勤消毒。

2）沙门氏菌食物中毒

这也是一种常见的细菌性食物中毒。沙门氏菌可在多种动物肠道内繁殖，带菌患病的家畜、家畜的肉尸和内脏均带有大量活菌。病畜、病禽是引起沙门氏菌食物中毒的主要食品，其次为蛋类、鱼及牛羊乳等。

沙门氏菌食物中毒的潜伏期一般为 6～12 小时，发病即有高热、腹痛、呕吐、腹泻等症状，大便为黄绿色水样便，有恶臭，便中有黏液、脓血。若治疗不及时，沙门氏菌食物中毒有可能导致死亡。

预防措施：加强家畜、家禽的饲养管理，预防传染病；严格执行屠宰前、后和储存、运输、销售过程中的卫生要求；对肉食企业、饮食行业、食堂中的工作人员定期进行带菌检查；对集体儿童机构的厨房应严格按照一定的卫生要求进行检查和监督，保证食品卫生。

3）致病性大肠杆菌食物中毒

大肠杆菌是人体寄生菌，一般情况下不致病。但当机体抵抗力下降时，进食被大量大肠杆菌污染的食品，可能发生食物中毒。致病性大肠杆菌食物中毒常因熟肉、点心、乳制品等被污染，或炊事员、食品企业工作人员患急性腹泻，脏手接触食品所致。

这类食物中毒潜伏期短，一般为 10～24 小时，主要症状为食欲不振、腹泻、呕吐、大便水样。致病性大肠杆菌食物中毒经及时治疗，可在一周内恢复健康。

预防措施：不采购病畜、病禽的肉及内脏；炊事员、食品企业工作人员患急性腹泻时，应及时治疗，在治愈前不可以从事接触食品的工作；酸牛奶、酱油、点心、凉拌菜等，因在食用前不再加热，须严格防止污染。

4）肉毒杆菌食物中毒

引起肉毒杆菌食物中毒的食品因各国、各地区饮食习惯不同而有所区别。例如：日本以鱼制品为主；欧洲一些国家以火腿、腊肠等食品为主；我国主要以家庭自制发酵豆制食品（如臭豆腐等）为主，部分地区（如青海、西藏等地）以肉类引起为多。上述食品经密封在缺氧条件下储存，肉毒杆菌大量繁殖，产生毒素，人体摄入毒素后引起中毒。

肉毒杆菌食物中毒潜伏期长达 1～2 日，甚至数日，潜伏期长短取决于摄入毒素的量和毒力的大小。中毒症状与其他细菌性食物中毒明显不同，不发热，很少有胃肠道症状，主要表现为神经症状。发病初期有头晕、头痛、乏力、走路不稳、眼睑下垂、视力模糊、复视等症状；严重时可能出现言语不清，不能吞咽，失音，呼吸困难，以致因呼吸麻痹而死亡。病死率在 50％以上。

预防措施：加强食品卫生管理，结合不同地区的饮食习惯与肉毒杆菌食物中毒的有关情况，改进食品制作和食用方法，对易引起这类食物中毒的食品，食用前必须充分加热；绝不可食用顶部鼓起的罐头，因为食品已经变质。

5）亚硝酸盐食物中毒

人体摄入过量的亚硝酸盐可引起中毒，发生高铁血红蛋白血症。某些蔬菜，如莴苣、萝卜、甜菜、菠菜、芹菜、卷心菜等可从土壤中蓄积大量的硝酸盐，蔬菜腐烂变质时，硝酸盐被还原成亚硝酸盐，食用已经腐烂的蔬菜或变质的剩菜，可引起亚硝酸盐中毒。腌咸菜盐水浓度淡、腌渍时间短，所含亚硝酸盐较多，易致中毒。某些地区的井水含有大量的硝酸盐，特别是连续使用的蒸锅水，经多次熬煮浓缩，用以烹调食物更易引起中毒。

亚硝酸盐被吸收入血，作用于红细胞，使正常血红蛋白（含二价铁）被氧化成高铁血红蛋白（含三价铁），失去携带和转运氧的能力，引起组织缺氧，造成高铁血红蛋白血症。轻者主要是皮肤、黏膜青紫，尤以口唇、口周、甲床明显；重者青紫加重，头晕乏力，嗜睡，呼吸急促；更重者可发生昏迷、惊厥、血压下降，若未及时抢救，可因呼吸衰竭而死亡。

预防措施：加强蔬菜运输、储存过程中的卫生管理，存放点应阴凉、通风，防止日晒、雨淋；不吃变质的蔬菜；为学前儿童制作的菜泥，现做现吃，保持新鲜；不用苦井水（含硝酸盐过多）烧煮饭菜；腌咸菜用盐浓度不能太低，至少腌半个月后再食用。

6）发芽马铃薯食物中毒

马铃薯的发绿和发芽部分，含有龙葵素。成熟的马铃薯含龙葵素 2～3 毫克/100 克鲜重；发绿部分含龙葵素 80～100 毫克/100 克鲜重；马铃薯芽含龙葵素量高达 500 毫克/100 克鲜重。摄入过量的龙葵素可引起中毒。食用后十分钟至数小时发病（依进食量而异）。

发芽马铃薯食物中毒的主要表现为恶心、呕吐、腹痛、腹泻，严重吐泻可致脱水、血压下降。严重者发热、烦躁、谵妄、昏迷、呼吸困难，甚至因呼吸衰竭而死亡。

预防措施：马铃薯应存放于干燥、通风、低温之处，避免暴露在日光下，以免发绿或生芽；已发芽的马铃薯不宜再食用。

7）四季豆食物中毒

四季豆又名芸豆角、扁豆、菜豆角，内含皂素、胰蛋白酶抑制物等有毒物质。皂素是植物中的一种甙类物质，对消化道黏膜有强烈的刺激作用和溶血作用。胰蛋白酶抑制物可抑制胰蛋白酶的活性，对胃肠道也有一定的刺激作用。上述两种有毒物质须在 100 ℃以上高温下才能被破坏。食入未熟透的四季豆可致中毒。

四季豆食物中毒主要为胃肠道症状，食用后不久（多数为 2～4 小时）即发生头晕、恶心、呕吐、腹痛、腹泻，重者可致脱水、酸中毒。体温一般正常。经及时治疗，可于 1～2 日内恢复健康。

预防措施：食用前将四季豆用清水浸泡，然后烧熟煮透，吃时无生味和苦硬感说明所含毒素已被破坏。

8）黄曲霉素食物中毒

黄曲霉素对食物的污染，以长江沿岸及长江以南地区较多，其中玉米和花生的污染较重，大米的污染较轻。在食用植物油中，花生油的污染较多。某些发酵食物，如酱豆腐、黄酱、甜面酱等也易受黄曲霉素的污染。

黄曲霉素急性食物中毒主要造成肝肾损害，病势凶险，病死率高。黄曲霉素慢性食物中毒与肝癌的发生有关。

家庭中可将米反复淘洗，或用高压锅蒸食。我国于 1975 年颁布了各种食品中黄曲霉素的限量标准，同时为预防黄曲霉素污染食品制订了有关的卫生管理办法，以保障人民的身体健康。

9）霉变甘蔗食物中毒

霉变甘蔗食物中毒是由于食用保存不当而霉变的甘蔗引起的急性食物中毒。甘蔗自广东、广西运至北方保存过冬，待春季销售时部分甘蔗已霉变。

霉变甘蔗食物中毒的潜伏期一般为 15 分钟到 30 分钟，最长达 1～2 日。发病初期有头晕、头痛、恶心、呕吐、腹痛和腹泻等症状。重者有阵发性抽搐、瞳孔散大，进而昏迷，以致死亡。部分生存者因中枢神经系统受损留有后遗症，肢体呈痉挛性瘫痪，并常有抽搐发作。

预防措施：要学会辨别霉变的甘蔗。先看外观，如外皮失去正常光泽、质软、髓质部呈灰黑、棕褐或浅黄色则为已霉变；再闻气味，如有酒味、酸味或霉味则已不能食用。应广泛进行卫生宣传，不食霉变甘蔗。

3. 食物中毒的发生规律

食物中毒一般潜伏期短、发病急。若为集体暴发，则所有病人有类似的临床表现，发病范围局限于食用该种有毒食品的人群，患者均有在相同时间内食用过同一种食物的经历。细菌性食物中毒有明显的季节性，一般 6～9 月呈现高峰。某些食物中毒在某些地区多发。例如：新疆地区较多发生肉毒杆菌食物中毒；野菜中毒和农药中毒多发生于农村和市郊。

4. 食物中毒的主要预防措施

（1）预防细菌性食物中毒的基本原则和措施。

预防细菌性食物中毒，应按照防止食品受到病原菌污染、控制病原菌繁殖和杀灭病原菌三项基本原则，采取下列主要措施。

①避免污染。避免污染主要指避免熟制后的食品受到病原菌污染。例如：避免熟制后的食品与生的食品原料接触；从业人员经常清洗手部，接触直接入口食品的从业人员还应在清洗手部后进行手部消毒；保持餐饮服务场所、设施、设备、加工制作台面、容器、工具等清洁；消灭鼠类、害虫等有害生物，避免有害生物接触食品。

②控制温度。采取适当的温度控制措施，杀灭食品中的病原菌或抑制病原菌的生长繁殖。例如：熟制食品时，使食品的中心温度达到 70 ℃以上；储存熟制食品时，将食品的中心温度保持在 60 ℃以上热藏或保持在 8 ℃以下冷藏（或冷冻）。

③控制时间。尽量缩短食品的存放时间。例如：当餐加工制作食品后当餐食用完；尽快使用完食品原料、半成品。

④清洗和消毒。例如：清洗所有接触食品的物品；清洗和消毒接触直接入口食品的工具、容器等物品；清洗和消毒生吃的蔬菜、水果。

⑤控制加工制作量。食品加工制作量应与加工制作条件相吻合。食品加工制作量超过加工制作场所、设施、设备和从业人员的承受能力时，加工制作行为较难符合食品安全要求，易使食品受到污染，导致食物中毒。

（2）预防常见化学性食物中毒的措施。

①农药引起的食物中毒。使用流水反复涮洗蔬菜（油菜等叶菜类蔬菜应掰开后逐片涮洗），次数不少于 3 次，且先洗后切；接触农药的容器、工具等做到物品专用，有醒目的区分标识，避免与接触食品的容器、工具等混用。

②亚硝酸盐引起的食物中毒。禁止采购、储存、使用亚硝酸盐（包括亚硝酸钠、亚硝酸钾），避免将亚硝酸盐误作食盐使用。

（3）预防常见真菌性食物中毒的措施。

预防常见真菌性食物中毒的措施有：严把采购关，防止霉变食品入库；控制存放库房的温度、湿度，尽量缩短储存时间，定期通风，防止食品在储存过程中霉变；定期检查食品，及时清除霉变食品；加工制作前，认真检查食品的感官性状，不得加工制作霉变食品。

（4）预防常见动物性食物中毒的措施。

①河豚引起的食物中毒。禁止采购、加工制作所有品种的野生河豚和未经农产品加工企业加工的河豚。

②鲐鱼引起的食物中毒。采购新鲜的鲐鱼；在冷冻（藏）条件下储存鲐鱼，并缩短储存时间；加工制作前，检查鲐鱼的感官性状，不得加工制作腐败变质的鲐鱼。

（5）预防常见植物性食物中毒的措施。

①有毒菌引起的食物中毒。禁止采摘、购买、加工制作不明品种的野生菌。

②发芽马铃薯引起的食物中毒。将马铃薯储存在低温、无阳光直射的地方，避免马铃薯生芽。

③四季豆引起的食物中毒。烹饪时先将四季豆放入开水中烫煮 10 分钟以上再炒，每次烹饪量不得过大，烹饪时使四季豆均匀受热。

④豆浆引起的食物中毒。将生豆浆加热至 80 ℃时，会有许多泡沫上涌，出现“假沸”现象。应将上涌泡沫除净，煮沸后再以文火维持煮沸 5 分钟以上，以彻底破坏豆浆中的胰蛋白酶抑制物。

5. 学前儿童食物中毒的处理措施

学前儿童食物中毒后发病急骤，主要有腹痛、腹泻、恶心、呕吐等胃肠道症状，可能有发热、头晕、痉挛、昏迷等严重表现，要立即送往医院急诊治疗，最好带上患儿的呕吐物或大便以进行检查，同时要立即向所在地的卫生行政部门和疾病预防控制中心报告。

三、烹调卫生

（一）安全制作

要牢记食品安全制作的十条黄金规则：①选择经过安全处理的食品；②彻底加热食品；③食品即做即吃；④妥善储存熟食食品；⑤彻底再加热食品；⑥反复洗手；⑦避免生食与熟食接触；⑧必须保持厨房所有表面的清洁；⑨避免昆虫、鼠类和其他动物接触食品；⑩使用符合卫生要求的水。

（二）合理烹调

烹调食物时的总要求是，最大限度地保存食物中含有的营养素，并杀灭细菌，增加色、香、味，刺激儿童的食欲，有利于消化吸收。烹调不当，会破坏食物中的营养素。

烹调时应注意以下几点。

(1)维生素B属于水溶性维生素，为减少维生素B的损失，淘米次数不宜过多或反复搓洗，不用热水、流水淘米；炒菜熬粥、做面食，如馒头、面条不放碱或少放碱，因为维生素B在碱性溶液中容易被破坏；煮面条、下馄饨和饺子的汤及米汤应充分利用，不应丢弃；蒸米饭和焖米饭比捞米饭少损失5%的蛋白质、8.7%的维生素B；高温油炸可将食物中的维生素B_1破坏殆尽，使维生素B_2损失将近一半，且不易消化，应尽量避免油炸和熏烤。

(2)为减少维生素C的损失，蔬菜应先洗后切，洗后不应放置过久，炒菜时要急火快炒，时间不宜过长；炒前避免用水泡，避免用开水烫；做好的菜要及时食用，随做随吃，不留隔夜菜；不要用铜锅炒菜，宜用铝锅烹调食物。用铝锅烹调食物，维生素C损失最少，为0～12%；用铁锅烹调食物，维生素C的损失量为0～30.7%；而用铜锅烹调食物，维生素C的损失量可达30%～80%。

(3)烹调食物时，可适量加醋，醋不仅能减少食物中维生素的损失，而且能促进肉类及骨中钙的溶解和吸收，还能去除动物性食物的腥味。

四、厨房卫生

托幼机构的食堂要接受当地卫生主管部门的管理和监督，申领卫生许可证，并严格执行《中华人民共和国食品安全法》。

(1)厨房要有合乎卫生要求的面积，各室的安排要适合工作程序，内外环境清洁卫生。

(2)厨房应有垃圾和污物处理的设施，能及时排烟、排气，处理废物，防蝇、防鼠、防蟑螂。

(3)水源充足，下水道通畅，洗碗、洗菜的池子应与洗拖把的水池分开。

(4)消毒设备齐全，餐具要及时消毒，食具一餐一消毒，若用水煮则需要在水开后煮15～20分钟，若用笼屉蒸则至少要蒸30分钟。消毒后的餐具要妥善放置，以免受污染。食具清洗、消毒的目的是防止污染。食具清洗、消毒是控制疾病和预防食物中毒的重要措施。

食具的清洗、消毒标准是：一刮、二洗、三冲、四消毒、五保洁。刮是指将剩余在餐具内的食物残渣倒入废物桶内并刮干净。洗是指在水中加入适量的食用洗涤剂，以将餐具清洗干净。冲是指用流动的水冲去残留在餐具表面的碱液或洗涤剂。消毒包括煮沸消毒、蒸汽消毒、干热消毒、药物消毒。物理消毒包括煮沸、蒸汽、红外线灯热力消毒方法。化学消毒包括各种氯药物消毒方法。

(5)设备布局和工艺流程应当合理，防止待加工食品与直接入口食品、原料与成品交叉污染，生、熟食品应分开，厨房用的刀具、案板、盆、筐、抹布等也要做到生、熟分开。

(6)厨房应有良好的通风和照明条件。厨房应有通风设备，以降低厨房的温度和湿度；窗户应装有纱窗；窗户开阔，并有人工照明，使厨房明亮，以便彻底清除污物，保持清洁。

五、炊事人员卫生

厨房炊事人员上岗前必须体检，体检不合格者不得参与厨房工作，上岗以后每年必须体检1～2次，同时接受卫生知识培训，凭卫生部门颁发的合格证持证上岗。凡患肠道感染病、皮肤病、肺结核、肝炎等传染病者，应立即调离炊事员岗位，痊愈后经体检合格才能恢复工作。炊事人员家属中有人患传染病，该炊事人员也应暂时离开厨房工作岗位，直到检疫隔离期满才能上岗。

炊事人员要讲究个人卫生，勤洗头、洗澡，勤剪指甲，勤换衣服；注意手的清洁，上班前、大小便后要洗手；工作时应穿工作服并保持清洁，如厕前要脱去工作服，工作帽要能包盖住头发；烧菜、分菜时要戴口罩，不对着食物说话、咳嗽、打喷嚏，不得直接从锅中取菜品尝。

【附资料】

幼儿园食品安全问题引起的思考①

案例简介：

2010年5月12日上午，江苏徐州某幼儿园在晨检时发现部分学前儿童同时出现腹泻、发烧。徐州市迅速启动公共卫生处置预案，第一时间将腹泻、发烧学前儿童送往医院诊治，并成立专门工作组排查原因。截至5月12日22:40，徐州当地各大医院陆续接诊了来自该幼儿园的109名腹泻、发烧学前儿童，学前儿童体征平稳，没有生命危险。

据幼儿园有关负责人介绍，5月12日8:30，该幼儿园在晨检时发现，有部分学前儿童因腹泻、发烧未能到园，立即向上级汇报。徐州市委、市政府高度重视，迅速安排腹泻、发烧学前儿童到全市医疗条件较好的医院观察治疗，并组织力量对学前儿童腹泻前饮用的食品进行控制并检测。

据收治医院医生介绍，腹泻学前儿童基本症状为腹泻并伴有低烧，其余体征正常，所有学前儿童没有生命危险。值班护士告诉记者，夜里接诊的40多名孩子都是按照急性肠胃炎先行治疗的。

随后，该幼儿园食堂被封闭，徐州市疾病预防控制中心已经对当天食物进行采样调查，当地警方也介入调查。

13日下午，徐州市委宣传部给记者发来了书面的调查结果——徐州市疾病预防控制中心实验室经流行病学调查，判定引起这起学前儿童腹泻事件的原因是细菌性食物中毒，中毒食品为油焖大虾，中毒病因是副溶血性弧菌、沙门氏菌(为夏季食物中毒常见的细菌种类)。

律师分析：

食品中毒影响了学前儿童的身体健康甚至生命安全，这类事件也是幼儿园承担侵权责任的常见案例，因此，幼儿园和家庭对此类事件都特别重视。

根据《中华人民共和国民法典》的相关规定："无民事行为能力人在幼儿园、学校或者其他教育机构学习、生活期间受到人身损害的，幼儿园、学校或者其他教育机构应当承担侵权责任；但是，能够证明尽到教育、管理职责的，不承担侵权责任。"由此可见，儿童在幼儿园发生人身损害，不管造成人身损害的原因是食品中毒还是其他原因，除幼儿园能够证明尽到教育与管理职责外，幼儿园都需要承担侵权责任。上述

① 卞德志.幼儿园食品安全问题引起的思考.http://www.yejs.com.cn/wsbj/article/id/39242.htm，有改动.

案例中幼儿园食品问题是由幼儿园内部原因引起的，造成了儿童的人身损害，幼儿园应承担侵权责任，但是幼儿园的食品问题若是由幼儿园以外的人员造成的，如幼儿园以外人员投毒等，对因此造成的儿童人身损害，由侵权人承担侵权责任和刑事责任，幼儿园未尽到管理职责的，幼儿园承担相应的补充责任。

如果发生食品安全事件，幼儿园赔偿的范围包括医疗费、护理费、交通费等为治疗和康复支出的合理费用，以及因误工减少的收入；造成残疾的，还应当赔偿残疾生活辅助工具（如轮椅、拐杖等）费和残疾赔偿金；造成死亡的，还应当赔偿丧葬费和死亡赔偿金。

幼儿园是取得食品生产许可证、餐饮服务许可证的主体，如果幼儿园食堂生产不符合食品安全标准的食品，在生产的食品中掺入有毒、有害的非食品原料，或者销售明知掺有有毒、有害的非食品原料的食品，达到《中华人民共和国刑法》第 143 条、144 条规定的条件，则幼儿园还需要承担刑事责任。

律师建议：

幼儿园应建立健全食品安全管理保障体系，如原料采购与验收、生产过程安全管理、储存管理、设备管理、不合格食品管理等食品安全管理制度，以使幼儿园的儿童食品做到原料控制、生产关键环节控制、检验控制、运输控制、交付控制等。

幼儿园食堂应配备食品安全管理人员，并明确幼儿园食堂食品供应各个环节、岗位从业人员的责任。加强幼儿园食堂从业人员管理，建立从业人员健康管理档案，每年督促从业人员进行健康检查，并在取得健康证明后上岗工作；加强从业人员食品安全知识和技能培训，确保采购、加工、供应、储存等关键环节安全可控。

幼儿园食堂应当定期维护食品加工、储存、陈列等设施、设备，定期清洗、校验保温设施及冷藏、冷冻设施。

幼儿园食堂应当按照幼儿园的相关制度和要求对餐具、饮具进行清洗、消毒，不得使用未经清洗和消毒的餐具、饮具。

另外，幼儿园应加强外来食品供应企业和食品包装的管理。对外来食品供应企业的食品生产许可、食品流通许可、餐饮服务许可等许可手续进行审查；对外来食品包装标签内容进行检查。检查的主要内容有名称、规格、净含量、生产日期，成分或者配料表，生产者的名称、地址、联系方式，保质期，产品标准代号，储存条件，所使用的食品添加剂在国家标准中的通用名称，生产许可证编号等；特别是专供学前儿童和其他特定人群的主、辅食品，其标签还应当标明主要营养成分及其含量。

第三单元

学前儿童的疾病及预防

理论一　学前儿童常见疾病及其护理

学前儿童常见疾病有上呼吸道感染、扁桃体炎、龋齿、佝偻病、弱视、斜视、痱子、中耳炎、单纯性肥胖症等。其中佝偻病和单纯性肥胖症前文已有论述，此处不再赘述。

一、上呼吸道感染

上呼吸道感染是由细菌或病毒感染而引起的上呼吸道炎症，可分为普通感冒和流行性感冒两种。普通感冒，中医称“伤风”，是由多种病毒引起的一种呼吸道常见病。流行性感冒是由流行性感冒病毒(简称流感病毒)引起的急性呼吸道传染病。

(一)病因

一般情况下，学前儿童因体质较弱且免疫功能发育不完善，在气候突变或身体过于疲倦的情况下易患感冒。

(二)症状

早期症状有咽部干痒或有灼热感、打喷嚏、鼻塞、流鼻涕等，开始为清水样鼻涕，2～3 天后鼻涕变稠，并可伴有咽痛或不同程度的发热、头痛。一般经 5～7 天痊愈。

(三)防治

(1)一般感冒需要多喝水、多休息，减少活动或不活动。

(2)有咳嗽、有痰、流鼻涕、鼻塞等症状时可依不同情况服用药物进行治疗。一般不使用抗生素，当有炎症出现或怀疑是细菌感染时，方可选择抗生素类药物进行治疗。

(3)在感冒流行时尽量减少学前儿童出入公共场所的次数。

(4)注意营养合理搭配。要为婴儿及时添加辅食，防止婴儿营养不良；要为学前儿童提供合理的膳食，以保证所需营养的全面供给。

(5)加强学前儿童体育锻炼，引导学前儿童常用冷水洗脸，以增强体质，提高自身的抗病能力。

二、扁桃体炎

（一）病因

扁桃体炎大都由于机体抵抗力降低而感染细菌或病毒所致，学前儿童在疲劳和着凉时易得此病。

（二）症状

扁桃体发炎主要症状为发热、咳嗽、咽痛，严重时高热不退，患儿吞咽疼痛、困难。
图 3-1 所示为发炎的扁桃体。

（三）防治

（1）用抗生素消炎是主要的治疗原则，同时要注意解热镇痛，多喝开水，饮食以流食为宜。

（2）由于扁桃体属于身体的免疫器官，对反复发作或慢性患儿要慎用切除法；对于扁桃体肥大的学前儿童，如果没有临床症状，可不予治疗，随着年龄的增长和免疫力的增强，扁桃体的大小会逐渐转为正常。

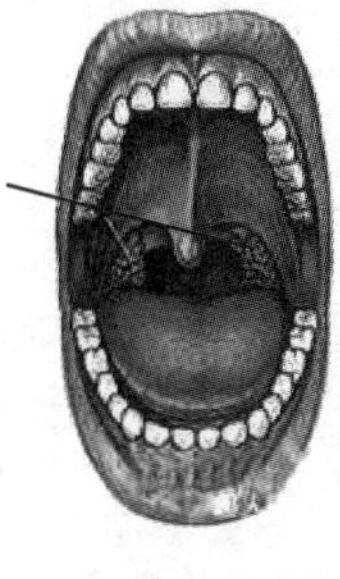

图 3-1　发炎的扁桃体

三、龋齿

（一）病因

龋齿是在微生物、食物和宿主等三种因素的相互作用下产生的。微生物、食物和宿主是龋齿病因的三联因素。也就是说，口腔的细菌将食物（主要是糖类）分解为酸性物质，如果牙齿牙釉质比较薄弱，酸性物质将会引发龋齿。学前儿童的乳牙由于牙釉质和牙本质较薄弱，因而更容易被细菌破坏而导致龋齿。

图 3-2 所示为龋齿病因。

（二）症状

早期龋齿无明显症状，仅牙齿表面的釉质层被零星破坏；随着病情的发展，牙齿会形成龋洞，对甜、酸或冷、热食品敏感，甚至引发牙痛。

（三）防治

（1）注意学前儿童的口腔卫生，培养学前儿童饭后漱口、早晚刷牙的好习惯，以减少口腔内的牙渍和细菌数量，预防蛀牙。

（2）氟化物可以巩固牙齿，预防龋齿发生，学前儿童可选用含氟牙膏。

（3）学前儿童患龋齿后要及时治疗，基本治疗方法是通过牙科医生进行规范补牙。

四、弱视

弱视是指视觉系统没有发生器质性病变，在经过矫正后仍达不到正常视力（低于 0.9）的疾病。它属于学前儿童视觉系统发育障碍性疾病。

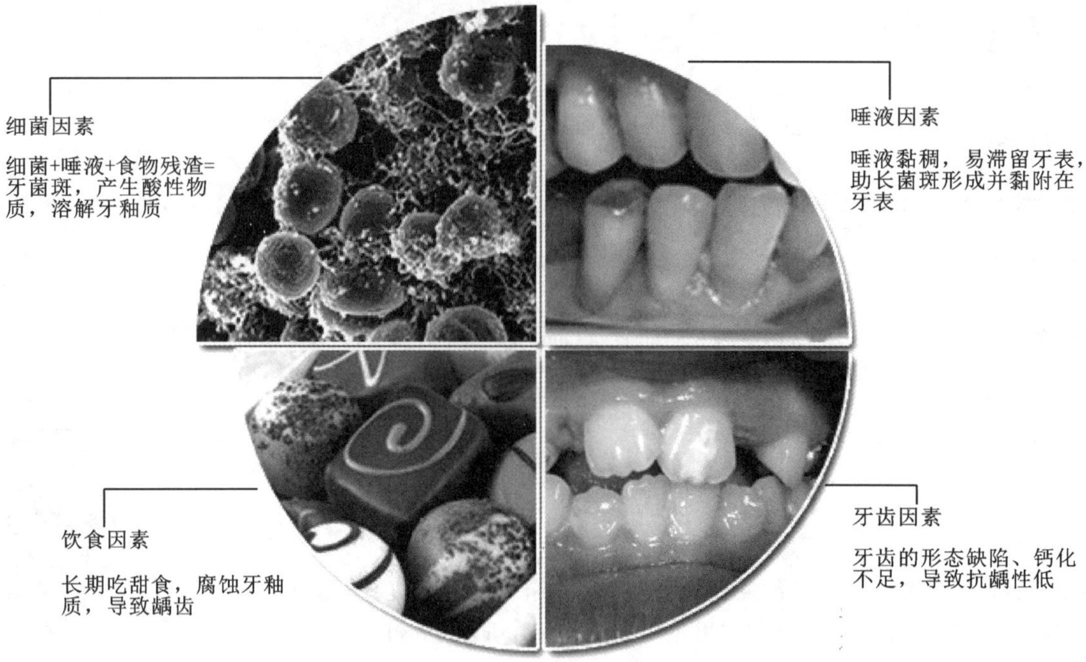

图 3-2　龋齿病因

(一)病因

原因之一是受眼睛斜视的影响，单眼偏斜可致该眼弱视，而弱视又可形成斜视。原因之二是学前儿童的视觉系统发育较快，在发育过程中，双眼或单眼接受的视觉刺激较少，使视力发育缓慢或受阻而导致弱视。

(二)症状

学前儿童患弱视时，常出现视力减退，重度弱视者的视力为小于或等于 0.1，中度弱视者视力为 0.2～0.5，轻度弱视者视力为 0.6～0.8，同时，常常伴有眼位偏斜。

(三)防治

(1)早发现、早治疗。弱视的治疗效果与年龄及固视性质有关，5～6 岁治愈效果较好，8 岁后治愈效果较差。因此，学前儿童每年要定时检查身体，及早发现问题，及早进行治疗。

(2)多运动，增强身体素质。

(3)注意用眼卫生。例如，家长和教师注意监督学前儿童在玩玩具、看书或画画时眼睛不要距离物体太近，且光线要充足、适度。家长和教师发现学前儿童用不正确的姿势观察物体(如歪着头、使用单侧眼睛或斜着眼睛看物体等)时，要及时给予纠正。

(4)注意眼睛的营养供给，鼓励学前儿童多吃粗粮、杂粮、蔬菜、水果，养成良好的饮食习惯，不挑食，少吃含糖量高的食物，不吃或少吃零食。

五、斜视

斜视俗称斜眼，是指眼的视轴发生偏斜，并且不能被双眼的融合机能控制。斜视是学前儿童期易发的五官疾病之一。

(一)病因

(1)视觉系统发育不完善。儿童,尤其是学前儿童双眼单视功能发育不完善,不能很好地协调眼外肌,任何不稳定的因素都可能引起斜视的发生。

(2)视觉系统先天异常。视觉系统先天异常可由遗传因素、眼外肌本身发育异常,或支配肌肉的神经麻痹所致。

(3)眼球发育特点使学前儿童易患斜视。学前儿童的眼球小,眼轴短,睫状肌的收缩力强,眼球运动中枢的控制能力不足,这些因素都使学前儿童易患斜视。

(二)症状

学前儿童患斜视时,轻者无症状出现,重者会出现眼痛、视觉模糊、复视及眩晕等症状。

(三)防治

(1)在为学前儿童悬挂玩具时不可挂得太近,并要经常变换玩具的位置。

(2)当学前儿童可以自己把玩玩具时,成人要注意避免学前儿童长时间、近距离地注视玩具。

(3)应多带学前儿童到户外活动,并有意识地引导他们向远处眺望。

(4)夜间开灯睡觉或在摇篮内安装照明灯都不利于学前儿童眼睛的正常发育,应予避免。

六、痱子

(一)病因

学前儿童皮肤娇嫩,汗腺未发育完全,通过汗液蒸发调节体温的功能较成人差,在温度高、湿度大的夏季,汗液不易排出,渗透毛孔的周围组织,就会刺激皮肤出现疹子,这是学前儿童容易长痱子的主要原因。

(二)症状

痱子多出现在前额、颈部、前胸、腋窝、后背和大腿根等处,皮肤开始会出红色的斑点,继而出现针尖大小的疹子或水疱,伴有痒痛感。

(三)防治

(1)保持室内通风。

(2)学前儿童衣服要宽大、干燥,避免穿化纤内衣,并勤换洗。

(3)天气炎热时学前儿童应常用温水洗澡,以保持皮肤清洁,浴后敷用痱子粉或爽身粉。

(4)夏季应多给学前儿童喝绿豆汤、金银花水,学前儿童忌食辛辣刺激性食物及饮浓茶、咖啡等。

(5)学前儿童生了痱子,不要涂抹软膏或油类制剂,避免用手挤弄、搔抓患处,以免引起细菌感染;一旦出现大面积痱毒,应及时到医院治疗。

七、中耳炎

中耳炎是鼓室黏膜的炎症,是学前儿童产生耳痛的一种常见病,常见于8岁以下儿童。

（一）病因

学前儿童咽鼓管腔宽而平，容易被细菌侵入，中耳炎通常是由普通感冒或咽喉部位感染等上呼吸道感染所引发的疼痛并发症。

（二）症状

学前儿童患中耳炎时一般会出现发热、有耳内闷胀感、有堵塞感、耳鸣、流脓、听力减退等症状。

（三）防治

(1)避免奶汁、洗澡水等经咽鼓管呛入中耳引发中耳炎。母亲给孩子喂奶时应取坐位，把婴儿斜抱在怀中，使婴儿在吸吮奶汁时能够保持头部竖直；给学前儿童洗澡或洗头发时应注意防止水流入耳道。

(2)注意室内空气流通，保持鼻腔通畅，积极治疗鼻腔疾病，擤鼻涕时不能太用力和不要同时压闭两个鼻孔，应交叉单侧擤鼻涕。

(3)积极防治感冒。

(4)注意让患儿充分休息，保证睡眠时间，增强自身的抗病能力。

(5)及时清洁患儿的外耳道，患儿躺卧时将耳朵疼痛的一侧朝下，以便让耳内的渗出液排出。

(6)可进行外耳道局部用药，严重者应及时去医院就诊。

技能训练1　学前儿童常见病的护理技能

一、体温测量技能

体温是学前儿童健康状况重要的显示器。测量学前儿童体温的方法主要有腋下测温、直肠测温和口腔测温三种，其中腋下测温是最常用的方法。对于同一个体来说，不同的测量方法所测得体温的数值有所不同，一般来说，健康儿腋下体温在36～37 ℃范围内，学前儿童体温超过这个温度范围意味着他的身体可能出现了病变。一般来说，根据腋下体温，我们将发热分为低热(37.5～38 ℃)、中热(38.1～39 ℃)、高热(39.1～40 ℃)、超高热(≥41 ℃)。

1. 操作程序

(1)将体温计上的水银柱甩到35 ℃以下，用棉花蘸酒精擦拭体温计进行消毒。

(2)擦干学前儿童腋窝的汗水，把体温计有水银的一头放入腋部中央，把学前儿童胳膊弯曲并放置在胸前，以利于把体温计夹紧，5～10分钟后取出查看。

(3)怀疑学前儿童发热，而温度计数值上升幅度偏小或没有变化时，可重新测量，以准确了解学前儿童的体温。

2. 注意事项

(1)在读取体温计上的数字时，应把体温计放平，缓慢转动，观察水银柱所示温度的刻度。

(2)对于测得的体温要及时进行记录，以便向医生提供，利于医务人员正确诊断和治疗。

(3)体温计用完之后及时用酒精进行消毒。

(4)如果学前儿童是在午后开始发热的，则傍晚和夜间以及第二天早晨一定要再次测量，以观测学前儿童体温的变化，并及时采取或变换相应的治疗方案。

二、物理降温的技能

当学前儿童的体温超过 38 ℃时，我们可以给学前儿童采用物理降温的方法，防止体温过高引起高热惊厥。

操作程序：

(1)解开学前儿童的衣物，让学前儿童多喝水。

(2)可选择以下降温法为学前儿童降温。

①温水擦浴：给发热的学前儿童洗温水澡或擦温水澡。温水擦浴的原理是通过体表水分蒸发带走身体热量。洗后应擦干水，注意保暖，防止着凉。

②额部冷敷：将毛巾浸入凉水中，拧至半干，以不滴水为宜；将毛巾折叠成约四指宽，置于学前儿童的额部；每隔几分钟换一次毛巾。如果幼儿园有冰枕，则可用干毛巾包裹后置于学前儿童的脑后。

③酒精擦拭：将 75%酒精按 1∶1 兑水备用；让患儿平卧，用纱布或毛巾蘸上配好的酒精，擦拭学前儿童的颈部、额头、肘窝、腹股沟等大血管丰富的部位；一边擦拭一边保温，当学前儿童的体温过低(打寒战、表情痛苦、身上出现大理石花纹)时应立即停止。对酒精过敏的学前儿童，不应使用此法进行降温。

三、眼部、耳部给药的方法

(一)眼部给药的方法

1. 操作程序

(1)核对眼药水：检查药品的名称与使用该药品的学前儿童是否匹配，药品是否在保质期内，药液颜色是否正常等。

(2)让学前儿童仰卧或坐正并头稍后仰，眼向上注视，左手用中指和无名指轻轻将下眼皮拉下成袋状，右手持眼药水垂直向下滴 1～2 滴眼药水至下穹隆即可，松开下眼睑，让学前儿童闭目休息 5 分钟。眼部给药示意图如图 3-3 所示。

2. 注意

(1)滴眼药水时眼药水不宜直接滴在角膜上，请勿用力闭眼，以防眼药水外溢，也勿使瓶口碰到眼睑、睫毛或其他物品，以免污染。

(2)医生嘱咐滴用两种以上眼药水时，不同的眼药水应交替点滴，每次间隔 10 分钟左右，每次使用前应将眼药水摇匀。

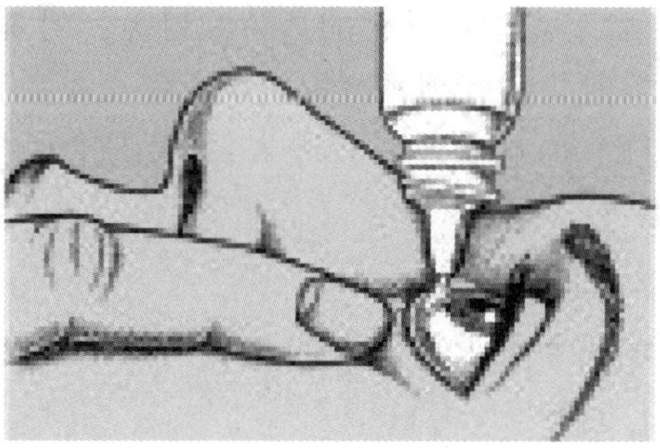

图 3-3　眼部给药示意图

(二)耳部给药的方法

操作程序：

(1)核对药物：检查药品的名称与使用该药品的学前儿童是否匹配，药品是否在保质期内等。

(2)让学前儿童侧卧，将患耳一侧向上，用消毒棉签轻轻将学前儿童的外耳道擦拭干净。

(3)一手轻轻向后下方牵拉外耳郭，另一手持药瓶滴入耳药。

叮嘱学前儿童保持原来的姿势 5～10 分钟。

技能训练 2　幼儿园晨检、午检

一、晨检

(一)晨检要求

每天学前儿童入园，须接受早班教师的晨间检查。

(二)晨检内容

1. 一摸

先摸学前儿童有无发热现象，再摸淋巴结。婴幼儿的淋巴结发育较快，在正常婴幼儿的颈旁、枕部、腹股沟处可摸到单个软软的淋巴结，大小不等，但颊下、锁骨及肘部的淋巴结摸不到。婴幼儿在患病时颈部的淋巴结会出现肿大，尤其是颊下的淋巴结，在按压时会有疼痛感，另外，颈部可能会出现后倒、强直现象。

2. 二看

(1)观察学前儿童的精神状态、面色等。在正常情况下，婴幼儿活泼好动，情绪饱满，对外界的事物充满好奇心，喜欢与人交流，若出现精神萎靡、表情呆滞、疲倦、烦躁、嗜睡、哭声异常等症状，则表明可能出现了病症。

(2)观察学前儿童的皮肤。健康的学前儿童面色红润，富有光泽，而患高热时会出现红中带微紫；营养不良时可能会面色苍白或发黄；患黄疸性肝炎时皮肤和巩膜(即眼球外围的白色部分)同时呈黄色；患结核病或佝偻病时在熟睡时皮肤出汗过多；而皮下脂肪的厚薄程度显示学前儿童营养状况的好坏；咽部、皮肤有皮疹可能是传染病的早期表现。

(3)观察学前儿童的眼睛。检查眼睑是否肿胀、下垂或出血，眼球是否突出，两个瞳孔的大小是否相等，眼结膜是否充血，眼角膜有无溃疡、浑浊或不透明点等。

(4)观察学前儿童的耳朵和口鼻。对耳朵的检查为：拉动外耳时是否有疼痛感，耳道有无异常、脓液，如果学前儿童哭闹、发热，应该考虑是不是患了中耳炎。对口鼻的检查为：检查口鼻时，要察看有无口臭、口腔炎，扁桃体是否肿大，舌苔是否正常，是否有龋齿；鼻涕是否有黏性分泌物，以判断是否患鼻窦炎，等等。

3. 三问

发现学前儿童有异常，应询问其饮食、睡眠、大小便的情况。

4. 四查

检查学前儿童有无携带不安全的物品，若发现有，应迅速处理。

(三)晨检记录

晨检后，教师需要将观察中发现的异常情况登记下来(见表 3-1)，并关注这些学前儿童当日的情况，如果再发现有异常情况，应及时联系家长。

表 3-1　晨检记录表

<table>
<tr><td>班级</td><td></td><td>晨检人数</td><td></td><td>有状况人数</td><td></td><td>记录教师</td><td></td><td>记录时间</td><td></td></tr>
<tr><td colspan="10">学前儿童身体异常情况记录</td></tr>
<tr><td colspan="2">班级</td><td colspan="2">姓名</td><td>性别</td><td colspan="2">身体异常情况</td><td>情况处理</td><td colspan="2">联系电话</td></tr>
<tr><td colspan="2"></td><td colspan="2"></td><td></td><td colspan="2"></td><td></td><td colspan="2"></td></tr>
<tr><td colspan="2"></td><td colspan="2"></td><td></td><td colspan="2"></td><td></td><td colspan="2"></td></tr>
<tr><td colspan="2"></td><td colspan="2"></td><td></td><td colspan="2"></td><td></td><td colspan="2"></td></tr>
<tr><td colspan="2">备注</td><td colspan="8"></td></tr>
</table>

(四)晨检特殊情况处理

(1)安抚可疑发热的学前儿童，让他坐在门口的小椅子上并测量他的体温。

(2)遇有在入园路上产生外伤的学前儿童，对其外伤进行简单的处理。

(3)向带药来的家长索要病历或请家长签字，并检查药名、标签是否清楚，药物是否过期。如果药物已过期，则退给家长带回，保健药品一律不收。

(4)不该带入幼儿园的物品由家长带回去，如果发现学前儿童带有贵重物品，一定要在两个人见证的情况下交还家长。

(5)对班级进行全日观察。

二、午检

(一)午检要求

每天中午学前儿童入睡前，须接受值班教师的午间检查。

(二)午检内容

先观察学前儿童的精神状态、面色及有无发热现象，再让学前儿童自己先把衣兜里的玩具或其他物品全部掏出放在规定的地方，检查学前儿童有无携带不安全的物品。

(三)午检记录

午检后，教师需要将观察中发现的异常情况登记下来，并关注这些学前儿童当日的情况，如果再有异常的情况，应及时处理。

理论二　学前儿童常见传染病及其预防

传染病是由病原微生物所引起的具有传染性的疾病。在学前教育机构中，由于学前儿童免疫系统发育不完善，抵抗疾病的能力较弱，与成人相比更易患传染病。另外，学前教育机构儿童数量较多，学前儿童与同伴接触密切且频繁，容易发生传染病的流行，因此，应积极预防和控制各种传染病的发生。

一、传染病基础知识

（一）传染病的特性

(1)由病原体引发。病原体主要有细菌、病毒、真菌（癣的病原体）、原虫（疟原虫）、蠕虫（蠕虫病的病原体）等。每一种传染病都是由特异的病原体经一定的传播渠道进入易感者体内所导致的。

(2)具有一定的传染性。传染病可以在人与人、动物与动物以及人与动物之间传播，其传染强度与病原体的种类、数量、毒力和易感者的免疫状态等有关。

(3)具有免疫性。大多数传染病患者在痊愈后，机体能自动产生不同程度的对该传染病的免疫力。不同的传染病病后免疫状态有所不同，有的传染病患病一次后可终身免疫，如水痘、麻疹等，有的可再度感染。

(4)病程具有一定的规律性。传染病的发生、发展及恢复可以分为四个时期：潜伏期、前驱期、发病期、恢复期。病原体自侵入人体后至首次出现症状有一段潜伏的时间，短则数小时，长则数月乃至数年，这段时间称为潜伏期。在潜伏期末至发病期前，患者会出现某些临床不适症状，如乏力、头痛、微热、食欲不振等。这段时间即为发病的前驱期。前驱期时间较短，一般为 1～2 天，往往易被忽视，导致误诊。传染病的发病症状由轻到重、由少到多，表现出特有的症状和体征，并逐渐或迅速达到高峰，即为发病期。病原体在患者体内完全或基本消灭，临床症状逐渐消失，病变修复，免疫力提高，即为恢复期。

（二）传染病流行过程的基本环节

传染病在人群中发生和传播的过程包括三个基本环节，即传染源、传播途径、易感人群。

1. 传染源

传染源是指有病原体在体内发育、繁殖并能排出病原体的人和动物。传染源包括病人、病原携带者和受感染的动物。

2. 传播途径

传播途径是指病原体经传染源排出，侵入另一易感机体所经过的途径。不同传染病有不同的传播途径。传播途径主要有空气传播、接触传播、饮食传播和媒介昆虫传播等。

3. 易感人群

易感人群是指对某些传染病缺乏特异性免疫力、容易感染的人群。

（三）传染病的主要类型

我国为了有效控制传染病，在 1989 年制定并通过了《中华人民共和国传染病防治法》，并于 2004 年进行了修订，于 2013 年进行了修正。根据法律规定，把传染病依据危害程度的不同分为甲、乙、丙三类，具体为：

甲类为强制管理的传染病，共 2 种，分别为鼠疫、霍乱；

乙类为严格管理的传染病，共 25 种，分别为传染性非典型肺炎、艾滋病、病毒性肝炎、脊髓灰质炎、人感染高致病性禽流感、麻疹、细菌性和阿米巴性痢疾、伤寒和副伤寒、淋病、梅毒、百日咳、白喉、流行性脑脊髓膜炎、猩红热、流行性出血热、狂犬病、钩端螺旋体病、布鲁氏菌病、炭疽、流行性乙型脑炎、疟疾、登革热、血吸虫病、新生儿破伤风、肺结核；

丙类为检测管理的传染病，共 10 种，分别为流行性感冒、流行性腮腺炎、风疹、急性出血性结膜炎、麻风病、流行性和地方性斑疹伤寒、黑热病、包虫病、丝虫病，除霍乱、细菌性和阿米巴性痢疾、伤寒和副伤寒以外的感染性腹泻病。

(四)传染病的预防

学前教育机构预防传染病应根据传染病发生和流行的基本环节,围绕有效控制传染源、切断传染途径以及保护易感儿,采取迅速而科学合理的措施。

1. 有效控制传染源

传染病的预防措施要针对传染病流行过程的三个基本环节,早发现、早上报、早隔离,才能防止在易感学前儿童中传播和蔓延。

(1)早发现。发病者携带具有传染性的病原体,在毫无防备的学前教育机构中极易感染学前儿童,许多传染病在发病早期具有极强的传染性,因此,及早发现感染病人可以有效控制传染源向外扩散病原体,防止传染病在学前教育机构中流行。

(2)早上报。发现传染病病人或者疑似传染病病人时,应及时向附近的疾病预防控制机构或者医疗机构报告。

(3)早隔离。对发现的传染病儿,要及早进行隔离,以防止其与周围健康的学前儿童接触,扩大传播范围。已经被传染的学前儿童要进入专门的隔离室,隔离室应有专门的工作人员,并使用专门的用具,禁止与一般学前儿童用具混用。对动物传染源,根据需要可予以隔离、捕杀、焚烧、深埋等。如果在禽流感流行季节,学前教育机构应对饲养的鸽子等小动物进行隔离,要禁止学前儿童接触。若这些动物已感染疾病,应及时捕杀并深埋,以切断传染源。

由于传染病具有潜伏期,而且有的潜伏期较长(如乙型肝炎、狂犬病等),与传染病人接触者可能受感染,因此,应及时进行隔离观察。在经过一定时间后,经医生确诊为非感染者后,方可解除隔离。若在隔离期间出现发病症状,应及时采取治疗措施。

无论是病后携带者、慢性携带者还是健康携带者,都有可能感染周围人群,引起传染病传播和蔓延,因此,应进行严格管理和治疗。除此之外,对学前教育机构内饲养的小动物,如兔子、鸽子等,也应做好检疫和预防接种。

2. 切断传染途径

切断传染途径主要是根据不同传染病的传播途径,采取有效措施阻止病原体的传播。

(1)针对通过空气传播的传染病,如麻疹、百日咳、流行性感冒等,学前教育机构要注意学前儿童的活动室、盥洗室、休息室等处经常开窗通风,定时进行空气消毒,以消灭空气中的病原体,防止传染病的传播。

(2)针对通过生活接触传染的疾病,如手足口病等,保育员要经常清洗学前儿童的日常用品,如毛巾、衣被、桌椅、玩具、学习用品、餐具等。可根据不同的物品分别采用暴晒、拆洗、用消毒液擦拭等方法,及时消灭附着在物品上的病原体,防止传染病的发生。同时,由于手接触物品的频率较大,因此学前儿童及保教人员都应常洗手,保持手的清洁卫生。

(3)针对通过饮食传染的疾病,如细菌性痢疾,应搞好食品卫生,生吃的瓜果最好削皮;保护好水源,对饮用水严格消毒;保持厨房环境的卫生等,防止病从口入。

(4)针对通过昆虫等动物传播的疾病(如流行性乙型脑炎等),要通过灭虫、清除饲养的动物等措施,阻止其与学前儿童直接接触,从而预防感染。

3. 保护易感儿

保护易感儿是防止病原体传播的重要手段。对学前教育机构来说,主要是积极采取措施,提高易感儿的非特异性免疫功能。

(1)在日常生活中培养学前儿童良好的卫生习惯。在传染病流行时期尽量减少或避免带学前儿童去公共场所；合理安排学前儿童的膳食，加强学前儿童的体育锻炼，提高学前儿童机体的免疫力。

(2)通过采取预防接种措施提高易感儿的免疫能力。预防接种是通过接种人工制备的生物制品，使易感儿身体获得对某种传染病的特异免疫力，以提高易感儿个体和群体的免疫水平，预防和控制相应传染病的发生和流行。预防接种是预防传染病发生和流行最经济、最有效的措施。在对学前儿童进行预防接种时，应严格遵守医学界所规定的不同疫苗的接种时间，做好学前儿童接种前后的护理工作。需要加强的疫苗应在规定时间内进行强化接种，以保持体内的免疫力。

二、婴幼儿常见病毒性急性出疹性传染病及其防治

(一)麻疹

1. 病因

麻疹是由麻疹病毒引起的急性传染病，是学前儿童常见的呼吸道传染病之一，具有较强的传染性。学前儿童患麻疹过程中，可能引发肺炎、中耳炎、气管炎、心肌炎等并发症。

2. 症状

麻疹潜伏期一般为 6～18 天，在潜伏期内可有轻度体温上升现象。

前驱期(也称发疹前期)一般为 3～4 天，主要表现为类似上呼吸道感染症状，患儿常出现呕吐、腹泻，在软腭、硬腭处出现红色细小内疹；第 2～3 天可于双侧近臼齿颊黏膜处出现细砂样灰白色小点，周围有红晕，这种周围有红晕的灰白色小点也可见于下唇内侧及牙龈黏膜，偶见于上腭，一般在出疹后 1～2 天消失。

出疹期一般为 2～5 天，开始时于耳后、颈部出现稀疏不规则的红色斑丘疹，并逐渐向面部、上肢、躯干等部位扩散，严重者会出现皮疹融合症状，皮肤水肿，体温突然升高至 40 ℃，淋巴结、脾有肿大现象，时间可持续几周。肠系膜淋巴结肿大可引起腹痛、腹泻和呕吐，阑尾黏膜的麻疹病理改变可引起阑尾炎症状。出疹期患儿常伴有烦躁、嗜睡等症状。

恢复期一般为 3～5 天，出疹 3～4 天之后，皮疹开始消退(消退顺序与出疹时相同)。在无并发症发生的情况下，患儿食欲、精神状态等随之逐渐好转。疹退后，皮肤留有糠麦状脱屑及棕色色素沉着，并于 7～10 天后消失。

3. 防治

(1)对患儿应严格隔离，对接触者要隔离检疫 3 周；流行期间学前教育机构应暂停接送和接收易感儿入园；医护人员离开病室后应洗手、更换外衣或在空气流通处停留 20 分钟后方可接触易感者。

(2)患儿居室注意通风换气，保持空气新鲜、温度适中，并充分利用日光或紫外线照射；患儿应多卧床休息，防止受凉；经常监测患儿的体温，当出现高温时，应避免使用药物或物理方法强行降温，以免因体温骤降使皮疹隐退，可在医生的诊断下，服用小剂量退热剂，使体温稍降；保持患儿口、眼、耳、鼻部位的清洁；患儿应多喝白开水，饮食以清淡而富有营养的流质或半流质食物为主。

(3)保护易感儿。在麻疹流行期间，应尽量避免学前儿童出入公共场所；学前教育机构应加强对学前儿童的身体检查，发现感染者应及早采取措施；对未患过麻疹的 8 个月以上学前儿童或易感儿应接种麻疹减毒活疫苗，并按医学说明按时进行复种；易感儿接触麻疹患者后，可及时进行人工被动免疫，注射适量丙种球蛋白，一般来说，在接触后 5 天内注射可防止发病，6～9 天内注射可减轻发病症状。

(二)风疹

1. 病因

风疹由风疹病毒引起,是学前儿童常见的一种呼吸道传染病。风疹病毒存在于出疹前5～7天病儿的唾液及血液中,一般出疹2天后不易找到。本病多见于1～5岁学前儿童,6个月以内婴儿因有来自母体的抗体,较少发病。一次得病,可终身免疫。

2. 症状

风疹潜伏期一般为2～3周。

前驱期时间较短,症状不明显,可出现低热或中度发热,有轻微咳嗽、乏力、咽痛、食欲不振、眼睛发红等上呼吸道感染症状;耳后、枕部淋巴结肿大,伴轻度压痛。

出疹期通常出现在发热1～2天后,先从面部开始,初为稀疏的红色斑丘疹,24小时内迅速蔓延到全身;自第二天开始,面部及四肢皮疹可变成针尖样红点,如猩红热样皮疹。出疹期体温不再上升,患儿常无疾病感觉,饮食嬉戏如常。皮疹一般在3天内迅速消退,留下较浅的色素沉着。

3. 防治

(1)发现风疹患儿,应立即隔离,隔离5天后病毒即失去传染性;在风疹流行期间,不宜带易感儿去公共场所。

(2)患儿宜卧床休息,避免伤风而加重病情;发热期间多饮水;饮食宜清淡和易消化,不吃煎炸与油腻食物。

(3)对患儿一般进行抗病毒治疗;防止患儿抓痒搔破皮肤,引起感染。

三、学前儿童急疹

(一)病因

学前儿童急疹也叫玫瑰疹,是由病毒引起的一种学前儿童急性呼吸道传染病,通过空气飞沫传播。它的特点是:多见于6～18个月婴幼儿,6个月以内和2岁以上婴幼儿少见,一年四季均可发病,冬、春季较多,病愈后有终身免疫力。

(二)症状

学前儿童急疹潜伏期为1～2周,起病急,发病时体温迅速上升至39 ℃以上,患儿伴有烦躁、咳嗽、呕吐、腹泻及咽红等症状,高热时可出现惊厥;颈部及枕后淋巴结轻度肿大;发热3～4天后,体温迅速下降,并出现充血性斑疹或斑丘疹,充血性斑疹或斑丘疹由颈部和躯干部开始,迅速蔓延至全身,面部及四肢末端较少。

(三)防治

(1)学前儿童身体抗疾病能力差,在此病流行期间,不宜串门或去公共场所;饮食要有规律,注意营养搭配,培养不偏食、不挑食的饮食习惯。

(2)患儿在发热期间,多喝温开水,不宜喝甜水。

(3)患儿在患病期间身体虚弱,应注意避免风寒,加强饮食与营养,以免导致病情反复。

(4)易感儿可接种风疹疫苗。

四、水痘

（一）病因

水痘是传染率较高的急性传染病，由水痘-带状疱疹病毒感染引起，可通过呼吸道飞沫或直接接触传染，主要发生于婴幼儿中。一次患病，可终身免疫。

（二）症状

水痘潜伏期为2～3周，一般为14～15天。

前驱期略有轻微发热、食欲不振等症状，在发病24小时内出现皮疹。

出疹期为1～6天，在出疹期内皮疹相继分批出现，并由面部、头皮逐渐蔓延至全身。最初为细小的红色斑丘疹；约1天，变为水疱；水疱经1～3天后开始干缩、结痂、脱落。干痂在脱落之后不留斑痕，但在出疹期间，水疱痛痒明显，若因抓挠继发感染，可在皮肤上留下轻度凹痕。

（三）防治

（1）患儿应进行隔离至全部水疱干缩、结痂，其污染物、用具可用煮沸法或暴晒法消毒，密切接触者应进行3周左右的检疫。

（2）对于有接触史的高度易感儿，可在3天内注射水痘-带状疱疹免疫球蛋白，以减少发病的危险性。

（3）患儿应多喝水，饮食应清淡，防止抓挠水疱，以免皮肤留下疤痕。

（4）正常易感儿可以通过接种水痘减毒活疫苗进行预防。

五、婴幼儿其他病毒性传染病及其防治

（一）流行性感冒

1. 病因

流行性感冒简称流感，是由流感病毒引起的一种常见的急性呼吸道传染病，多在冬春季暴发，婴幼儿发病率及死亡率极高。

2. 症状

流行性感冒潜伏期一般为数小时至两天。小儿因年龄不同而患流感时表现的症状也不同，新生儿表现为突然高烧或体温不升，拒乳、不安，鼻塞、流涕；婴幼儿流感与其他呼吸道疾病相似，不易区分，常有高热、乏力、头痛、全身酸痛，炎症涉及上呼吸道、喉部、气管、支气管、毛细支气管及肺部，病情比较严重。

3. 防治

（1）发现流感患儿要早隔离、早治疗，一般隔离1周或至主要症状消失。

（2）在流感流行期间，学前教育机构应避免集会或集体娱乐活动，尽量避免带婴幼儿去公共场所，注意室内通风，必要时对活动室进行消毒。

（3）患儿应多卧床休息，多喝水，多吃富有营养而易于消化的食物；室内经常开窗通风，保持空气新鲜。

（4）加强学前儿童户外体育锻炼，以提高身体抗病能力；秋冬季节气候多变，易感学前儿童要注意加减衣服，平时多喝开水、多吃清淡食物；每年10—11月中旬，易感儿可接种一次流感灭活疫苗，以预防

流感。

(二)流行性腮腺炎

1. 病因

流行性腮腺炎，俗称“痄腮”，是由腮腺炎病毒侵入腮腺引起的急性呼吸道传染病。此病易发于冬、春季节，病人是传染源，主要通过飞沫传播，多见于 2 岁以上儿童，患儿在接触病人后 2～3 周发病，感染后可终身免疫。

2. 症状

发病初期可有发热、乏力、食欲不振等症状，1～2 天后，腮腺双侧或单侧局部红、肿、痛、热；腮腺肿胀在发病 1～3 天最明显，以后逐渐消退，约 2 周肿胀完全退尽。

3. 防治

(1)学前教育机构要加强对学前儿童的晨检、午检，及早发现感染者，并及早采取隔离措施，直到腮腺肿胀消退后 3 天；对接触患儿的易感者应密切观察 3 周。

(2)患儿应多休息，防止过度疲劳；饮食要富有营养、利于吸收和消化，避免食用过于酸、辣的刺激食物以及干硬食物；多喝水，常漱口，保持口腔清洁。

(3)可服用板蓝根进行治疗，同时应注意观察患儿的病情；针对头痛和睾丸疼痛的患儿，可在医生的诊断下酌情用药，也可将中草药(如青黛散)敷于患处。

(4)对易感儿，可注射流行性腮腺炎活疫苗以预防感染；在流行性腮腺炎流行期间，应尽量少带学前儿童到人群密集的公共场所。

(三)流行性乙型脑炎

1. 病因

流行性乙型脑炎是由于感染乙型脑炎病毒引起的急性中枢神经系统传染病，简称乙脑。此病易经蚊虫叮咬传播，流行于夏、秋季节，多见于儿童。

2. 症状

乙脑潜伏期为 10～15 天，起病急，体温急剧上升至 39～40 ℃，表现为高热、有意识障碍、惊厥，头痛、恶心和呕吐，部分病人嗜睡或精神倦怠，并有颈项轻度强直症状，病程为 1～3 天。经过积极治疗，大多数症状可在半年内恢复，但因此病发生于脑部，患儿容易留有后遗症，如智力减退、身体瘫痪等。

3. 防治

(1)乙脑的预防主要采取两个方面的措施，即预防接种和灭蚊防蚊，可在流行期 1～2 个月前接种流行性乙型脑炎活疫苗或流行性乙型脑炎灭活疫苗，在流行季节应搞好灭蚊工作，如使用蚊帐、驱蚊器、灭蚊剂等。

(2)对患儿应进行对症治疗，重点处理高热、惊厥及呼吸衰竭等严重症状，如对高温病人可采用物理降温或药物降温方法，惊厥的处理可使用镇静止痉剂。

(3)对患儿的护理应注意饮食、营养和供应足够的水分，并密切注意患儿的病情变化。

(4)康复治疗的重点在于智力、吞咽、语言和肢体功能等的锻炼，可采用理疗、体疗、中药、针灸、按摩、推拿等治疗方法，以促进患儿全面恢复。

(四)病毒性肝炎

1. 病因

病毒性肝炎是由不同的肝炎病毒引起的，按照病毒系列的不同分为甲、乙、丙、丁、戊等类型。病毒性肝炎能引起肝脏细胞肿胀，是世界上流传广泛、危害较大的传染病之一。我国儿童发病率较高，其中以甲型病毒性肝炎、乙型病毒性肝炎最为常见。这两种病毒性肝炎分别由甲型肝炎病毒（HAV）和乙型肝炎病毒（HBV）引起。

2. 症状

病毒性肝炎一般表现为食欲减退、厌恶油腻、乏力、恶心、呕吐、腹泻、腹胀等，部分病例出现发热、黄疸。

学前儿童患甲型病毒性肝炎比成人多，多有黄疸出现，秋冬季节发病较多，一般能够彻底痊愈。甲型肝炎病毒存在于患者的粪便中，能通过污染水源或食物经消化道传播，引发流行。

乙型病毒性肝炎主要通过母婴、血液、性传播，新生儿因为抵抗力弱也会通过乳汁感染。大多数患者能够痊愈，部分患儿可转为慢性肝炎或乙肝病毒携带者。

3. 防治

（1）对肝炎患儿要早发现、早报告、早隔离、早治疗。

（2）托幼机构要搞好饮食卫生与消毒工作，提倡每个学前儿童都有自己的水杯、毛巾和餐具。

（3）积极创造条件，让学前儿童普遍接种肝炎疫苗，提高免疫能力。

（五）手足口病

1. 病因

手足口病是由肠道病毒引起的传染病，多发生于5岁以下婴幼儿，可引起手、足、口腔等部位的疱疹，少数患儿可引起心肌炎、肺水肿、无菌性脑膜脑炎等并发症。手足口病流行强度大、传染性强、传播途径复杂，病毒可以通过唾液飞沫或带有病毒的苍蝇污染的食物，经鼻腔、口腔传染给健康婴幼儿，也可因直接接触而传染给健康婴幼儿。

2. 症状

患儿起病急，发热；口腔黏膜出现散落疱疹，米粒大小，疼痛明显；疱疹周围有炎性红晕，疱内液体较少；手掌或脚掌部出现同样疱疹，臀部或膝盖有时也能见到；部分患儿可伴有咳嗽、流涕、食欲不振、恶心、呕吐、头疼等症状；患儿一般一周内可康复，但如果此前疱疹破溃，极容易传染，个别重症患儿病情发展快，有可能导致死亡。

3. 防治

（1）在手足口病流行期间，托幼机构要加强对学前儿童的晨检、午检，发现可疑患儿要及时将可疑患儿送至医疗机构就诊，并及时向卫生和教育部门报告。

（2）轻症患儿不必住院，可在家中治疗、休息，避免交叉感染。

（3）在夏季得病，患儿容易引起脱水和电解质紊乱，需要适当补水和补充营养。

（4）培养学前儿童良好的卫生习惯，使学前儿童做到饭前便后洗手、不喝生水、不吃生冷食物；勤晒学前儿童所用衣被；居室经常通风，以预防传染。

六、学前儿童细菌性传染病及其防治

（一）猩红热

1. 病因

猩红热是由β（乙）型A群溶血性链球菌所引起的急性呼吸道传染病，一年四季都有发生，尤以冬、春季节发病严重，多见于婴幼儿，以 2～8 岁居多。

2. 症状

猩红热潜伏期一般为 2～4 天，短至 1 天，长至 7 天。起病急骤，全身不适，咽痛明显，咽及扁桃体显著充血，舌质红，舌乳头红肿，如草莓，称草莓舌；颈部及颈下淋巴结肿大，有触痛；体温升高，一般为 38～39 ℃，严重者可达 40 ℃以上，有可能产生惊厥。皮疹于 24 小时左右迅速出现，最初见于腋下、颈部与腹股沟，1 天内迅速蔓延至全身；1 周左右皮疹自面部开始脱屑，逐渐到达躯干、肢体与手足掌。脱屑程度与皮疹的轻重有关，一般 2～4 周脱净，不留色素沉着。

3. 防治

(1)患儿及带菌者应隔离 6～7 天，托幼机构发现患儿后，应予检疫至最后一个病人发病满 1 周。

(2)治疗以青霉素类药物为主；患儿应多卧床休息，可用温淡盐水漱口，保持口腔清洁；饮食以流质、半流质为宜；保持患儿皮肤清洁。

(3)在流行期间，小儿应避免到公共场所，住房应注意通风。

(二)流行性脑脊髓膜炎

1. 病因

流行性脑脊髓膜炎又称流行性脑膜炎，简称流脑，是由脑膜炎球菌引起的化脓性脑膜炎。病原菌借咳嗽、喷嚏等由飞沫从空气中传播，在体外生活力极弱，但密切接触，如怀抱、喂乳、接吻等容易传染。本病多发于冬、春季节，以学前儿童和青少年患者为主。

2. 症状

该病潜伏期一般为 2～3 天，起病时表现为发热、头痛、呕吐、皮肤黏膜瘀点等类似上呼吸道感染症状，皮肤出现大小不等的瘀斑是发病初期的主要特征。该病病情复杂多变，轻重不一，一般可表现为三个临床类型，即普通型、暴发型、慢性败血症型，严重者会出现高热寒战、精神恍惚以及颈项强直等脑膜刺激征。

3. 防治

(1)早发现病人，早确诊、早报告、早隔离，及时采用磺胺类药物进行治疗。

(2)密切观察患儿体温、神志、呼吸、脉搏、血压、瞳孔等表现症状，对昏迷患儿要勤翻身、拍背、吸痰。

(3)保持患儿居室安静，空气新鲜，给予易消化及富含营养的流质或半流质食物。

(4)后遗症期要注意患儿肢体的康复锻炼，对失语、痴呆者应进行功能恢复训练。

(5)学前儿童要及时接种流脑疫苗，注意锻炼身体，增强体质，冬、春流行季节少去公共场所。

(三)细菌性痢疾

1. 病因

细菌性痢疾简称菌痢，是由痢疾杆菌引起的肠道传染病，主要通过病人或带菌者污染的日常用具、餐具、儿童玩具、饮料、食品等传播。本病全年都可发生，多发生在夏、秋两季。本病采用抗菌药治疗有效，治愈率高。

2. 症状

患儿一般出现发热、腹痛、腹泻、便后有下坠感等症状，伴有黏液便或脓血便，重症者可突发高热、昏迷、抽筋、面色苍白、四肢冰冷、呼吸不畅等症状，如不及时送医院抢救，会有生命危险。

3. 防治

(1)托幼机构一旦发现感染者应尽快送医院检查就诊，做到早发现、早隔离、早消毒、早治疗，妥善处理患儿的大便，以免流失造成传染。

(2)患儿治疗应选用对革兰氏阴性杆菌敏感的抗生素，如氨基糖苷类抗生素。

(3)患儿应注意休息，饮食以富有营养、利于消化的食物为宜。

(4)预防的关键是防止“病从口入”，做好饮食卫生、水源及粪便管理，消灭苍蝇，切断传播途径，注意环境卫生、饮食卫生。

七、学前儿童常见寄生虫病及其防治

(一)蛔虫病

1. 病因

蛔虫病是由于蛔虫寄生于人体内而引发的肠道寄生虫疾病。蛔虫是人体内最常见的寄生虫之一，成虫寄生于小肠，虫卵常存在于土壤及蔬菜和水果表面。儿童若食用带有虫卵的果蔬或吃饭前不洗手，都容易感染此病。学前儿童患此病会影响正常的生长发育，还可能引发胆道蛔虫病、蛔虫性胰腺炎、阑尾炎或蛔虫性肉芽肿等病症。

2. 症状

幼虫期致病，患儿常有发热、咳嗽、哮喘、吐血痰，以及血中嗜酸性粒细胞比例增高等症状；成虫期致病，患儿常有食欲不振、恶心、呕吐，以及间歇性脐周疼痛等症状，并有可能出现荨麻疹、皮肤瘙痒、血管神经性水肿，以及结膜炎等症状。突发性症状有突发性右上腹绞痛，并向右肩、背部及下腹部放射，伴有恶心、呕吐等症状。

3. 防治

(1)注意饮食卫生和个人卫生，做到饭前、便后洗手，生吃瓜果蔬菜要洗净，不喝生水，防止虫卵从口入，减少感染机会。

(2)患儿可服用驱虫剂，进行驱虫治疗。

(二)蛲虫病

1. 病因

蛲虫病是因蛲虫寄生于人体结肠和直肠而引发的一种肠道寄生虫病，可以引起肛门、会阴部瘙痒。蛲虫病患者是本病的传染源，蛲虫病可以通过接触蛲虫病患者、吸入蛲虫等感染，儿童的感染率极高。

2. 症状

患儿肛门周围或会阴部瘙痒，哭闹不安，影响睡眠。

3. 防治

(1)对患儿可选用驱虫剂进行治疗，勤洗肛门，勤换衣服被褥，保持手指清洁。

(2)对患儿家庭成员应同时进行治疗，以预防反复感染。

(3)培养学前儿童良好的卫生习惯，饭前、便后要洗手，不吸吮手指，勤清洗臀部，以减少感染虫卵的机会。

技能训练3　幼儿园常用消毒技能

一、幼儿园常用的消毒方法

(一)机械消毒法

常用的机械消毒法有洗涤、清扫、擦拭等。机械消毒的特点是只能清除或减少病原体，而不能杀灭病原体。

(二)物理消毒法

常用的物理消毒法有通风、阳光暴晒、紫外线灯照射等。

(三)热力消毒法

常用的热力消毒法有煮沸、蒸汽熏蒸、消毒柜消毒等。

(四)化学消毒法

化学消毒常用的化学溶液有次氯酸钠、过氧乙酸、漂白粉溶液等。

二、消毒液的配制方法

常用的化学消毒药物有含氯消毒粉、液，漂白粉等。

计算公式：(消毒液量×消毒液的浓度)/原液浓度＝原液用量。

加水量：欲配制的数量－原液用量＝加水量。

如：配制75%的酒精500 mL，需要用95%的酒精多少毫升？加蒸馏水多少毫升？

原液用量：(500 mL×0.75)/0.95≈395 mL。

加水量：500 mL－395 mL＝105 mL。

因此，需要用95%的酒精395 mL，加蒸馏水105 mL。

三、消毒的操作程序

(一)空气消毒——流通空气法

(1)主要步骤：

将门窗同时打开，对流通风。

(2)注意事项：

①早上来园之后和上午、下午学前儿童户外活动时间，活动室应对流通风；

②冬季注意保温，每次通风约15分钟。

(二)地面、墙面消毒——擦拭法及紫外线灯照射法

1. 擦拭法

(1)主要步骤：

①准备好拖把、胶皮手套、消毒剂；
②配制好含有效氯或有效溴 1000 mg/L 的消毒液；
③将干净的拖把充分浸入消毒液，再取出拧干；
④擦拭地面及盥洗室墙面。
(2)注意事项：消毒后要洗手。

2. 紫外线灯照射法

(1)主要步骤：
①学前儿童离开后开灯；
②开灯 5 分钟后开始计时，半小时后关闭。
(2)注意事项：
①消毒灯不能直接照射到人；
②每 1～2 周擦拭一次灯管表面，以保证使用效果。

(三)餐具、水杯、毛巾、餐巾消毒——消毒液浸泡法

(1)主要步骤：
①准备好干净的桶或盆、胶皮手套、消毒剂；
②配制好含有效氯或有效溴 1000 mg/L 的消毒液；
③将需要消毒的物品浸入消毒液中，直到全部浸没；
④浸泡 30 分钟；
⑤取出，反复用清水冲洗至无消毒液味道；
⑥通风干燥后放入清洁容器内，备用。
(2)注意事项：消毒后要洗手。

(四)玩具消毒——消毒液擦拭法

主要步骤：
①准备好抹布、做卫生的桶或盆、胶皮手套、消毒剂；
②配制好含有效氯或有效溴 500 mg/L 的消毒液；
③用消毒液擦拭玩具表面；
④作用 15 分钟后用清水擦拭或冲洗干净。

(五)图书、衣服及床品消毒——阳光暴晒法

主要步骤：
①将需要消毒的物品摊开晒在阳光下；
②暴晒 4～6 小时，每 2～3 小时将原来朝下的面翻至朝上。

【拓展阅读】

发生传染病时的卫生消毒

1. 在呼吸道传染病流行季节或发现传染病患儿时，室内空气、各种物体表面每日消毒 1 次；在肠道传染病流行季节，应定期采取预防性消毒措施。

2. 传染病患儿的呕吐物、排泄物按国家卫生健康委员会消毒技术规范，倒入消毒液中搅拌后倒入厕所。

3. 传染病患儿便器：用清水冲洗干净后，放在 3‰的有效氯消毒液中浸泡 30 分钟。

4.抹布、拖把分别在3‰的有效氯消毒液中浸泡30分钟，每日一次。

5.被褥清洗消毒：床垫、枕芯、棉被放阳光下晒4小时。

6.家具、扶手、门把等物体表面，每日上午用消毒液擦洗一遍。

7.床单、枕巾、被套、枕套等耐热、耐湿的纺织品可煮沸消毒20分钟，或用流通蒸汽消毒20分钟，或用含有效溴或有效氯250～500 mg/L的消毒液浸泡15～30分钟；不耐湿、不耐热的被褥、枕头、化纤尼龙制品等，可采用过氧乙酸熏蒸消毒。熏蒸消毒时，将欲消毒物品悬挂室内（勿堆积一处），密闭门窗，封好缝隙，每立方米用15%过氧乙酸7 mL（1 g/m^3），放置在瓷或玻璃容器中，加热熏蒸1～2小时。

8.不能煮沸或蒸汽消毒的被褥、床垫、床上卧具，可在烈日下暴晒3小时以上，可用消毒灯移动照射，每次2～3分钟。

9.地面的消毒。

地面是孩子活动的场所，经常会有孩子趴到地上、坐在地上，手经常接触地面，如果有污染不及时清除，极易造成病原菌的扩散。

常规：每日早晚各湿拭清扫1次，清除地面的污秽和部分病原微生物，每日用消毒液拖地消毒1次，通常采用含有效氯3‰的消毒液拖地30分钟。

当地面受到明显污染时，用含有效溴或有效氯的消毒液喷洒地面，作用30分钟。

10.墙面的消毒。

墙面在一般情况下污染情况轻于地面，通常不需要进行常规消毒。当墙面受到病原菌污染时，可采用化学消毒剂以喷雾或擦洗的方式消毒。常用含有效氯3‰的消毒剂溶液以喷雾或擦洗的方式进行处理，墙面一般消毒至2.0～2.5 m高即可。喷雾量根据墙面结构不同确定，以湿润、不向下流水为度，一般为5～200 mL。

11.桌子、椅子、凳子、床头柜、水龙头等用品表面的消毒。

一般情况下室内用品表面只进行日常的清洁卫生工作，用清洁的湿抹布，每日2次擦拭各种用品的表面，可除去大部分微生物。当室内各种用品的表面受到病原菌的污染时，必须采用严格的消毒处理。

（1）化学消毒剂消毒：用含有效溴或有效氯500 mg/L的消毒剂溶液，擦拭或喷洒室内各种物品表面。当污染物中含有大量有机物时，可相应加大化学消毒剂剂量，并按产品说明书使用。

（2）紫外线灯照射：用悬吊式或移动式紫外线灯消毒时，离污染表面不宜超过1 m，照射时间一般不得少于30分钟；用高强度、低臭氧紫外线杀菌灯，照射30～60分钟。

12.玩具的消毒。

传染病流行或发生时，每日进行一次消毒，要根据不同的玩具选用不同的消毒方式。

（1）耐热的木制玩具可在开水中煮沸10～15分钟；

（2）塑料和橡胶玩具可在有效溴或有效氯含量为250～500 mg/L的溶液中浸泡15～30分钟；

（3）怕湿、怕烫的毛类玩具可在烈日下暴晒4～6小时，借助太阳紫外线的照射，将细菌杀灭；

（4）高档电动、电子玩具可定期用酒精棉球擦拭孩子经常抚摸的部分。

13.传染病检疫的班级餐具应单独清洗消毒，直至检疫期结束，方可参与园内餐具的清洗消毒。

技能训练4　学前儿童意外伤害的急救技术

一、判断呼吸

判断呼吸有以下几种方法：①观察胸脯起伏；②伸入鼻孔下感觉气流；③检查颈动脉及观察循环征象

（见图 3-4）；④检查肱动脉，肱动脉在肘窝向上 2 cm 处（见图 3-5）。

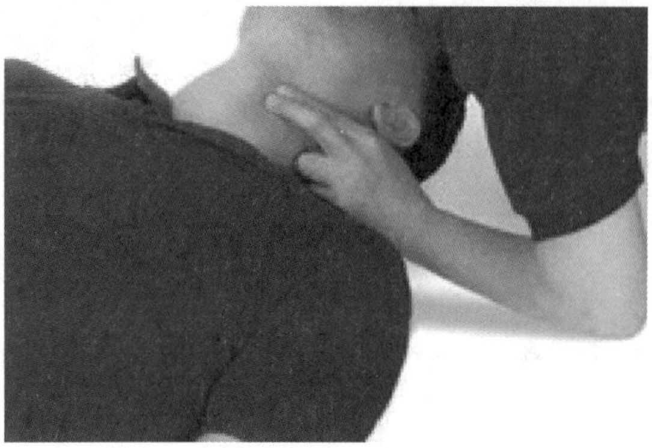

图 3-4　颈动脉

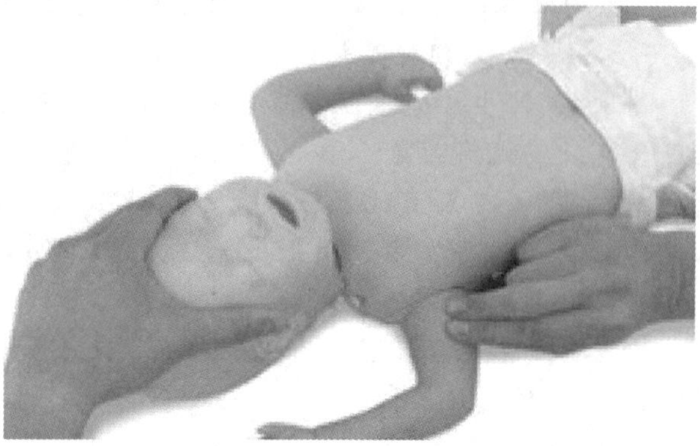

图 3-5　肱动脉

二、胸外心脏按压

心脏位于胸腔偏左，前面为胸骨与左侧肋软骨，后面为胸椎与肋骨。如果按压胸骨，使之下陷 3～4 cm，就能挤压心脏，使心脏被动收缩；而当停止按压时，弹性较大的肋软骨会恢复原位，使胸腔扩大、负压增加，血液因此回流到心脏，从而激发心脏自然收缩，推动血液循环，也就是起到人工心跳的作用。如果患儿属于假死状态的心脏骤停，通过胸外心脏按压，就可恢复心脏正常跳动，使患儿得救。具体操作步骤如下。

（1）迅速将患儿置于仰卧位，平放于地面或硬板上，解开衣领，头后仰，使气道开放。急救者跪（或站）在患儿左侧，先向患儿口对口吹几口气，以保持呼吸道通畅并得到氧气。

（2）按压部位：胸骨中下 1/3 交界处的正中线上或剑突上 2.5～5 cm 处。

（3）按压方法：以左手掌根部紧贴按压区，右手掌根重叠放在左手背上，使全部手指脱离胸壁。急救者双臂应伸直，双肩在病人胸部正上方，垂直向下用力按压。按压要平稳，有规则，不能间断。学前儿童心脏按压只需用一只手掌紧贴按压。

（4）按压深度：学前儿童 3 cm。

（5）按压次数：学前儿童每分钟 100 次。

三、人工呼吸

（一）口对口呼吸

急救者将患儿头部后仰，松开患儿的衣服，用手指或者吸引器清除患儿口鼻中的分泌物和污泥等，必要时将患儿的舌拉出来，使患儿的呼吸道通畅。急救者将口紧贴患儿的口（最好隔一纱布），另一手捏紧患儿的鼻孔以免漏气，急救者深吸一口气，把空气吹入患儿体内，同时眼睛要注视患儿的胸廓是否有明显的扩张。若有，表明吹气量足够多，随即放开捏住患儿鼻子的手，让他自主完成一次呼气过程。对学前儿童实施口对口呼吸急救的频率是 15 次/分。如果患儿牙关紧闭，无法进行口对口呼吸，可以用口对鼻呼吸法，直到患儿自动呼吸恢复为止。

（二）仰卧压胸式

患儿仰卧，上肢放在身体两侧，背部垫柔软衣物使之凸起。急救者两腿分跨于患儿臀部两侧，两手掌紧贴患儿的胸壁，双手平放在患儿两乳下部，此位置相当于肺的下部1/3～2/3处，向下向前用力推压，当肩膀和患儿的肩膀成一直线时，停止用力；其他四指沿肋骨下缘散开，向前、下、内方压迫患儿胸廓，使之被动呼吸，然后双手松开，身体复原位，再次按压，节律同上。

(三)俯卧压背式

患儿俯卧，头偏向一侧，一侧上臂弯曲垫于头下，一侧上肢伸直，置于头侧。急救者两腿屈膝跪于患儿的大腿两旁，把手平放在患儿背部肩胛骨下角(第七对肋骨处)、脊梁骨左右。急救者用手使劲向下向前推压其背部，当肩膀与患儿的肩膀将成一直线时，不再用力。再次按压，节律同上。

(四)仰卧牵臂式

体位与仰卧压胸式相同，急救者跪在患儿头部位置，握住患儿的手腕，先将患儿双臂向上举并向外伸展，使患儿的胸廓变大引起吸气，将双臂回拢，用患儿的手腕挤压乳房下部，造成呼气，节律同上。

注意要点：切勿用力过猛，有胸部肋骨骨折或其他情况不宜做人工呼吸时，应立即采取其他急救措施。呼吸、心跳均停止时，应同时进行心脏按压。

做人工呼吸需要注意以下六点。

(1)清除患儿口鼻内的泥、痰、呕吐物等，保持患儿呼吸道畅通，以利于空气出入。

(2)解开患儿的衣领、内衣、裤带，保证患儿衣衫宽松，防止胸部受压，以使其肺部伸缩自如。

(3)检查患儿胸、背部有无外伤和骨折，如果有骨折，应选择适当姿势，动作要适度，操作要适当，以防造成患儿肋骨损伤。

(4)除房屋倒塌等危险环境或处于有毒气体等环境外，一般应就地对患儿做人工呼吸，尽量减少搬动。

(5)每次吹气时，气体交换量不能少于正常交换量的1/2。

(6)必须保持足够时间，只要患儿还有一线希望，就不能轻易放弃人工呼吸。

四、止血

(一)加压包扎法

加压包扎法最常用，适用于各种伤口，先用无菌纱布、消毒毛巾等覆盖压迫伤口，再用三角巾或者绷带用力包扎，将受伤部位抬高，包扎的范围应该比伤口稍大，超出伤口边缘5～10 cm。

(二)指压法

指压法适用于中等以上动脉出血，一般是靠近近心端按压。头部和四肢某些部位的大出血，用手指压迫伤口近心端动脉，将其压向深部的骨头，阻断血液流通；颜面部出血，用手指压迫下颌角前方1 cm处的面动脉；颞侧头皮出血，用手指压迫耳屏前方的颞浅动脉；前臂出血，用手指压迫肘关节上方3 cm尺侧的肱动脉；手出血，用手指压迫腕关节上方屈侧的桡、尺动脉；下肢出血，用手指压迫腹股沟韧带中点下方2 cm的股动脉；足背出血，用手指压迫足跟与内踝连线中点的踝动脉。

(三)止血带法

止血带法主要是用橡皮管或胶管止血带将血管压瘪而达到止血的目的。这种止血方法较牢固、可靠，但只能用于四肢动脉大出血。

左手拿橡皮带(如果没有橡皮带，可以用松紧带、自行车内胎等代替)，后面留约16 cm；上肢要放在上臂中上 1/3 处，下肢放在大腿的中下 1/3 处。右手拉紧环体扎，前头交左手，中食两指挟，顺着肢体往下拉，前头环中插，保证不松垮。如果情况紧急，无法找到橡皮带之类的东西，可以用布条、手帕，甚至领带等，切记不可以用铁丝、细麻绳、细尼龙绳代替止血带，因为这些物品没有弹性，会造成血液不通、组织坏死。

布条、手帕等的绑扎方法：可将布条、手帕等叠成带状，绕肢体一圈，打一活结，然后取一小木棍（或钢笔、筷子等）穿在带圈内，将小木棍依顺时针方向绞紧，将小木棍的一端插在活结的小圈内拉紧固定。也可用橡皮管在肢体上紧绕 2～3 圈，将末端压在紧缠的橡皮管下面固定。

使用止血带时应注意以下问题。

（1）上止血带前，要先用毛巾或其他布片、棉絮作垫，止血带不要直接扎在皮肤上；紧急时，可将裤脚或袖口卷起，止血带扎在其上。

（2）松紧适宜，即要扎得松紧合适，过紧易损伤神经，过松则不能达到止血的目的。一般以不能摸到远端动脉搏动或出血停止为度。

（3）结扎时间过久，可引起肢体缺血坏死。因此要每隔 1 小时放松 2～3 分钟，放松期间，应用指压法暂时止血。在寒冷季节，应每隔 30 分钟放松一次。结扎部位结扎超过 2 小时者，应更换比原来较高的位置结扎。

五、包扎

包扎的材料有三角巾、绷带、卷轴绷带、复绷带、夹板绷带、支架绷带、石膏绷带及纱布卷等。必要时也可以用衣服、被单、毛巾、围巾、手绢等当作三角巾和绷带使用。

（一）头部包扎

先把三角巾基底折叠放于前额，两边拉到脑后与基底先做一半结，然后绕至前额做结，固定。或者用三角巾风帽式包扎法，将三角巾顶角和底边各打一结，即呈风帽状。注意在包扎头面部时，将顶角结放于前额，将底边结放在后脑勺下方，包住头部，两角往面部拉紧，向外反折包绕下颌，然后拉到枕后打结。

（二）胸部包扎

如果右胸受伤，将三角巾顶角放在右面肩上，将底边扯到背后在右面打结，然后再将右角拉到肩部与顶角打结。

（三）背部包扎

背部包扎与胸部包扎的方法一样，唯位置相反，结打在胸部。

（四）手、足的包扎

将手、足放在三角巾上，顶角在前拉在手、足的背上，然后将底边缠绕打结固定。

（五）手臂的悬吊

上肢骨折需要悬吊固定时，可用三角巾吊臂。悬吊方法是：将患肢呈屈肘状放在三角巾上，然后将三角巾底边一角绕过肩部，在背后打结即呈悬臂状。

注意事项如下。

（1）包扎前最好用消毒的敷料覆盖伤口，紧包时也可用清洁的布片。

（2）包扎时肘关节的功能位置屈曲近 90 度，膝关节的功能位置稍屈 10 度，手各指关节的功能位置屈曲 45 度，踝关节的功能位置屈曲 90～95 度。

(3)松紧适当。包扎过紧可出现肢体肿胀，或苍白、发绀、发冷、麻木等表现，有可能造成肢体缺血、坏死；包扎过松则起不到治疗的作用。包扎四肢时，手指和脚趾最好露在外面以便观察。

(4)对创面较大、安装固定夹板、手臂悬吊等伤员，须应用三角巾包扎法。

(5)包扎的结不能系在伤口、坐卧和骨头隆起的部位。

六、搬运

搬运分为徒手搬运和器械搬运。徒手的单人搬运分为：

(1)扶行。急救者把患儿的一只胳膊绕过自己的颈部，急救者的一只手抓住患儿的一只手，手搂着患儿的腰。

(2)背负。急救者背起受伤的患儿。

(3)拖行。急救者抓住患儿的肩部、衣服或者脚踝，拖着前行，也可以在患儿身下垫毛毯，急救者抓住毛毯拖行。

(4)抱持。急救者把患儿抱起来，注意一只手放在患儿的大腿下，另一只手绕着患儿的腰部。

(5)爬行。患儿用手搂紧急救者的脖子，或者急救者用绳子把患儿捆住，搭在自己的脖子上，爬行前进。

双人徒手搬运有轿杠式(见图 3-6)、托椅式(见图 3-7)、双人拉车式(见图 3-8)。多人徒手搬运有同侧平托式、异侧平托式。

器械搬运有担架式和靠椅式。担架式，即用床板或门板、毛毯和竹竿、衣服和竹竿、编织袋和竹竿做成简易担架搬运患儿。注意，后三种担架不能搬运骨折患儿。靠椅式，就是直接把患儿和椅子一起搬动。

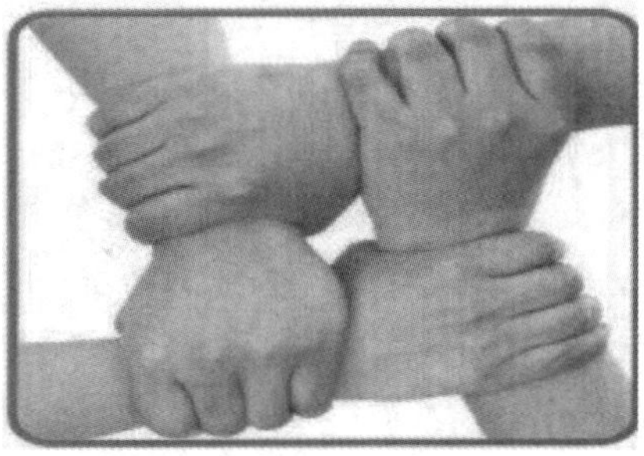

图 3-6　轿杠式

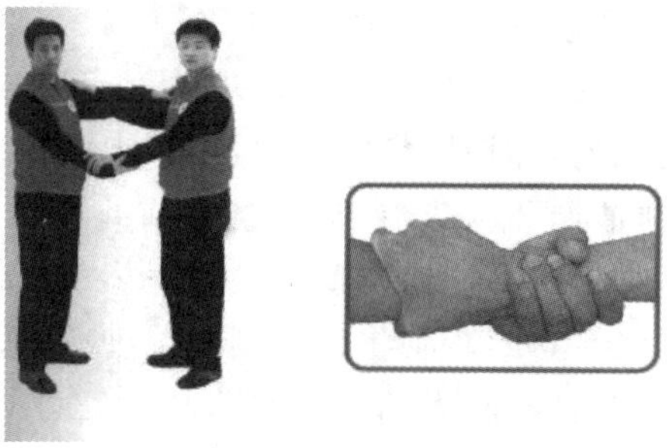

图 3-7　托椅式

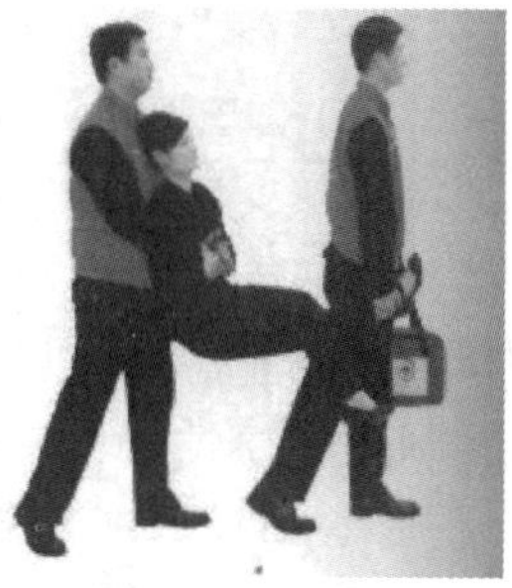

图 3-8　双人拉车式

七、拨打急救电话

时间就是生命。拨打 120 急救电话的最佳人选为患者亲属或现场知情者，通话内容有患者姓名、性别、工作单位、拟去医院、联系电话、接车地点等，其中接车地点是询问的重点。如果遇灾害事件，报警人要回答灾害性质、涉及范围、伤亡人数、目前救援状况等。

第四单元
学前儿童常见意外伤害及紧急处理

理论一　幼儿园常见意外伤害及其处理

学前儿童在早教机构里容易发生的意外伤害主要是拥挤、踩踏、压伤、割伤等。学前儿童教师要学会判断伤情的轻重，并掌握一定的急救技能，以便缓解学前儿童的病情。

一、摔跌伤

摔跌伤是早教机构最常见的意外伤害形式。因为学前儿童活泼好动，在进行游戏的时候很容易摔倒，轻者蹭破皮、红肿，重者会造成内脏甚至大脑的损伤。

当学前儿童摔跌伤时，教师应进行如下处理。

(1)检查受伤的程度，如果学前儿童仅仅是哭闹，皮肤表面没有破损，没有恶心、呕吐、脱臼的现象，教师可冷热交替地敷学前儿童的患处，即用干净的毛巾浸透冷水，包裹冰块敷，以防止患处内部瘀血凝固，然后用热毛巾敷，以促进患处血液循环。热敷中，观察学前儿童的伤势变化及疼痛反应。教师可轻轻按摩学前儿童患处，以辅助消肿，切记告诉学前儿童不要用手揉患处。在没有采取任何治疗措施的情况下，教师先不要忙于给学前儿童揉、搓患处，否则将会加剧患处肿胀，人为造成严重瘀血。

(2)如果有下列情况，应立即送医院：无意识、抽搐、持续呕吐、尿血、伤口大、大量出血、手脚麻痹、手脚一碰就大哭、可能骨折或脱臼，教师必须让孩子平躺，等待救护车，呕吐时，让孩子侧躺，避免呕吐物堵塞气管，用干净毛巾按住伤口，注意不要用棉花团止血，因为不容易清理伤口，出现肿包时，用湿毛巾冷敷。

二、挤压伤

挤压伤是身体的四肢或其他部位受到压迫，造成受伤身体部位的肌肉肿胀或神经学疾病。挤压伤典型的身体受伤部位包括下肢(74%)、上肢(10%)和躯干(9%)。挤压伤外表只看得见轻微创伤，重者内脏可能会受到严重损伤，常引起身体一系列的病理改变，甚至引起肾功能衰竭，导致挤压综合征。挤压伤不同于其他外伤，挤压伤不宜直接从外表来判断受伤的程度。在早教机构，学前儿童比较集中，楼道、通道容易发生事故。

1.当学前儿童受到挤压时

(1)要立即命令或强行将所有正在聚集玩耍的学前儿童疏散。

(2)让受伤的学前儿童原地静坐或平躺，同时观察其他学前儿童是否被压伤。

(3)检查学前儿童的身体，确定无伤害后再让其休息或离开。

(4)将可能有伤的学前儿童抱到医务室交保健医处理。若已知道学前儿童的胸腹部位被挤压,应将学前儿童的身体放平,然后迅速打急救电话。

(5)在转运过程中,应减少肢体活动,不管有无骨折都要用夹板固定,并让肢体暴露在流通的空气中。

(6)有的挤压可将指、趾切断(如手扶门、窗,因门、窗等被猛力关闭,而使手指被切断),在紧急救治、止血包扎的同时,应将断下来的手指、脚趾用干净布包好(能用冰瓶、冰块降温最好),连同伤者速送医院救治与进行断指(趾)再植手术,千万不要丢弃指、趾断体,更不要将断体用水洗和用任何消毒药液浸泡。

2. 怎么判断学前儿童已被压伤

(1)若受轻度的挤压,学前儿童的身体可见某部位出现红肿、瘀血。

(2)若发现学前儿童受挤压后皮肤苍白、出冷汗、口干、烦躁不安,即可断定其体内已受伤。

(3)学前儿童受挤压后,若告诉教师自己视觉模糊、恶心、想吐或已有呕吐现象,即可断定学前儿童体内已严重受伤。

3. 手指、脚趾挤压伤的处理

如果指(趾)甲下血肿,呈黑紫色,可能为开放性损伤,甚至有指(趾)骨骨折。对受伤者,应立即用冷水或冰块冷敷其受伤部位,以减少出血和减轻疼痛。后期可通过热敷促进瘀血的吸收。如果情况严重,指(趾)甲下积血应及时排出,这不仅可以止痛,还可减少感染,以保存指(趾)甲。具体方法:将针头(也可用回形针,用回形针时将其一端扳直作为针头,再将其另一端回形部分缠上几圈胶布,以便于手持)放在酒精灯火焰上加热,同时用酒精消毒伤甲,针头烧红后离火,在针头红焰消失的瞬间,将针头垂直按压在积血的指(趾)甲上,稍加用力将甲壳刺透,然后立即退出针头,再挤出甲下积血。如果积血范围较大,可酌情多扎几个孔,以便积血渗出,也可用干净纱布蘸消毒液湿敷。如果出血不止,可用 1∶1000 肾上腺素注射液自针孔滴入,以助于止血。如果指(趾)甲脱落,要保持甲床清洁、干燥,防止感染。如果指(趾)骨骨折,应尽早去医院诊治。

三、割伤

早教机构中有不少导致学前儿童割伤的潜在因素:小刀、玻璃意外掉下、户外的篱笆等。学前儿童血液总量比较少,所以要注意及时施救。

当学前儿童被割伤时,教师必须做到以下两点。

1. 判断割伤严重与否

割伤按割伤程度分为动脉出血、静脉出血和毛细血管出血。动脉出血,血液颜色鲜红,呈节律状喷射,与心跳一致,这类出血比较严重。静脉出血,血液颜色紫红,血液渗出较慢,血液量较大,容易凝固,还会自动止血。毛细血管出血,血液呈水珠状渗出皮肤表面,色红,出血处易凝固、易止血。

出血按出血部位分为外出血、内出血和皮下出血。外出血为身体表面受伤引起的出血,血液从伤口流出。内出血为体内的脏器和组织受损伤而引起的出血,如肝破裂、胸腔受伤引起血胸等,血液流入体腔内,外表看不见。这类出血比较严重,需要教师观察学前儿童是否出现头晕、恶心、呕吐等现象。皮下出血是指皮肤未破,只在皮下软组织内发生的出血,如挫伤、瘀斑等。

2. 伤口处理

对于轻微割伤,若学前儿童的伤口非常小,皮肤表面只有少量血液慢慢渗出,且伤口无任何异物,贴一块创可贴即可,切不可在伤口处放置脱脂棉、手纸或者用烟灰等物止血。对于中度割伤,需要清洗伤口,若有金属或玻璃碎片,用医用镊子将残留物轻轻捏出,然后对伤口处及周边皮肤进行消毒,马上用无菌纱布将伤口堵住,再用消毒棉球按由内向外的顺序擦洗创口周边的皮肤,最后用无菌水冲洗,用消毒纱布包扎伤口。对于重度割伤,要注意止血,然后送到医院急救。

四、刺伤

由于早教机构里的花草、栅栏、手工活动材料等的表面潜藏着锋利的东西，会刺伤学前儿童，因而刺伤也是常见的意外伤害之一。刺伤易伤及深部组织和脏器。

当学前儿童被刺伤时，教师必须做到以下几点。

(1)如果刺伤不严重，可用生理盐水、温肥皂水或少量酒精将学前儿童的伤口清洗干净，洗净伤口后再用消毒纱布将伤口轻轻擦干；用已消毒的镊子顺着刺物刺入的方向将刺物夹住并拔出；最后用酒精、碘酒或过氧化氢为学前儿童的伤口消毒，并涂抹消毒水。

(2)学前儿童被木刺刺伤且木刺刺入肌肉较深或学前儿童眼睛被刺伤时，应立即送往医院救治。

(3)被锐利物刺伤后，尤其是被埋在泥土中的锈钉子、碎玻璃刺伤后，因破伤风杆菌可能会被带到伤口深处而不易清理，很容易发生破伤风感染。所以，刺伤伤口无论大小都应在伤后 12 小时内去医院注射破伤风疫苗。

五、扭伤

扭伤是指旋转、牵拉或肌肉猛烈而不协调地收缩等间接暴力，使关节突然发生超出生理范围的活动时，引起肌肉、肌腱、韧带、筋膜、关节囊等组织产生撕裂、断裂或移位等，以局部肿胀、疼痛、活动受限、皮色紫青为主要表现的损伤性疾病。活动中，学前儿童爱跑动、爱追赶、爱争抢物品，有时他们很难控制自己的速度，因此很容易发生扭伤。

当学前儿童扭伤时，教师必须做到以下两点。

(1)对于轻微扭伤，在扭伤的前几分钟内将用冷水浸湿的毛巾或冰块敷于伤处，冷敷时间一般为半个小时，中间停一小时后进行第二次冷敷。

如果学前儿童扭伤的是踝关节，可先用红花油涂抹于扭伤处，然后让学前儿童平躺休息，将受伤的踝关节抬高，并在扭伤处下面垫一些可以稳住脚部的软性物品。

(2)严重扭伤多发生在腕关节、肘关节、踝关节，如果学前儿童的扭伤处很快出现肿胀或瘀血，学前儿童疼痛难忍，并难以站立，教师不可再叫学前儿童走动，应立即送往医院治疗。确诊没有骨折和关节错位之后，接下来等扭伤过 24 小时之后就可以热敷了，用暖袋或者热毛巾直接敷在扭伤部位。也可以用热醋、热酒等进行热敷，以活血通络、消肿止痛。热敷的时间不能太长，每天两次，每次二十分钟即可。

【拓展阅读】

冷敷和热敷的操作方法

1. 冷敷法。

冷敷法是指将冰(冷水)袋或冷毛巾(湿布)敷在学前儿童患处的方法。冷敷法能够促进局部毛细血管收缩，减轻血管出血，具有消炎、止血、止痛、使皮肤散热、降低体温的作用。

使用冰袋或冷水袋冷敷时，要在袋子里装入半袋或 1/3 袋碎冰或冷水，挤出袋子里的空气，将袋口用夹子或其他用具固定结实，然后将冰袋或冷水袋置于学前儿童的患处；使用毛巾或湿布时，先把毛巾或湿布在冷水内浸湿，拧干后敷在学前儿童的患处，最好交替使用两块毛巾或湿布，反复进行。

当学前儿童发烧需要降低体温时，可把冷水袋或冷毛巾敷在学前儿童的额头、四肢、背部、腋窝、肘窝、腹股沟等处，敷后用毛巾擦干这些部位。

注意事项：对学前儿童进行冷敷时，时间不宜过长，以免影响血液循环；要注意观察局部皮肤颜色，当出现颜色发紫或皮肤麻木时要立即停止；不宜进行全身冷敷。

2. 热敷法。

热敷法是指将热水袋或热毛巾(热湿布)敷在学前儿童患处的方法。热敷法使肌肉松弛、血管扩张，具有消炎、消肿、减轻疼痛及促进血液循环的作用。

热敷法通常有三种：

一是使用热水袋，将热水袋装入 2/3 热水，水温以 60～80 ℃为宜；排出袋内气体，拧紧螺旋盖；用毛巾裹好或装进布套内，手背试温以不太热为度，置于学前儿童的患处。

二是把毛巾或布在热水中浸湿，拧干后敷于患处，并在热毛巾外面加盖一层布或毛巾，以保持热度；一般每 5 分钟更换一次毛巾，最好交替使用两块毛巾；每次热敷时间以 15～20 分钟为宜，每天可进行 3～4 次。

三是把盐、米或砂子炒热后装入布袋内，代替热水袋或热毛巾热敷；每次热敷 20～30 分钟，每天进行 3～4 次。盐、米和砂子能够长时间保持温度，但应注意防止烫伤。

注意事项：在使用热敷法的同时要注意观察用药效果，根据病情的变化及时提出调整药物用量或考虑更换药物的建议。

六、骨折与脱臼

学前儿童生性活泼，骨骼发育还没完全成熟，关节窝也比较浅，所以容易发生骨折和脱臼。判断学前儿童骨折的方法如下：

(1)受伤的身体部位停止活动，出现肿胀，有异常的折角、隆起、青紫、瘀血。比如上肢骨折通常不能抬臂，下肢骨折则不能站立。

(2)拒绝触摸。轻微地触碰受伤的身体部位，也会引起学前儿童剧烈哭闹、表情异常痛苦。

(3)全托的早教机构教师可以采用夜间诊断法，如果怀疑学前儿童出现骨折，但症状和体征又不明显，趁孩子熟睡时触碰他受伤的身体部位，如果孩子惊醒或哭闹，应怀疑有骨折，并要到医院拍片确认。

脱臼发生时可以看出关节畸形和患肢缩短、疼痛、肿胀等症状。相对于脱臼来说，骨折的痛感更为剧烈，甚至引起休克。

当学前儿童骨折或脱臼时，教师必须做到以下两点。

(1)不要随意搬动学前儿童，特别是颈椎骨骨折，应将学前儿童的头仰卧固定在正中位(不垫枕头)，两侧垫卷叠的衣服，防止颈部左右转动。胸腰椎骨折的学前儿童不要站立或坐起，以免引起或加重脊髓损伤。

(2)固定骨折。前臂骨折和上臂骨折，固定时注意留出指尖，然后用三角巾把前臂悬吊起来。上肢骨折，也可用躯干固定，将上臂用皮带或布带固定在胸部，并将伤侧衣襟角向外上反折，托起前臂后固定。锁骨骨折，可用三角巾固定法，先在两腋下垫上大棉垫或布团，然后将两条三角巾的底边分别从两腋窝绕到肩前打结，再在背后将三角巾两个顶角拉紧打结。肋骨骨折，先在骨折处盖上大棉垫或折叠数层的布，然后让学前儿童呼气后屏息，在健侧胸部打结固定。大腿骨折，将一块相当于从足跟至腋下长度的木板放在伤肢外侧，然后用 6～7 条布带扎紧固定。小腿骨折，可将两块由大腿至足跟长的木板，分放于小腿内、外侧，或仅将一块木板放于大腿、小腿外侧，用绷带缠绕固定，然后即刻送往医院。固定时，在紧急情况下，可以用木板、主板、书本等代替夹板。开放性骨折要在清创后再进行固定，然后送往医院治疗。

七、鼻出血

鼻出血多因鼻腔病变引起，也可由全身疾病引起，偶有因鼻腔邻近病变出血经鼻腔流出者。鼻出血多为单侧，亦可为双侧；可间歇反复出血，亦可持续出血；出血量多少不一。学前儿童鼻孔出血，可能是因为在常规活动中不慎碰磕，导致毛细血管破裂造成的，也可能是学前儿童自身患有鼻炎等常见病周期性复发而造成的。

当学前儿童鼻子出血时，教师必须做到以下几点。

(1)局部压迫止血。教师应让学前儿童坐起或站立，使学前儿童头稍向前倾，不要后仰，食指压住出血一侧的鼻翼，似一般以手夹鼻子的做法，如果双侧鼻腔出血，就用拇指和食指压，压迫 5～10 分钟后可止血。教师同时用手掌蘸凉水轻拍学前儿童的前额或后颈。如果流血还未停止，赶紧送往医院。

(2)学前儿童左(右)鼻孔流血时，教师用中指勾住学前儿童的右(左)手中指根并用力弯曲，一般几十秒钟即可止血。若鼻子血流不止，应将学前儿童送往医院治疗。

(3)用减充血剂或鼻腔喷液将棉花打湿，塞入鼻孔可帮助止血。用白醋打湿棉花也行。不要用硬纸做成纸团塞进学前儿童的鼻腔。这是因为纸团较硬，可使鼻腔黏膜破损面积增大，加重鼻出血。

使用以上方法时，切记不要让学前儿童躺下，因为鼻血会造成堵塞和窒息。

八、咬蜇伤

早教机构里的花草可能会使学前儿童被马蜂、蜜蜂、毒蝎蜇伤或被花丛中的螳螂刺伤。

在学前儿童被咬伤或者蜇伤后，教师必须做到以下几点。

(1)被蜂类蜇伤，拔出毒刺，如果毒刺已刺入体内，就用消毒针挑出毒刺，用力掐住被蜇伤部位，吸出毒素。然后用肥皂水清洗被蜇伤部位，或者涂抹红花油、绿药膏。严重者必须送往医院。

(2)被毒蜘蛛、蜈蚣咬伤，如果伤在四肢，迅速用布带或者止血带包扎伤口，15 分钟放松 1 分钟，用 1∶1000的高锰酸钾液清洗，挤出伤口毒液。如果伤口较小，可以用消毒过的针扩大伤口，排出毒液，然后赶紧送往医院。

(3)被蚂蟥咬伤，不要硬拉蚂蟥的身体，以防蚂蟥的口器留在体内，造成感染，可通过拍打、烟熏、针刺蚂蟥或者用棉花球蘸食醋、盐水并放在蚂蟥的头部，使蚂蟥脱落，然后用盐水冲洗伤口并包扎即可。如果蚂蟥吸附在鼻腔、泌尿部位、阴道等处，迅速送往医院。

(4)被猫、狗咬伤，即刻要用盐水、酒精等清洗伤口，迅速送往医院打破伤风针。

九、急性中毒

常见的急性中毒包括食物中毒、药物中毒和煤气中毒几种。在早教机构中，主要防止食物中毒。

食物中毒潜伏期一般为几分钟到几小时，发病呈暴发性，潜伏期短，来势急剧，常见有恶心、呕吐、腹痛、腹泻等消化道症状。

学前儿童发生食物中毒，教师必须做到以下几点。

(1)催吐，用人工刺激法，即用手指或牙刷包上软布，刺激中毒者的舌根，引起呕吐，同时注意避免因呕吐物误吸而引起窒息，然后送往医院。

(2)妥善处理可疑食物，收集呕吐物、排泄物等，并送到医院做毒物分析。

(3)防止脱水，轻症中毒者应多喝盐开水、茶水、稀米汤等；重症中毒者要禁食 8～12 小时，可静脉输液，再进食一些米汤、稀粥、面条等易消化食物。

药物中毒可能是由学前儿童吞入、吸入、皮肤渗入药物而造成的，可能出现发绀、呕吐、惊厥、呼吸困难和休克等症状。

学前儿童发生药物中毒，教师必须做到以下几点。

脱掉学前儿童被污染的衣物、鞋、袜，用肥皂水(敌百虫中毒除外)或大量清水清洗学前儿童被污染的皮肤，清除学前儿童口中的异物和残留毒物，用时 15 分钟以上，忌用热水，以微温为宜。眼内染毒可用生理盐水或清水彻底清洗，特别是强酸或强碱溅入眼内，更需要反复冲洗，时间不少于半小时。严重者清洗后送往医院。

早教机构煤气中毒不常见，一旦发现学前儿童发生煤气中毒，教师必须做到以下几点。

(1)关掉煤气源，将学前儿童迅速转移到清新空气中。

(2)若学前儿童呼吸微弱，立即进行人工呼吸，直至学前儿童能够自主呼吸。呼吸停止者在进行人工呼吸前要掐人中。严重者即刻送往医院。

(3)在救治过程中要注意给学前儿童盖上大衣或毛毯、棉被，防止学前儿童因受寒而发生感冒、肺炎。也可用手掌按摩其躯体，在其脚和下肢部位放置热水袋，促进吸入毒物的消除。

十、烫伤、烧伤

学前儿童皮肤柔软薄嫩，烫伤、烧伤后极易被感染，从而加重伤势，甚至会引起白血病。常见烫伤源有水、油、电等。

当学前儿童被烫伤、烧伤时，教师必须做到以下几点。

(1)用流动的自来水冲洗烫伤部位(如果外面包裹着衣物，连衣服一起)或将烫伤部位浸泡在冷水中，以达到皮肤快速降温的目的。冲洗的时间越早越好，即使烫伤当时即已造成表皮脱落，也同样应以凉水冲洗。冲洗时间可持续半小时左右，以脱离冷源后疼痛已显著减轻为准。酸、碱造成的化学性烧伤，早期处理也是用清水冲洗，且应以大量的流动清水冲洗，而不是用化学药品中和。

(2)在脱烫伤部位的衣物时，要在伤口充分湿润后，用剪刀剪去衣物。有水疱时注意不要弄破，因为水疱对创面有保护作用。

(3)用干净纱布或者布覆盖创面。盖前可在创面上涂抹 1 cm 厚的湿润烧伤膏，没有湿润烧伤膏时可涂抹食用油。但注意不要在伤部涂抹醋、酱油、牙膏、肥皂、草灰等，以避免刺激创面，为医生后面的诊治带来麻烦。严重者即刻送往医院。

(4)一般电击烧伤和烫伤的处理办法相同，如果是人体与电流接触引起的烧伤，脱离电源后要立刻进行人工呼吸，送往医院。

十一、溺水

在我国，溺亡在 0～14 岁年龄组意外死亡中排在第一位。溺水窒息后，最易受损害的是脑细胞。资料显示，脑缺氧 10 秒即可出现意识丧失，缺氧 4～6 分钟，脑神经元发生不可逆的病理改变，所以溺水后前 6 分钟是溺水抢救的黄金时间。溺水 6～9 分钟死亡率达 65%，12 分钟则成活率几乎为零。因此，溺水的抢救必须争分夺秒。

学前儿童发生溺水现象，教师必须做到以下几点。

(1)立即清除学期儿童口、鼻腔内的水、泥及污物，用手帕裹着手指将其舌头拉出口外，解开其衣扣、领口，以保持呼吸道通畅。

(2)抱起学前儿童的腰腹部，使其背朝上、头下垂进行倒水。或者，急救者采取单腿跪地的姿势，将学前儿童的腹部放在自己的大腿上，使其头部下垂，并用手平压背部进行倒水。

(3)不管倒出多少水，都应抓紧时间施行人工呼吸和心脏按压。千万不可因倒水而延误了抢救时间。如果溺水者心跳、呼吸停止，应立即进行口对口人工呼吸、胸外心脏按压复苏，尤其是在心跳停止后 4 分钟内实施最为关键。

(4)当溺水者心跳、呼吸恢复后，可用干毛巾摩擦其全身，可自四肢、躯干向心脏方向摩擦，以促进血液循环。

十二、异物入体

学前儿童从 1 岁开始进入关注细小事物的敏感期，直到 4 岁才会慢慢结束。这些小东西可以给孩子带来无穷的乐趣，也会造成意外伤害。

当学前儿童发生气管异物状况时，教师必须立即把学前儿童送往医院。这种异物可能是纽扣、珠子、花生等，自然咳出的可能性很小，应送医院急救。

当学前儿童发生耳道异物状况时，教师必须首先判断异物的大小，较小的异物可用小钩子或用袖珍镊子取出；也可让学前儿童头偏向异物一侧，并进行单脚跳，直至异物排出。假如是小虫爬入外耳道，则应让学前儿童置身黑暗之中，用手电照射外耳道，诱使小虫自行爬出，也可将酒精或者油滴入耳内，杀死小虫后再取出。对于豆类等植物性异物，忌用水灌冲，因为如果它们膨胀，更不易取出。

当学前儿童发生鼻腔异物状况时，教师必须判断是哪一侧鼻腔存在异物，可用手压住另一侧鼻孔，让学前儿童有异物一侧的鼻子用力向外呼气，使异物随气流被冲出，也可用纸捻、辣椒粉、胡椒粉等刺激鼻黏膜，使其产生喷嚏反射，将异物自行喷出。这些方法无效时，应送医院就诊。

当学前儿童发生眼内异物状况时，教师必须制止学前儿童用手帕或手揉擦，可让他们用力眨眼，利用泪水带出异物，也可用温水或蒸馏水冲洗眼睛，还可翻开上下眼睑，找到异物后，用干净的棉签、纱布或手帕擦去。

理论二　学前儿童自救能力的训练与培养

一、学前儿童自救能力概说

学前儿童自救能力是指学前儿童有效解决自身基本生存与发展所遇到的危险问题，以及面对这些问题时学前儿童自立、自我决断、自我行动的能力。

由此可见，学前儿童自救的前提是学前儿童的自立。自立是我国古代就倡导的品质，最早见于《儒行》，只是自立的内容和现在有所不同。我国著名的学前儿童教育专家陈鹤琴说过，“凡是孩子能够自己做的，应当让他自己做。”“凡是儿童能够自己想的，应当让他自己想。”意在让学前儿童在独立中积累生活经验，激发潜能，提高解决问题的能力。

美国父母让学前儿童从小就认识到劳动的价值，通过自己做家务和义工等来换取劳动报酬。日本教育孩子有句名言：除了空气和阳光是大自然的赐予，其余一切都要通过劳动才能获得。所以，在日本，学前儿童会利用课余时间做那些力所能及的家务和到外面参加劳动挣钱。瑞士父母认为长期依靠父母过寄生生活的人，是没有出息和可耻的。德国一贯倡导培养孩子的责任感及独立意识，孩子在 1 周岁左右时，父母就鼓励他们自己捧着奶瓶喝牛奶。德国法律规定，孩子到了 14 岁就要在家里承担一些义务。

美国罗切斯特大学爱德华·德西教授提出的“自我决断性”指的是发展自由性、才能等的动机。爱德华·德西教授说道：“人类有要求自由的愿望，正是人自身的愿望促使了行动的产生。”此外，他还说道：“对于人类来说，有一种使他们满足欲望的意志，而灵活运用这种意志的过程就是自我决断性。”对于学前儿童来说，决断能力会使他们的幸福感、责任感增强。

自立精神和自我决断能力提高了，学前儿童独立解决问题的能力、自救能力自然可以提高。

二、影响学前儿童自救能力的因素

由于学前儿童的生理和心理特点，影响学前儿童意外伤害认知的因素按从主到次排列为：教师、家长、电视、自身感受和观察他人。由此可见，家长和教师在学前儿童对意外伤害及自救能力认知方面起着主导作用，而学前儿童对意外伤害的认知直接决定了自救能力的高低。

（一）家长的认知

我国很多家庭形成了 6∶1 的模式，即祖父、祖母、外祖父、外祖母、父亲、母亲共同对 1 个孩子。这样的家庭对学前儿童的教养态度呈现出以下几个特点。

（1）以学前儿童为伙伴，失去了作为父母的引导作用，导致学前儿童以自我为中心，由于模仿成人，表面上看起来比较早熟，其实独立处理事务的能力很差。

（2）满足学前儿童的各种要求。很多父母由于小时候物质条件不是很丰富，受到的关爱不够，因而现在对学前儿童的物质需求是超出承受能力来满足的，对学前儿童精神方面的需求也是如此，这样使得学前儿童在独立处理事情的时候不知所措。

（3）代替学前儿童承担劳动，使得学前儿童依赖性强，生活无法自理。

（4）过分保护，使得学前儿童无法区分是非，应变性不够。

针对意外伤害，根据国内调查结果显示，学前儿童获得意外伤害知识的途径是多方面的，其中以从幼儿园教师那里学习到的（88.0％）以及家长对其进行教育的（86.4％）为最多。家长认为自己的孩子最需要接受的安全教育为：交通安全（83.6％）、与同伴玩耍时的安全（65.3％）、游戏活动的安全（53.7％）、防触电（53.5％）、防走失（47.9％）、防传染病（45.0％）等。家长们最想获得的意外伤害预防知识为：交通安全（65.9％）、饮食安全（54.6％）、运动安全（49.7％）等。① 由此可见，家长比较重视学前儿童的交通安全和在早教机构的安全。在早教机构中，父母主要担心学前儿童被人打伤，其次担心学前儿童在游戏活动等中缺乏保护能力，忽略了社会环境造成的意外伤害。由此得出结论，家长对学前儿童的保护具有一定的片面性，忽视了学前儿童自身面对危险情景的处理能力的培养和对危险生活用品知识的学习。所以家长必须做到以下几点。

（1）端正教养态度。尊重学前儿童，做到不溺爱、不漠视，让学前儿童成为他自己学习和生活的主人；理智地给予学前儿童爱，爱应该适度，不要越俎代庖；相信并理解学前儿童的思维方式、行为准则，激发他们的潜能；适度的赞扬是学前儿童成长的催化剂，会促使他们建立起自信，增加克服困难的勇气。

（2）积累教养知识。影响学前儿童发展的因素有很多，家长首先必须涉猎语言、社会、艺术、保健、科学等知识，其次还要涉猎学前儿童心理学、教育学等应用型知识。

（3）制订长期规划。按照学前儿童成长规律，适当分配一些任务给学前儿童，持之以恒地让学前儿童养成良好的生活习惯和学习习惯，锻炼学前儿童的心理素质，为避免意外伤害打下基础。

（4）随机教育。抓住生活中的各种机会，从点滴小事中随时教给学前儿童意外发生时可采取的办法，开水瓶、电插头、燃气、马路、法律案件等都是对学前儿童进行意外伤害教育很好的素材，同时还可以培养学前儿童观察、分析、判断的能力，从而提高意外发生时学前儿童的应变能力。

（二）学前儿童的认知

学前儿童对意外伤害和危险情景的认知有以下特点。

（1）原因归结从单维度客观原因向多维度客观原因发展。比如对烫伤的认识，小班的学前儿童简单

---

① 刘馨，成利新．幼儿常见的安全问题及家长对其认知的调查[J]．学前教育研究．2006，(9)：15-18．

地认知是开水，大班的学前儿童可以解释为“妈妈刚烧好的汤马上喝会被烫到”。

（2）大部分学前儿童对意外伤害和危险情景能够进行正确归因，但是对带来的后果并不清楚。比如拐卖，大部分学前儿童认为是被“坏人带跑了”。但是对判断坏人的标准、犯罪分子实施拐卖的引诱行为，学前儿童并不能正确判断出这之间的因果关系。三四岁是学前儿童认知意外伤害和危险情景的关键期。比如，对受伤、触电、中毒、烫伤、跌落、走失这六种意外伤害的认知，在小班和中班之间存在显著差异，而在中班和大班之间差异不显著。①

由此可见：学前儿童在处理意外伤害和产生自救行为方面处于弱势地位，需要家庭、早教机构和社会的大力合作；由于学前儿童没有丰富的生活经验，家庭教育和早教机构的教育应该把有关常见意外伤害的安全知识全面地教给学前儿童；从学前儿童生理和心理的特点来说，在4岁左右，对学前儿童进行意外伤害和自救知识的教育效果较好。

（三）教师的认知

一般来说，儿童在早教机构里发生的意外伤害和教师对意外伤害预防行为的实践程度与教师对意外伤害的认知程度密切相关。所以教师是学前儿童掌握自救知识的主导者，也是自救能力训练的组织者。

崔文香、赵红姬对朝鲜族幼儿园、汉族幼儿园、朝汉双语幼儿园进行了调查，发现学前儿童教师意外伤害预防行为的实践在三个分领域的得分由高到低为学前儿童安全指导、幼儿园环境管理、日常生活中的安全行为。在学前儿童安全指导领域中实践程度高的预防行为是告诫学前儿童游戏时不要向其他小朋友脸上扔砂土、告诫学前儿童不要在洗手间内相互嬉戏玩耍、告诫学前儿童不要在走廊或楼梯上相互推挤；伤害预防行为实践程度最低的项目是“指导学前儿童衣服上着火时应该怎么自救”；在幼儿园环境管理领域中，实践程度最高的预防行为是“留有每个学前儿童家长的电话，以及紧急联系电话”，实践程度最低的预防行为是“每天检查玩具和游戏设施的破损情况”。

国内调查结果显示：只有67%的教师对学前儿童意外伤害有正确的认识；大部分学前儿童教师从学前儿童安全指导、幼儿园环境管理等角度出发，比较全面而具体地实施学前儿童意外伤害预防行为，但自己在日常生活中并不十分重视对意外伤害的预防；大多数学前儿童教师对幼儿园游戏设施及玩具管理相关知识、学前儿童意外伤害危险因素相关知识、灾害应急相关知识的认知程度普遍较低；大多数学前儿童教师在学前儿童突然发生窒息、休克、骨折等意外伤害时，没有信心和能力去处理这些紧急状况。②

由此可见：教师在上岗前要对学前教育课程中所涉及的学前儿童安全健康相关知识内容进行系统化和全面化的整理和再学习，入职后，针对不同地区的早教机构，还应该对学前儿童安全健康相关的教育知识进行再培训和实地操作，对常见意外伤害要注意积累简单有效的救治技术，对严重意外伤害休克、骨折等急救技巧要熟练掌握；教师应增加早教机构游戏设施及玩具管理知识，丰富早教机构意外伤害危险因素的内容；针对自然灾害频发的地区，教师还应从灾难性意外伤害应急措施及逃生技巧等方面带领学前儿童进行实际操作演练。另外，教师还应与家长加强联系，以及时发现学前儿童意外伤害的先兆，避免更大的伤害。

三、学前儿童自救能力的培养

（一）养成自救意识

学前儿童期是身心成长的奠基期，是教给学前儿童有关自救基本知识和技巧的关键期。蒙台梭利曾说：“我听了我会忘记，我看了我会记住，我做了我会理解。”早教机构和家长应该采用多种形式让学前儿

---

① 刘蕊．幼儿对意外伤害事故的认知研究[D]．南京：南京师范大学，2006．

② 崔文香，赵红姬．幼儿教师对儿童意外伤害认知、伤害预防行为及自我效能感[J]．中国妇幼保健．2009，24(10)：1359-1361．

童参与自救活动，把安全教育与游戏融合在一起，并更多地与生活相结合，让学前儿童在玩耍中自己去体会什么是安全，提高自救意识和应急处置能力。

据调查，早教机构培养学前儿童自救意识时采用的形式从主到次主要是安全教育主题讲解、教科书图片、游戏、案例和在有关活动中渗透。[①] 教师多采用围绕主题进行讲解或依据教科书和图片进行讲解等较为传统的口授教育方式，较少采用游戏和讲故事等孩子喜欢和感兴趣的方式来进行教育，不能灵活变化教育方式方法；家长和教师在日常生活中对意外伤害教育仅采用了粗暴简单的方法——严厉制止，如禁止学前儿童独自外出，原因是“会被人骗走了”，结果导致在面对危险情景时，学前儿童表现出在自我保护方面思维的简单性，更谈不上自救了。所以，家长和早教机构要借助各种形式，把那些原本较为枯燥的教育内容生动形象化，以游戏贯穿始终，充分调动学前儿童的积极性，以达到使学前儿童养成自救意识这一目的。

早教机构可以通过情趣化的活动来增强学前儿童的躲闪、奔跑等快速反应能力，并通过模拟演习教给他们求生的技能，如开展让学前儿童尝试攀爬、在地面上滚动来灭火等游戏活动。早教机构可以通过发生的意外伤害随时对学前儿童进行教育，如指导学前儿童下楼梯时不要拥挤，按照固定的顺序和动作，以免造成踩踏；下暴雨时，教师关掉开关讲解怎么躲避雷雨。家长也需要对学前儿童进行随机教育，如以路边的交通指示牌、安全出口等对学前儿童进行教育。早教机构可以通过其他课程对自救教育课程进行渗透。另外，早教机构还可以利用语言、社会活动来模拟情景，进行表演，让学前儿童意识到什么是危险情景。当生活周围的意外事故的主角是熟悉的同伴时，学前儿童会比较容易了解意外事故的后果，这时开展教育更容易使学前儿童引以为戒，特别是受伤的学前儿童没有痊愈时的痛苦表情，会对其他学前儿童产生很好的教育效果。

(二)对危险生活用品的认识

据调查显示，学前儿童在家里和在早教机构里遭遇的意外伤害最多，所以，保管好这些地方的物品对于学前儿童来说尤为重要。家里的指甲油、定发水、酒精、香水、冷烫液、气体或液体打火机、火柴等物品的原料多数是由化学危险品组成的，容易对身体造成伤害或者发生爆炸。例如：定发水(摩丝)的主要原料有树脂、酒精和水，推动剂为丙烷、丁烷，气体打火机的主要成分是丙烷、丁烷，丙烷、丁烷属于易燃气体，两者在高温下易发生爆炸；指甲油味道刺激，原料有苯、甲醛和邻苯二甲酸酯；苯和甲醛均是致癌物质，邻苯二甲酸酯会妨碍正常的荷尔蒙平衡，导致生育问题；香水的主要原料 70%为酒精，很不安全；火柴的主要原料是红磷、氯酸钾、硫黄，这些都属于易燃固体，燃点低，且磷有毒，对学前儿童会产生伤害。餐具、刀具、药品、化妆品、燃气开关都要放在或者装在安全位置，以免学前儿童受伤或者误食，造成伤害。家中和早教机构里的插头、光滑的地板、坚硬的桌角、栏杆之间的空隙等，都是潜在的危险因素。

家长在购买产品时要认真检查产品是否合格，同时认真阅读使用说明和注意事项，严格按照程序操作，有压力的危险生活用品要避免摔砸和碰撞挤压，以防意外，并将危险生活用品放在阴凉处，且不要放在小孩子可以拿到的地方，不要靠近热源和暴晒等。

(三)掌握自救常识

自救常识的培养应该贯穿学前儿童生活和学习的始终，使学前儿童最终形成习惯，远离意外伤害。

(1)让学前儿童了解并且背诵有关安全方面的知识。家长和早教机构可以通过各种有趣的游戏活动，让学前儿童牢牢记住家庭住址、爷爷奶奶和父母及教师等的电话、自己所在早教机构的名称，记住各种求救电话；可以通过故事、儿歌、绘画、舞蹈等方式让学前儿童了解身体器官及功用等，以便于学前儿童准确地说出自己受伤器官的名称。早教机构可以在教室墙壁于学前儿童平视处布置各种安全标志，如小

① 云赛娜.幼儿自我保护策略的研究——探寻提高幼儿自我保护认知与行为的安全教育[D].呼和浩特：内蒙古师范大学，2010.

心触电、小心滑倒、安全出口、红灯、绿灯等，让学前儿童遵守规则。

(2)以各种形式让学前儿童掌握自救的常识。比如不要引狼入室。学前儿童一个人在家，遇到陌生人来访时，可以问问来人是谁，来找谁，有什么事可以留言，千万不要开门。对于那些找各种理由非要进门的人，必要的时候学前儿童可以打电话给派出所和最熟悉的人，向他们求救。

当有陌生人打来电话问父母的情况时，学前儿童可以要求来电人留下姓名、单位、电话及留言，千万不要告诉对方自己父母的电话和工作单位、上下班时间等，也不要让来电人知道家里只有自己一个人。

家长和早教机构要教育学前儿童注意交通规则，横过马路时，走人行道、走天桥，千万不可翻越路中的栏杆；走人行道时要左顾右看，注意安全；不要在路上玩耍、打闹。《中华人民共和国道路交通安全法实施条例》第七十二条规定：未满12岁，不准在道路上骑自行车、三轮车。

出外旅游住宿时，家长要注意引导学前儿童了解电梯、楼梯以外的紧急出口处，并将所住宾馆的名称、地址、房号、电话总机和分机号码等写在一张小卡片上，然后同学生应急信息卡或儿童应急信息卡一起带在孩子身上，以备急用。

(3)家长和教师要以身作则，起到示范作用。例如：在日常生活中，不打闹，不大声谈笑；收藏家里的物品本着安全方便的原则；对于电器，严格按照操作规则使用；外出时严格遵守交通法规，特别是用机动车载着学前儿童时不抢道、不闯红灯。在遇到意外伤害时，家长首先要保持冷静，然后按照急救步骤有条不紊地进行处理，学前儿童的学习方式主要是模仿，学前儿童耳濡目染，自然会增加自救技能。

(四)培养良好的生活习惯

培养学前儿童良好的生活习惯也是提高学前儿童自救能力的基础。如今一部分家庭成年人和孩子的比例大，造成了独生子女动手能力差、生活不能自理，在面对危险情景和意外发生时往往不知所措。

良好的生活习惯包括良好的饮食习惯、睡眠习惯、学习习惯、娱乐休息习惯、个人卫生习惯、公共卫生习惯等。教师和家长应该培养学前儿童良好的生活习惯，以此使学前儿童形成自我保护的好习惯，避免意外伤害。例如：饭前应洗手，应吃洗净的瓜果，喝汤前要吹一吹，上完课把桌椅摆整齐，上下楼梯时要按顺序，不奔跑、推、挤，避免摔倒等。平时教师和家长不包办学前儿童的事，放手让学前儿童自己的事情自己做，如：不代替学前儿童系鞋带、让学前儿童自己吃饭等。在社会生活方面，家长和早教机构要教育学前儿童不要吃别人的食物，不要和陌生人随便搭腔，外出时最好有人陪护，出去玩耍和父母打招呼等。总之，让孩子在自己的活动实践中建立良好的生活习惯，在某种程度上也起到了自我保护的作用。

习惯的形成是一个长期、曲折，甚至是艰难的过程，习惯绝不是一朝一夕就能培养成功的，需要教师和家长有目的、有计划、长期地对学前儿童进行规范的训练。

【拓展阅读】

儿童自救知识

一、与家人走散

小朋友如果在商场熙熙攘攘的人群中突然找不到爸爸妈妈了，怎么办？首先记住：不要慌张，在原地等一会儿，也许爸爸妈妈就在不远的地方找你。如果还不见父母，可就近求助警察或保安，一定要说清楚爸爸妈妈的名字，还可请商场工作人员用广播帮助寻找。

“平安使者”提示：不要漫无目的地乱跑，切勿随便找一个人告诉他你的爸爸妈妈不见了。

二、被人勒索

一些小朋友在放学回家的路上遇到被人勒索的情况，该怎么办呢？这时，尽量说些好听的话，告诉他们自己没有带钱，避免发生冲突。如果他们继续纠缠，就跟他们说去向同学借，趁机逃跑。如果这样不行，就尽量拖延时间，看到有大人从旁边路过时大喊以获得帮助。事后，把路上发生的事情告诉父母和老师。

"平安使者"提示：小朋友们放学后要结伴回家。

三、陌生人与你说话

星期天，你独自一人在花园里玩，有一个陌生人告诉你，你爸爸被汽车撞了，正在医院里急救，他要你和他一起去看你爸爸。这时，你该怎么办？首先不要轻易相信他的话，他可能是骗你的坏人。记下他的特征，继续走你的路。如果他还紧跟不舍，就要边喊救命边喊警察叔叔，或者向人多的地方跑。

"平安使者"提示：千万不要轻易相信和你说话的陌生人，遇此情况不要理他，并尽快走开。

四、家中有小偷

如果你外出回家时，发现家里的门锁已被人弄坏或发现家里的门开着，而你肯定家里大人这时没有回家，你应该想到家里有可能进了小偷。

"平安使者"提示：此时千万不要进家门，更不要大喊大叫，应该赶快去邻居家请大人帮忙打110报警，或者去熟悉的商店等公共场所报警求助。

五、被人跟踪

假如你独自走在上学的路上，发现有一个陌生人在跟踪你，这时你该怎么办？你该马上加快脚步，甩掉那个陌生人，跑到学校报告老师，或赶快跑到附近商店或公共场所，向附近的警卫或保安人员求救，请大人们帮你报警。在安全的公共场所给父母打电话，请他们来接你，并在保安人员身边等待父母。

"平安使者"提示：如果陌生人在身旁纠缠你，你要大声呼救。

六、别人给你不明药物

当你一个人在体育场时，忽然来了一群你们学校高年级的学生，其中一人要你吃一片不明药物，这时你该怎么办？

"平安使者"提示：小朋友在此情况下要说"不"，然后迅速走开。如果他们还一直纠缠你，就跑向老师办公室。

七、卡在电梯里

电梯经常会出现故障，如果恰巧你被卡在电梯里，应该怎么办？你该先等一会儿，再按关门键，然后按下你去的楼层键。如果电梯还是不动，要立刻按下红色的紧急键求救。假如没有警铃或警铃不响，可以用力拍门、捶墙壁并大声喊人来救你。

"平安使者"提示：这时千万不要去试图打开电梯门爬出去，因为电梯随时会重新启动，上升或下降，这样做很危险。

八、遇到重大事故时

星期天，你去看电影，正在这时，剧院里发生了火灾，人们争相外逃，忙乱的人群你挤我拥，场面十分混乱，这时你该怎么办？

"平安使者"提示：不要盲目跟人群乱动，要冷静观察周围形势，远离拥挤的人群，另找通道迅速离开。跑的时候踏稳每一步，努力保持身体平衡，不要被人挤倒；一旦被人挤倒，必须让自己保持俯卧姿势，两手紧抱后脑，两肘奋力支撑地面，胸部不要贴地，这是防止踏伤最关键的一招。

九、发生地震

一人在家时，突然感到周围剧烈摇动，你知道是地震了，这时怎么办？如果没有起床，就要迅速起床穿好衣服、鞋子，防止被震碎的东西扎到皮肤或脚，然后躲到稳固的物体底下，等晃动停止后再从下面爬出来。

"平安使者"提示：爬出后，要仔细检查煤气、水电是否有泄漏现象，如果有，马上关掉总阀门或开关。然后找个安全的地方，等待父母回家。

十、失火以后

假如一个人在家时，突然有火苗和浓烟从门缝里钻进来，这时该怎么办？

马上打119报警，然后通知家长。千万不要开门出去，用毛巾、衣服或床单塞住门缝，防止浓烟跑进来。用毛巾、围巾或衣服围住自己的鼻子和嘴巴，再将衣服或棉被打湿后裹在身上，降低姿势，贴着地面爬行，爬到窗户边或远离失火的地方。

“平安使者”提示：拨打119火警电话时，一定要说明家庭住址，位于什么街，哪一组牌号，附近有什么知名的建筑物或单位，以便消防车迅速找到地方。

十一、交通安全知识

（一）不要把马路当运动场

我们经常见到一些小朋友在马路上相互追赶着玩，这样做很危险。因为马路上来来往往的汽车速度很快，就算立即停车，由于惯性也会继续向前冲很远，很可能撞到马路上正在奔跑、玩耍的小朋友。

“平安使者”提示：小朋友千万不要在马路上追逐、踢球、滑旱冰、横冲直撞。

（二）远离下水井

城市里随处可见的一口口下水井，有时井盖盖得并不严实，有时甚至没有井盖，存在很大的安全隐患。

“平安使者”提示：小朋友一定不要在井盖上踩着玩，有些下水井井盖没有盖严实，一旦踩到这些下水井井盖，就有掉下去的危险，走路时一定要注意自己的脚下，绕开下水井。

（三）不要在汽车尾部玩

汽车的尾部没长“眼睛”，它们看不到自己身后究竟藏着什么人，有的小朋友可能会说：司机可以借助后视镜来看车身后的情况。其实司机从汽车的后视镜中往往看不到小朋友小小的身影，一旦倒车，很可能会把车后的孩子撞倒。

“平安使者”提示：小朋友一定不要在停着的汽车尾部玩耍。

（四）遵守交通规则

交通规则是人们生命的保护神。小朋友过马路时，尤其是在没有大人在身边的情况下，一定要遵守交通规则。

“平安使者”提示：外出时要走马路两旁的人行道，过马路时一定要走斑马线；有红绿灯的路口，绿灯亮了才可以过马路，红灯亮了必须停下；如果有过街天桥或地下通道，就一定要走过街天桥或地下通道；在社区的小路上走路要留神，见到前后左右来了自行车、摩托车和汽车，要主动避让车辆。

十二、消防安全知识

（一）千万别玩火

火对人类有很多好处，妈妈用火煮饭，冬季里人们用火来抵御寒冷。然而，自古道“水火无情”，火一旦失去控制，造成的后果是严重的。小朋友如果在树木较多的地方玩火，控制不住就会引起森林大火，造成重大损失；在家里玩火一不小心就会引燃家具甚至整座房屋。

“平安使者”提示：小朋友不能玩火。

（二）危险的烟花爆竹

“爆竹声声辞旧岁”，在过年的时候，小朋友最喜欢的是燃放烟花爆竹，然而现在的烟花爆竹种类繁多，“威力”也越来越大，所以小朋友在燃放时一定要注意安全。

“平安使者”提示：儿童不能燃放那些大型的花炮；当点燃花炮好长时间没有反应的时候，千万不能走近查看或企图重新点燃，否则，一旦它“死灰复燃”，就会炸伤你；燃放烟花爆竹要远离人群和堆放易燃物的地方。

十三、家庭居所安全知识

（一）家里的机器会“咬人”

机器怎么会“咬人”呢？小朋友会这样问。由于一些电器本身的工作特性和电本身的危险性，有些机器就是会“咬人”。比如电风扇，当开动时，绝对不可将手指伸进防护网内，否则，飞速旋转的叶片会将你的手指削伤。其他电器，像热水器、洗衣机、电熨斗等，在它们工作时都不能随便碰。

“平安使者”提示：小朋友千万不要随便去触碰正在工作中的一些家用电器，或者将吸尘器等小家电当作玩具。

（二）洗澡时要有大人在家

小朋友洗澡时家里一定要有人，在洗澡前请家人将水温调好。如果家里有浴缸，泡在浴缸里一定要小心，避免滑倒、呛水或碰伤。

“平安使者”提示：小朋友洗澡时千万不要把浴室的门反锁。

（三）不要给陌生人开门

当一个人在家时，门铃响了，透过门镜看到一个不认识的人，这时小朋友该怎么办呢？

“平安使者”提示：大人不在家时，不要给陌生人开门，把门锁好。这时小朋友可假装父母在家，大声喊“爸爸、妈妈，有人来找你们”等话，把坏人吓跑。即使来人说自己是煤气、水、电等修理工或收取各种费用的，也不要给他开门，请他改天再来。如果来人自称认识你并能叫出你的名字，你也要提高警惕，但可以问他（她）有什么事情，记下来告诉父母。如果陌生人坚持要进来，就打电话报警或给邻居打电话。如果有人撬门，赶紧打110报警。

十四、公共场所安全知识

（一）远离建筑工地

建筑工地除了吊车、卡车外，还会有钢筋架、水泥板、砖头等，这些东西在尚未建好的建筑物上随时可能掉下来，而且建筑工地地面上还会有带有铁钉的木板或其他可能扎伤脚的东西。

“平安使者”提示：凡是建筑工地或施工场所，都是暗藏危险的地方，小朋友一定要远离。

（二）不围观打斗场面

小朋友往往爱凑热闹，街上如果有打斗场面，有些小朋友喜欢凑上去看一看。实际上这是很不安全的，小孩子年龄小，判断力差，打斗时小朋友躲闪不及非常容易受伤害。

“平安使者”提示：小朋友一定要记住，无论是在商店、车上，还是在其他公共场合，都应该远离一切打斗现场。

（三）远离精神病人

有时候，在街上会看到“与众不同”的人，头发蓬乱，一个人自言自语或大声唱歌……有些小朋友会很好奇，喜欢跟在他们的身后看热闹，还有的小朋友会嘲笑他们，并用石子等砸他们。

“平安使者”提示：精神病人一旦被激怒，或者没有任何原因，会拿起手中的或周围的物品袭击围观者，小朋友也许会因此受到伤害。因此，切记要远离精神病人。

（四）不摸断了的电线

由于刮风或使用的年头太久等原因，有些电线会断开，垂下来像条绳子，小朋友千万不要去摸它。这些断了的电线往往还带有很高的电压，当你伸手去摸它的时候很容易被电击伤。

“平安使者”提示：见到断了的电线要绕开走，并通知有关人员来修理。

（五）电焊光不能看

工人叔叔在做焊接工作时，电焊枪会发出强烈的光。许多小朋友常常好奇地观看，这是极其危险的，因为电焊发出的光线里含有高强度的紫外线，会刺伤视网膜，严重的会造成失明。

“平安使者”提示：小朋友遇到电焊发出的光时，一定要遮挡眼睛并马上离开。

十五、运动玩耍安全知识

（一）不要模仿影视片中的危险动作

影片《花木兰》许多小朋友都看过，里面很多人从高处一跃而下让人羡慕不已，许多小朋友模仿影片中的镜头从高处往下跳，比一比谁的胆量大、谁的“武功”高，其实这是很危险的。

“平安使者”提示：在现实生活中，小朋友千万不要模仿影视作品中的危险动作，如从高处往下跳、爬树等，否则很可能摔伤或发生其他意外；也不要模仿影视里的打斗场面，拿着树枝、木棍等乱挥一气，以免不小心扎着别人或伤着自己。

（二）不要单独游泳

小朋友天性喜欢水，但首先要严禁小朋友单独游泳，小朋友游泳时一定要有大人的监护。小朋友游泳前要做准备活动；不要在饥饿、疲劳的情况下游泳，吃饱后也不要马上下水，要过一小时后再去；千万不要在水中打闹，以免呛水或受伤。

“平安使者”提示：千万不要到野外游泳，因为野外的水底情况不明，也没有相应的救助设施，极易发生危险。

（三）外出活动要防止中暑

在炎热的夏天，在日光暴晒或高温条件下，人体大量排汗，体内水分及盐分丧失过多，就会出现中暑现象，轻者头昏、耳鸣等，重者会昏迷甚至危及生命。

“平安使者”提示：外出时一定要带足够的水，尤其是去爬山或去缺水的地方，还可以带些瓜果等；一旦出现中暑征兆，要立即寻找阴凉通风处，解开衣服降低体温；另外，外出时要带好常用药。

十六、饮食卫生安全知识

（一）不要自己乱吃药

当我们生病时，经过医生诊断对症下药，病很快就会好。但小朋友千万不要自己乱吃药，哪怕是以前吃过这种药。

“平安使者”提示：药物中毒的后果非常可怕，小朋友吃药一定要在医生、父母或老师的指导下才行，千万不能擅自吃药。

（二）不要随便吃小摊上的食品

在学校附近，通常有不少小贩出卖食品，他们一般没有经营许可证，他们出售的东西可能会引起身体不适、中毒或感染传染性疾病。

“平安使者”提示：饮食一定要卫生，最好不要在外面随便吃东西，而且吃东西之前应洗手。

四、学前儿童自救能力的训练

（一）训练自救技能

（1）确定学前儿童常见自救技能的范围。训练学前儿童记住家里人的电话及公共急救电话。教育学前儿童学会观察和认识社会，学会识别危险情景，懂得利用集体环境来保护自己。交通法规、消防安全、食品安全、早教机构玩具安全、常用电器和生活常用工具的使用等都在教授之列。

（2）以日常教育为主线，采用多种手段进行技能训练。《幼儿园教育指导纲要（试行）》明确指出：“幼儿园必须把保护幼儿的生命和促进幼儿的健康放在工作的首位。”所以根据学前儿童一日生活安排展开丰富多彩的意外伤害教育可以提高学前儿童的自救技能。可采用游戏法、环境模拟法等。

（3）教师及时制止危险行为，讲解该行为带来的严重后果，并告知学前儿童避免意外伤害的方式，从而提高学前儿童的自救技能。据调查发现，教师在日常工作中都认为应该及时制止学前儿童的危险行为，但是在实际的日常教学中能抓住时机进行安全教育的平均只有5.08次。[①] 失去了给学前儿童自救行为的示范机会，也造成安全隐患。

（4）对灾难性意外伤害的逃生自救技能的学习。针对火灾、地震等制订逃生演习计划，并严格进行训练。进行训练前要让学前儿童了解专业的地震知识，并且借助多媒体，让学前儿童观看地震照片，锻炼学前儿童的心理承受能力。

（5）确立评价标准。对学前儿童的自救能力进行客观评价，为自救技能的掌握提供直接依据。

① 王悦．幼儿园安全教育现状及对策研究——以安阳市十二所幼儿园为例[D]．开封：河南大学．2011.

(二)设计园本自救课程

(1)针对当地生活实际确定教育内容。我国地大物博,每个地区都有自己的特色,园本自救课程对减少当地学前儿童的意外伤害有重要意义。

(2)开发园本自救课程时必须注意:由园长、教师、行业专家共同提出有关课程架构、知识点等的意见,如该早教机构有无场地进行地震逃生方面的演练;三方制订合理的意外伤害发生时的自救措施。

(3)在课程内容的设置上,要有一定的弹性。因为课程与家庭、社区早教机构紧密联系在一起,三方的情况各有不同,因此在内容的设置上要有一定的机动部分,设计时要注意模拟情景。

(三)社区、家庭、早教机构共同合作

(1)早教机构与社区、家庭形成教育合力。这三个环境是学前儿童的活动场所,社区是对学前儿童发展产生最直接的影响的微观环境。家庭作为学前儿童最早接触的社会文化环境,对学前儿童的终生将产生深刻的影响。家庭与学前儿童存在着血缘关系、亲情关系、经济关系,因此在引导学前儿童认知和避免意外伤害方面所起的作用是其他任何因素不可比拟的。早教机构是专门的教育机构,其专职教师懂得学前儿童身心发展的特点和规律,了解科学的学前儿童教育方法,它对学前儿童的教育是有目的、有计划、有组织的,而家庭与学前儿童之间的特殊关系决定了它在学前儿童发展中所起的重要作用。

(2)家园双方共同合作。对于家长和教师来说,家园合作能够帮助家长梳理意外伤害的知识体系,早教机构可以根据实际情况为家长提出诚恳的意见,避免意外伤害在家里发生。早教机构可以将家长请进幼儿园,针对家长的职业特点和特长优势,有选择性地将家长直接请入教学课堂,向他们讲解学前儿童意外伤害的处理及急救技术等知识,或者带领学前儿童前去家长所在单位,现场学习意外伤害处理及自救知识。

(3)家庭、早教机构与当地社区的安全机构联手开办意外伤害处理及预防等活动。针对近些年来,学生意外伤害事件不断发生,许多无辜的生命死于各种意外事故中的现状,早教机构可以联系当地的交警部门,直接将交通安全基地建在园内,投入一定的资金,建成一个模拟的交通现场,并请交警经常来园进行现场指挥、疏导和讲解,让学前儿童身临其境,感知交通规则,减少意外伤害。

第五单元

婴幼儿照料与养护

第一部分　婴幼儿生长检测

评价 0～3 岁婴幼儿生长发育的指标包括形态指标、生理功能指标、心理指标。

一、形态指标

常用的形态指标有身高、体重、头围和胸围。其中身高和体重是最基本的指标，不仅测定简单，而且可以反映出婴幼儿的生长发育状况。

(一)身高

身高是指从头顶到足底的全身长度。出生时身高平均为 49～51 cm，通常男孩比女孩高一些，出生后第一年身高增长速度最快，第 2～3 个月每月增长 3～4 cm，第 4～6 个月每月增长 2.5 cm，第 7 个月及以后每月增长 1～1.5 cm，全年身高总增长 25～28 cm。第二年身高增长速度变慢，在 2 岁这一年中身高增长 10～12 cm。第三年身高增长 5～8 cm。

0～2 岁婴幼儿建议采用躺着的方式测量身高。可以自制一个测量工具，如图 5-1 所示。

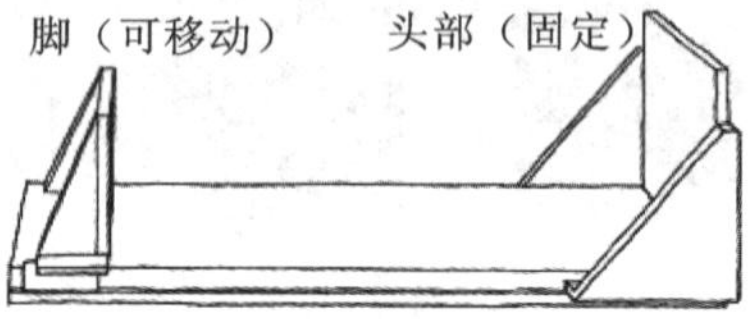

图 5-1　躺着测量的方式

采用图 5-1 所示的工具测量身高时，婴幼儿头部的位置是固定的，脚部的位置可以根据他的身高移动。稍微改造一下，躺着测量的工具也可成为站立测量的工具，即脚部的位置固定，头部的位置可以调节。

测量时：

(1)要让婴幼儿尽量清楚你的意图，要让他保持放松。

(2)速度是关键，要在短时间内完成测量，免得引起婴幼儿不适或婴幼儿开始变换姿势。

(3)测量至少需要两个人来完成，一人扶着婴幼儿的头部，使他的头顶紧贴立板(见图 5-2)，另一人让婴幼儿的腿尽量伸直，使他的脚掌紧贴立板(见图 5-3)，完成测量。

测卧式身高时，让婴幼儿仰卧，使他的双眼直视正上方，头和肩胛骨、臀、双足跟贴紧测量板，双膝由测量人员压平。测量人员读取头顶垂直线的数值。测立式身高时，让婴幼儿直立，头和肩胛骨、臀、双足跟贴紧测量板。测量人员读取头顶水平线的数值。

每次测量身高要测量 3 次，然后取接近的 2 个数值记录平均数，记录数值保持到小数点后一位。

(二)体重

体重为各器官、系统、体液的质量和。体重易于测量，是衡量婴幼儿生长发育和营养水平最重要也是

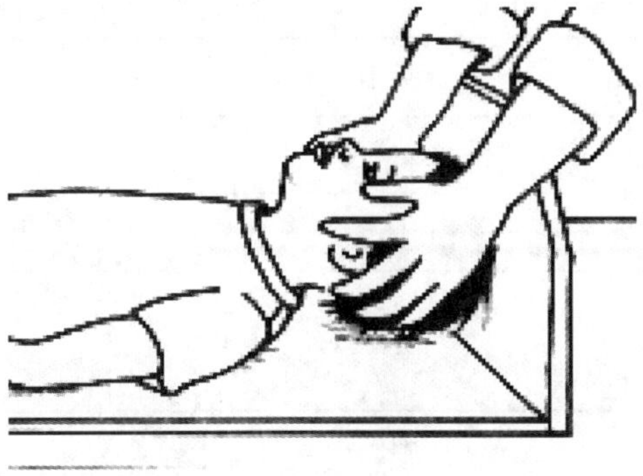

图 5-2 一人扶着婴幼儿的头部并使他的头顶紧贴立板

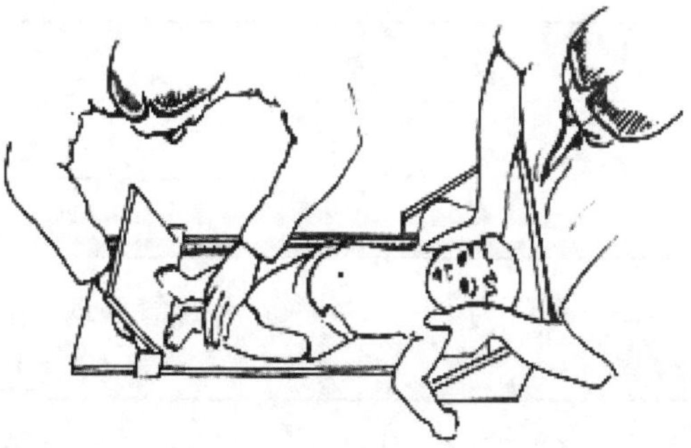

图 5-3 一人让婴幼儿的腿尽量伸直并使他的脚掌紧贴立板

最灵敏的指标，特别是能比较准确地衡量婴幼儿短期的生长发育状况和营养水平。

测量时要提前让婴幼儿排空大、小便，除去婴幼儿的衣服、鞋帽（尽量在温度适宜、不易感冒的情况下进行，如果不能脱去衣物，应减去衣物的质量）。每次测量体重应连续测量 3 次，然后取接近的 2 个数值记录平均数，记录数值保持到小数点后两位。

（三）头围

头围是经眉弓上方突出部，绕经枕后结节一周的长度。头围与脑的发育密切相关。出生时头围平均为 34 cm，前半年增长 8～10 cm，后半年增长 2～4 cm。6 个月时头围达到 44 cm，1 岁时头围达到 46 cm（同胸围），2 岁时头围为 48 cm，5 岁时头围为 50 cm，15 岁时头围接近成人水平，达到 54～58 cm。头围反映脑、颅骨的发育水平，在 2 岁时测量较有意义。头围过大常见于脑积水、佝偻病患者；头围过小则有可能是小头畸形。

（四）胸围

胸围指人体胸部外圈的周长。0～3 岁婴幼儿测量胸围时取卧位，让婴幼儿平躺在床上，两手自然平放，将软尺零点固定于乳头下缘，使软尺接触皮肤，经两肩胛骨下缘绕胸围一圈回至零点，读取的数值即是胸围。婴幼儿胸围出生时约为 32 cm，比头围小 1～2 cm，出生第一年增加迅速，平均可增加 12 cm。一般情况下，婴幼儿在 1 岁以内头围比胸围大，1 岁时胸围逐渐超过头围。以后，胸围和头围的差距逐渐增加。

（五）测量频率

对于形态指标，6 个月以内婴儿每月测量一次，7～12 个月婴儿每 2 个月测量一次，13～36 个月幼儿每 3 个月测量一次，测量后最好将测量数值绘成增长曲线进行比较，以便了解婴幼儿的生长是否在正常范围内、营养状况是否正常。

表 5-1 所示为 0～3 岁婴幼儿头围平均值。

表 5-1 0～3 岁婴幼儿头围平均值

月（年）龄	头围/cm
出生时	31.5～36.3
6 个月	41.3～46.5
12 个月	43.7～48.9
18 个月	44.8～50.0

续表

月(年)龄	头围/cm
2 岁	45.6～51.4
3 岁	46.5～51.7

表 5-2 所示为 0～3 岁婴幼儿胸围平均值。

表 5-2　0～3 岁婴幼儿胸围平均值

月(年)龄	胸围/cm
出生时	29.3～35.3
6 个月	38.1～46.8
12 个月	45.1～16.2
18 个月	43.8～51.8
2 岁	48.2～49.4
3 岁	45.8～55.1

二、生理功能指标

生理功能指标是指身体各器官、各系统在生理功能上可测量出的各种量度。例如，反映心功能的每搏排血量、心排血量、心脏指数，反映血液功能的红细胞数、白细胞数、血红蛋白数，反映肺功能的肺活量、残气量等。目前在 0～3 岁婴幼儿中微量元素检查是一项常见的生理指标检查，主要是防止在婴幼儿减少母乳喂养后体内有微量元素缺乏，造成婴幼儿的发育障碍。一般婴幼儿微量元素检查在半岁以后进行，每年检查一次，但检查结果只是起参考作用，因为婴幼儿体内的微量元素处于动态水平，而且检查结果受很多因素的影响，应结合临床症状进行分析。一般以平衡膳食喂养的婴幼儿不会缺乏微量元素。

三、心理指标

一般通过对婴幼儿的感知觉、行为、语言、思维、记忆、能力、情感和意志力进行观察来了解婴幼儿的心理状况。参照 0～3 岁婴幼儿各方面能力的发展水平，可以针对 0～3 岁婴幼儿的年龄特征开展心理健康教育。

第二部分　0～3 岁婴幼儿喂养

一、母乳喂养

(一)母乳喂养的优越性

母乳喂养是世界卫生组织极力推荐的一种哺养方式，因为它具备其他喂养方式无法比拟的优势。母乳喂养的优越性主要表现在以下几个方面。

(1)母乳所含营养成分均衡、种类全面。新生儿消化能力差，所需热量多，而初乳(产后 2～4 天内母亲分泌的乳汁)含免疫因子，能增加婴儿对疾病的抵抗能力，蛋白质、矿物质含量高，更适合婴儿食用。

(2)母乳的主要成分是乳蛋白，遇胃酸易消化，且脂肪含量低。另外，母乳中乳糖含量高，不需要额外添加糖，并抑制大肠杆菌的繁殖，减少腹泻的机会。

(3)母乳喂养干净、方便且经济。

(4)婴儿在母乳喂养过程中能享受母亲的温暖和呵护，有利于婴儿的心理健康。

(5)相对于其他乳制品来说，母乳属于人体本身所含蛋白，不易产生排异反应，因此可以减少因食物引起的过敏反应。

(二)母乳喂养的时间

由于母乳喂养的优点明显，因此在母亲身体允许的条件下，尽量将母乳喂养延长到婴儿 8 个月至一岁期间。

(三)不能进行母乳喂养的情况

(1)母亲因患慢性疾病，长期服用抗生素等药品的情况下，尽量不要母乳喂养。

(2)母亲患急性疾病期间，不要进行母乳喂养。

(3)母亲接触有毒、有害物质期间，不要进行母乳喂养。

二、人工喂养

由于多种因素不能进行母乳喂养而用其他奶制品进行喂养的方式称为人工喂养。

(一)常用的乳制品及使用方法

(1)鲜牛奶。牛奶所含营养成分与人乳类似，但脂肪颗粒大，不易消化吸收，且牛奶含乳糖成分较低，因此牛奶喂养需要添加蔗糖。

用牛奶喂养需要将牛奶用小火煮沸 3～5 分钟进行消毒杀菌，再加水稀释。1 周以内婴儿按 2 份牛奶 1 份水稀释，以后按 3 份或 4 份牛奶 1 份水稀释，出生 4～6 周后不要再进行稀释。另外，用牛奶喂养需要添加蔗糖，一般每 100 毫升牛奶需要添加 5～8 克蔗糖。

(2)羊奶。羊奶所含营养成分与牛奶类似，脂肪颗粒较小，比牛奶易吸收，但羊奶中含维生素 B_{12}、叶酸较少，因此以羊奶喂养的婴儿易发生“营养性巨幼细胞性贫血”。在能获得牛奶的情况下，尽量不要选择羊奶，否则必须及时添加辅食。

(3)全脂奶粉。全脂奶粉是用鲜牛奶经喷雾干燥制成的干粉。全脂奶粉中的酪蛋白在加工过程中颗粒变细，故全脂奶粉比鲜牛奶更易消化。

使用全脂奶粉喂养按照容积 1∶4 的比例进行调配，即 1 份全脂奶粉配 4 份水，或按照质量 1∶8 的比例，即 10 g 奶粉配 80 mL 的水进行调配。

(4)豆浆及豆制代乳粉。在没有条件得到乳类及其制品的情况下，可用豆浆或豆制代乳粉喂养婴幼儿。采用这种人工喂养方式时，宜补充鱼肝油及其他辅食。

(二)不同月龄婴幼儿每天喂奶量

表 5-3 所示为不同月龄婴幼儿每天喂奶量。

表 5-3　不同月龄婴幼儿每天喂奶量

月龄	每天喂奶总量/mL	每次喂奶平均量/mL	每天喂奶次数
0～3 个月	960	70～120	6～8
4～8 个月	720～1200	200	4～6
9 个月以上	600～8000	200～240	3～4

三、混合喂养

因母乳不足或其他原因不能按时哺乳时，用代乳品代替一部分母乳，称为混合喂养。

混合喂养的注意事项如下。

(1)尽量使用母乳优先喂养，防止婴儿因食用代乳品食欲得到满足而拒食母乳。

(2)使用代乳品喂养时，尽量不使用奶瓶，保留婴儿对吸吮母亲乳房的好感。

(3)母亲因工作原因不能喂养时，可将母乳放入消毒奶瓶，喂养前隔水加热。

(4)坚持以母乳喂养为主的原则。

四、添加辅助食品

虽然乳类是婴儿的最佳食品，但随着婴儿的生长发育，只靠流质乳类不能满足 4～6 个月婴儿各方面的营养需要，因此从 4～6 个月开始，应开始给婴儿添加辅助食品。注意，在添加辅助食品的同时，还应坚持母乳喂养。

(一)添加辅助食品的目的

(1)婴儿在不同的生长发育阶段，需要依赖不同的营养供应，因此必须按照婴儿生长发育的需要合理搭配营养，添加辅助食品。

(2)吸吮、吞咽是婴儿与生俱来的本领，但是咀嚼功能发育需要适量的生理刺激，因此“吃”需要用辅助食品训练和培养。

(3)婴儿在 1 岁左右主要的营养供应要转为辅助食品，因此提前适应辅助食品对婴儿既是生理的准备，也是心理的准备。

(二)添加辅助食品的原则和注意事项

添加辅助食品的方式不当有可能引起婴儿的肠胃不适，或使婴幼儿产生过敏反应。因此，添加辅助食品要本着从少到多、从稀到稠、从细到粗、从素到荤、从单一品种向多品种转变的原则。

辅助食品是 4～6 个月婴儿的必需食物，不能当作可有可无的食品。辅助食品应尽量在天气和婴儿身体状况比较好的情况下开始添加，要按照科学的顺序添加，要注意婴儿在添加辅助食品时的身体表现，不要盲目添加辅助食品。

(三)添加辅助食品的顺序

添加辅助食品的顺序如表 5-4 所示。

表 5-4　婴儿添加辅助食品的顺序

月(周)龄	辅食名称
2～4 周	鱼肝油(由 1 滴开始，每月增加 1 滴至摄入维生素 D400 国际单位)

续表

月(周)龄	辅食名称
5～6 周	果汁、菜汁或维生素 C 片剂(约 200 mg)
3～4 月	蛋黄、米、面糊
5～6 月	稀粥、煮软的挂面、菜泥、果泥、鱼泥
7～9 月	粥、软面、全蛋、肝泥、碎肉末、豆腐、饼干、烤面包、煮洋芋
10～12 月	软饭、馒头、包子、面包、豆腐干、碎菜、碎肉等

五、婴儿喂养中的问题

(一)喂养不足

症状:婴儿出现便秘、入睡困难、烦躁不安、哭闹不止、体重不增加或增加不足、皮肤干皱。

原因:婴儿休息不好,每次吃奶不能吸空乳房或奶瓶,食物不充足。

预防方法:为婴儿提供充足的奶、蛋、肉、蔬菜等食物,掌握正确的喂养技术。

(二)喂养过度

症状:婴儿出现溢奶、呕吐、肚子不舒服、体重明显超标等。

原因:喂养数量过多,质量过密。

(三)溢奶

溢奶是指喂奶后不久有少量奶或咽下的食物溢出。6 个月以内婴儿溢奶是正常现象。为防止溢奶,应在喂养后让婴儿竖立站起或侧趴在母亲肩部,轻拍婴儿的背部。

(四)便秘

人工喂养的婴儿容易发生便秘,这是因为摄入水分少,蛋白质、脂肪含量过高。

当发现婴儿有便秘状况时,可增加婴儿水和蔬菜、粗纤维的摄入量,适当进行婴儿腹部按摩,让婴儿养成按时排便的习惯。

(五)腹部绞痛

3 个月以内的婴儿可能会发生腹部绞痛。

症状:突然发作,哭闹剧烈,可持续发作几小时,面色潮红或苍白,肚子胀、发紧,双腿卷曲到肚子,手脚冰凉,双手握拳。

原因:在过分饥饿时进食,吞咽空气,或过度喂养,或过度使用碳水化合物含量高的食物,出现紧张、生气、着急、受惊吓等。

处理方法:让婴儿趴在成人膝部或热敷婴儿的肚子;使用甘油栓灌肠通便。

六、婴儿饮水

(一)婴儿饮水量

婴儿每天水消耗量占体重的 10%～15%,如果急性丢失体内 20%的水量就可能引起死亡。婴儿每天的饮水量应为 700 mg。

(二)婴儿饮水的原则

(1)水的主要来源是饮水，也包括汤、饮料、流质食物和摄入固体食物中的水分。

(2)尽量选择白开水，防止因饮料中糖分过多而引起肥胖、龋齿和其他疾病。

(3)要合理选择饮水时间，不要在饭前、睡前给婴儿饮水。

(4)要掌握饮水的温度，不要给婴儿饮用过冷、过热的水。

第三部分　0～3岁婴幼儿生活照料

一、睡眠

(一)睡眠对婴幼儿的重要性

1. 睡眠有利于婴幼儿脑细胞的发育

科学研究发现，脑细胞的发育和完善主要是在睡眠过程中进行的，睡眠时大脑皮层的生理性保护型抑制有利于大脑细胞的发育。新生儿的大脑皮层兴奋性低，因此新生儿容易进入睡眠状态。年龄越小的婴幼儿睡眠时间越长，随着大脑皮层的发育，婴幼儿的睡眠时间逐渐缩短。

2. 睡眠有利于婴幼儿身高的增长

婴幼儿的身高除了受遗传、营养、锻炼等因素的影响外，还有一个很重要的影响因素，即脑垂体中生长激素的分泌。生长激素的分泌在睡眠状态下比在清醒状态下明显要高，因此充足的睡眠能促进婴幼儿身高的增长。

(二)影响睡眠的因素

(1)睡眠前婴幼儿处于过度兴奋、过度疲劳状态，或者由于受到惊吓而产生恐惧、焦虑情绪，都会导致婴幼儿精神不能放松，从而难以产生抑制状态，会直接影响睡眠的质量。

(2)睡眠的环境不佳，如空气不流通、过冷或过热、光线过亮、声音过大，可引起婴幼儿睡眠质量不高。

(3)睡眠时婴幼儿自身机体不适也可引起睡眠质量不高。

因睡眠前晚饭食用不当而引起的过饱或过饥，因患病而引起体温升高，身体瘙痒，呼吸不畅等，都会影响婴幼儿的睡眠。

(4)睡眠时因卧具不合适而引起婴幼儿身体不适也会影响婴幼儿的睡眠。

(5)因自身睡眠姿势不正确而导致胸口受压、身体受压、呼吸不畅等，都会影响婴幼儿的睡眠。

(三)适宜婴幼儿睡眠的条件

1. 创造良好的室内环境

保持室内空气新鲜，禁止吸烟；室温控制在18～25 ℃范围内，室内湿度控制在50％～60％范围内；控制室内光线，使用较暗的灯光；室内减少噪声，保持安静。

2. 创造良好的卧具条件

婴儿床大小、高度要与婴幼儿年龄段相适应，应尽量选择偏硬的床垫；被褥干净、舒适、吸湿能力强，与季节相适应。

3. 创造婴幼儿良好的睡前状态

在睡眠前，尽量避免婴幼儿剧烈运动，使婴幼儿保持平静而愉快的心情，以利于其睡眠。

二、洗浴

(一)不适合婴幼儿进行洗浴的情况

(1)婴幼儿出现了发热、呕吐、频繁腹泻。水浴后会造成婴幼儿全身毛细血管扩张，较多的血液流向体表，在婴儿出现发热等情况下水浴有可能导致婴幼儿急性脑缺氧、缺血，从而发生虚脱和休克。

(2)发烧经过治疗退烧后不到两昼夜。婴幼儿发烧烧退后48小时内，抵抗力差，进行洗浴容易再次因外感风寒而发烧。

(3)婴幼儿有体表破损。在婴幼儿发生烧伤、烫伤、外伤或有脓疮、荨麻疹、麻疹、水痘等情况下，因局部已破损，不应进行水浴。

(4)婴幼儿在打完预防针当天或接下来几天内。在婴幼儿进行疫苗注射后几天内，不能进行洗浴，婴幼儿身体出汗时可以使用湿毛巾擦拭，但因避开针孔部位。

(二)婴幼儿进行洗浴的步骤

(1)家长或保育人员需要彻底清洁自己的手部，然后使用手腕部位感觉一下水温，防止因水温不当而引起婴幼儿不适。

(2)从婴幼儿的头部开始清洁，且清洁头部时，不需要将婴幼儿的衣物脱去。先使用婴幼儿专用的清洁剂洗净婴幼儿的头发，擦干后使用柔软的湿毛巾轻轻擦洗婴幼儿的脸。然后使用棉球擦洗婴幼儿的耳朵、眼和鼻孔。

(3)给婴幼儿脱掉衣物，从上到下给婴幼儿洗浴，洗浴的时候可隔一段时间使用婴幼儿专用清洁剂，每次使用清洁剂后都必须将清洁剂冲洗干净。

(4)冲洗完毕后，将婴幼儿从水中抱出，马上使用干燥而柔软的浴巾将婴幼儿包好，用浴巾将婴幼儿皮肤上的水擦干，特别要注意擦干有褶皱的位置，如腿窝、肚脐等。

(5)夏季洗浴后在婴幼儿身上扑上痱子粉，冬季洗浴后在婴幼儿身上涂上润肤霜后，然后给婴幼儿穿上干净的衣物。

技能训练　0～3岁婴幼儿身体保健促进方法——三浴及三操

对0～3岁婴幼儿除了进行常规的身体照料外，还可以利用科学的方法进行保健和促进。三浴和三操是进行婴幼儿身体保健、促进婴幼儿生长发育的有效方法。

三浴是指水浴、空气浴、阳光浴。三浴是婴幼儿保健最基本的方法。婴幼儿与水、空气、阳光接触，可以促进婴幼儿呼吸系统、神经系统、感觉器官对外界环境的适应能力，促进婴幼儿的血液循环，增加婴幼儿的抵抗能力，锻炼婴幼儿运动系统的协调性，减少疾病的发生。

一、三浴

(一)水浴

水浴是利用身体表面与水的温差来锻炼身体的方法，根据水温的不同，分为冷水浴、温水浴和热水浴。其中：温水浴和热水浴可以帮助缓解疲劳；冷水浴能促进血液循环、增强抵抗力，增加身体对寒冷环境的适应能力，预防感冒。

水浴的方法有以下两种。

1. 延时洗浴

1 岁以内的婴儿在正常洗浴时间内可以延长 5 分钟，洗澡时水温控制在 38 ℃左右，延时不再续加热水。

2. 冷水浴

冷水浴是在室温为 20～22 ℃时，使用 28 ℃左右的水对婴儿进行水浴的方法。冷水浴开始使用 30 ℃的水，每隔 3 天降低 1 ℃水温，直至水温与室温接近。冷水浴又包括擦浴、淋浴、泡浴三种不同的方式。其中，6～7 个月以上的婴儿和体弱婴儿宜使用擦浴的方式，即使用毛巾蘸水轮擦婴儿的四肢、胸腹及背部，擦拭时采用由外至内的方式，时间控制在 5 分钟左右，擦拭完成后用干毛巾擦干，给婴儿穿好衣服。2 岁以上的幼儿可采用淋浴的方式，应从背部开始至两肋、胸腹，淋浴时水流不宜过大，时间控制在 30 秒左右。稍大的幼儿可在大人的辅助下使用泡浴的方式，泡浴时水温不宜低于 24 ℃，时间从 2 分钟开始，逐渐延长到每次 10～15 分钟。

(二)阳光浴

1. 阳光浴的作用

1)促进婴幼儿血液循环和加速新陈代谢，产生热量

阳光中有看不见的红外线，能穿透皮肤表面使照射部位温度升高，从而加速血液流动速度，改善血液循环，促进新陈代谢。

2)杀菌和促进抵抗力增加

阳光中的紫外线能很好地杀灭细菌，从而有效提高婴幼儿身体的抵抗力。

3)预防佝偻病的发生

佝偻病的致病原因并不是婴幼儿体内缺乏钙，而是缺乏维生素 D，而阳光中的紫外线照射到人体皮肤表面能将皮肤中的 7-脱氢胆固醇转换成维生素 D，从而预防佝偻病的发生。

2. 阳光浴的实施

阳光浴适宜在气温在 25 ℃以上的条件下进行，根据婴幼儿的年龄和身体情况而定，一般阳光浴的时间要选择在上午 10 点以前，下午 3 点以后，避开阳光最强烈的时候。阳光浴的时间夏天从 3 分钟增加到 15 分钟，冬季在保暖措施充足的条件下，可进行 5～10 分钟。另外，不能隔着玻璃进行阳光浴，必须是婴幼儿和阳光直接接触。实施阳光浴时必须循序渐进，逐步延长照射时间、扩大照射部位。一般先照射下肢和背部，然后照射上肢和胸腹，一般情况下最好对头部和眼睛采取保护措施。

(三)空气浴

空气浴利用空气的湿度、温度、气流、气压、阳光和阴离子等物理因素对婴幼儿的身体产生作用，从而达到锻炼婴幼儿体格的作用。

空气浴在室温为 25 ℃左右时进行，最开始从室内开始，可从裸露四肢开始到让婴幼儿穿单薄、肥大、透气的衣服直至全身裸露。空气浴的时间从 5 分钟开始，逐渐延长，在夏季可以延长到 2～3 小时。空气浴的理想条件是气温在 20 ℃左右，相对湿度为 50%～70%，风速在 1 m/s 左右。时间最好选择在上午 9～10 点，这时婴幼儿吃过早饭 1～2 小时，身体条件适宜，此时的空气质量在一天中是最好的，温度适宜，阳光也不是很强烈。

二、婴幼儿抚触

国内外专家经研究证明，对婴幼儿进行系统性抚触，有利于促进婴幼儿的生长发育。抚触不仅可以通过刺激婴幼儿的淋巴系统，增强婴幼儿的免疫力，改善婴幼儿的消化系统，增进婴幼儿对食物的消化和吸收，还可以平复婴幼儿的情绪，增进婴幼儿与父母的交流，帮助婴幼儿获得安全感。

(一)抚触的准备工作

(1)保持适宜的房间温度(25 ℃左右)，保持房间的安静、清洁，选择柔和的音乐作为背景音乐。

(2)父母或保育人员彻底清洁手部，并取下手部的首饰。

(3)准备干毛巾、尿布、替换衣物，以便在抚触后为婴幼儿擦干身体并穿上干净的衣服。

(4)选择在婴幼儿身体条件良好的情况下进行。

(5)给婴儿抚触的时间一般控制在 10～15 分钟内，一日三次。

(二)抚触的操作步骤

1. 头面部

第一步将两拇指从婴幼儿头部中央向两侧推，第二步将两拇指从下颌部中央向两侧移动，第三步两手从前额发际抚向脑后，最后两中指停在耳后。

2. 胸部

两手分别从胸部的外下方向侧上方推进，在胸部画成一个大的交叉。

3. 腹部

两手依次在婴幼儿的肚脐周围按顺时针画半圆。最后可以在婴幼儿的腹部画英文字母“I L U”表达爱意。

4. 四肢抚触

两手抓住婴幼儿的胳膊从上至下挤捏，类似于挤牛奶的动作，然后进行搓滚。双腿做法与双臂做法相同。最后再按摩婴幼儿的脚底和脚趾、手掌和手指。

5. 背部

将婴幼儿翻身，以脊椎为中分线，双手与脊椎成直角向相反方向按摩直至臀部，再按摩回肩膀，在从颈部向脊椎下端迂回运动。

三、婴儿被动操

婴儿被动操是指全部由家长帮助婴儿完成的有节拍的肌肉和关节的被动运动。通过婴儿被动操，可以训练婴儿的各种大动作能力，促进婴儿肌肉和骨骼的生长，安定婴儿的情绪，改善婴儿的睡眠，增进亲子感情。婴儿被动操适用于 0～6 个月的婴儿。

(一)婴儿被动操的注意事项

(1)在做婴儿被动操时，室温要保持在 26～28 ℃范围内；操作平台要保证安全，使用床或铺有毛毯、地垫的地板。

(2)在做婴儿被动操时，婴儿最好裸体或穿宽松轻便的衣物。

(3)做操的时间选择在餐后 1 小时，或大小便之后，尽量选择在婴儿身体舒适的时候进行。

(4)做操时，注意和婴儿保持交流，保持微笑并和婴儿说话等。

(5)婴儿被动操每日可做 2 次，每次 15 分钟。

(6)操作者要彻底清洁手部，修剪指甲，除去手上所有的饰物。

(二)婴儿被动操的操作步骤

1. 扩胸运动

预备姿势：成人两手握住婴儿的腕部，或让婴儿握住成人的大拇指，两臂放于身体两侧。

动作：第 1 拍将两手向外平展与身体成 90°，掌心向上；第 2 拍两臂向胸前交叉。重复共两个 8 拍。

注意：两臂平展时可帮助婴儿稍用力，两臂向胸前交叉时动作应轻柔些。

2. 伸屈肘关节运动

预备姿势：成人两手握住婴儿的腕部，或让婴儿握住成人的大拇指，两臂放于身体两侧。

动作：第 1 拍将左臂肘关节前屈；第 2 拍将左臂肘关节伸直还原；第 3、4 拍换右臂屈伸肘关节。重复共两个 8 拍。

注意：屈肘关节时手触婴儿肩，伸直时不要用力。

3. 肩关节运动

预备姿势：成人两手握住婴儿的腕部，或让婴儿握住成人的大拇指，两臂放于身体两侧。

动作：第 1、2 拍将左臂弯曲贴近身体，以肩关节为中心，由内向外做回环动作，第 4 拍还原；第 5～8 拍换右手，动作相同。重复共两个 8 拍。

注意：动作必须轻柔，切不可用力拉婴儿两臂勉强做动作，以免损伤关节及韧带。

4. 伸展上肢运动

预备姿势：成人两手握住婴儿的腕部，或让婴儿握住成人的大拇指，两臂放于身体两侧。

动作：第 1 拍两臂向外平展，掌心向上；第 2 拍两臂向胸前交叉；第 3 拍两臂上举过头，掌心向上；第 4 拍动作还原。重复共两个 8 拍。

注意：两臂上举时两臂与肩同宽，动作应轻柔。

5. 下肢屈伸运动

预备姿势：婴儿仰卧，两腿伸直，成人用两手握婴儿的脚腕(踝部)，但不要握得太紧。

动作：①把婴儿两腿同时屈至腹部；②还原；③重复共两个 8 拍。

注意：婴儿的腿屈至腹部时，成人要稍用力；伸直时不要太用力。

6. 两腿轮流屈伸运动

预备姿势：成人两手分别握住婴儿两膝关节的下部。

动作：第 1 拍屈婴儿左膝关节，使膝缩近腹部；第 2 拍伸直左腿；第 3、4 拍屈伸右膝关节，左右轮流，模仿蹬车动作。重复共两个 8 拍。

注意：屈膝时成人稍帮助婴儿用力，伸直时动作柔和。

7. 下肢伸直上举运动

预备姿势：将婴儿两下肢伸直平放，成人两掌心向下，握住婴儿两膝的关节。

动作：第 1、2 拍将两下肢伸直上举成 90°；第 3、4 拍还原。重复共两个 8 拍。

注意：两下肢伸直上举时臀部不离开台面，动作轻缓。

8. 股关节运动

预备姿势：婴儿仰卧，两腿伸直，成人用两手握住婴儿的脚腕(踝部)，但不要握得太紧。

动作：第 1 拍把婴儿左侧的大腿与小腿屈缩成直角；第 2 拍把婴儿左腿屈缩至腰部；第 3 拍把婴儿左

腿向身体侧转动;第 4 拍还原,两腿轮换做。重复共两个 8 拍。

注意:婴儿回旋的时候,应以婴儿的股关节为轴心转动;成人的动作要柔和,不要用力太大。

9. 踝关节运动

预备姿势:婴儿仰卧,成人左手握住婴儿的左踝部,右手握住婴儿左足前掌。

动作:第 1 拍将婴儿足尖向上,屈曲踝关节;第 2 拍将婴儿足尖向下,伸展踝关节;第 3 拍换婴儿右足做相同的动作。

四、婴儿主被动操

婴儿主被动操是指在成人的协助下,由婴儿自己用力完成每次动作的主被动运动,适合 7 个月到 1 岁以上婴儿。婴儿主被动操是婴儿体格锻炼的重要方式,能够促进婴儿基本动作的发展,增强婴儿骨骼肌肉的发展,促进婴儿的新陈代谢,安定婴儿的情绪,改善婴儿的睡眠,增进亲子情感。

(一)婴儿主被动操的注意事项

婴儿主被动操的注意事项同婴儿被动操相同,都要在确保婴儿安全、舒适的环境下,让婴儿在轻松愉快的心情中完成动作的训练。

(二)婴儿主被动操的操作步骤

1. 起坐运动

预备姿势:婴儿仰卧,成人双手握住婴儿的双手,或用右手握住婴儿的左手,用左手按住婴儿的双膝。

动作:第 1、2 拍将婴儿从仰卧位姿势拉到坐姿;第 3、4 拍还原。重复共两个 8 拍。

注意:拉婴儿起坐时,如果婴儿不配合就不能过于用力。

2. 起立运动

预备姿势:婴儿俯卧,成人双手托住婴儿的双臂或手腕。

动作:第 1、2 拍牵引婴儿从俯卧姿势变成跪直姿势、起立姿势或婴儿直接站起;第 3、4 拍还原。重复共两个 8 拍。

注意:扶婴儿站起要逐步尽量让婴儿自己用力。

3. 提脚运动

预备姿势:婴儿俯卧,两手放在胸前,两肘支撑身体,成人双手握住其踝部。

动作:第 1、2 拍轻轻抬起婴儿的双腿,约 30°;第 3、4 拍还原。重复共两个 8 拍。

注意:动作轻柔缓和。

4. 弯腰运动

预备姿势:婴儿背对着成人站立,成人扶着婴儿的双膝和腹部或从后环抱婴儿的腰部,在婴儿的前方放一个玩具。

动作:第 1、2 拍让婴儿弯腰向前,捡起前方的玩具;第 3、4 拍直立还原。重复共两个 8 拍。

注意:让婴儿自己完成,如果不能,成人可把手移至婴儿的胸前帮助婴儿完成。

5. 托腰运动

预备姿势:婴儿仰卧,成人一只手托住婴儿的腰部,另一只手按住婴儿的踝部。

动作:第 1、2 拍托起婴儿的腰部,使婴儿的腹部挺起,呈桥形,并鼓励婴儿自己用力;第 3、4 拍放下婴儿的腰部,复原。重复共两个 8 拍。

注意:动作要缓和;在婴儿挺腹时可稍用力。

6. 游泳运动

预备姿势:婴儿俯卧,成人双手托住小儿的胸腹部。

动作:悬空向前向后做来回摇摆动作,鼓励婴儿活动四肢,做游泳动作。重复共两个8拍。

注意:俯卧时婴儿的两臂自然放在胸前,使婴儿处于撑胸、抬头姿势。

7. 跳跃运动

预备姿势:婴儿与成人面对面站立,成人双手扶婴儿的腋下。

动作:第1、2拍托起婴儿,使婴儿的足部离开床或桌面;同时说“跳、跳”,做跳跃运动,以婴儿的足前掌接触床或桌面为宜。重复共两个8拍。

注意:动作要轻快自然,让婴儿的脚尖着地。

8. 扶走运动

预备姿势:婴儿站立,成人站在他的背后,双手扶婴儿的腋下;或成人站在婴儿的前面,手扶着婴儿的前臂或手腕。

动作:第1、2拍扶住婴儿,使其左右腿轮流向前跨出,学开步行走。重复共两个8拍。

注意:场地要清洁平坦,待婴儿站稳后再鼓励他开步学走。

附录 A

世界卫生组织儿童生长发育标准

1.0～4 岁儿童年龄别体重、年龄别身(长)高及身(长)高别体重参考值,为 2006 年世界卫生组织(WHO)推荐的评价标准;5 岁以上或身高＞120 cm 的儿童评价标准,依然采用 1997 年 WHO 推荐的标准(因 2006 版 WHO 标准无 5 岁以上儿童标准,按相关部门的要求依然沿用 1997 年标准),因此部分数据存在交叉现象。

2.评价方法:

营养不良:

(1)低体重:

轻度:均数－2SD≤年龄别体重＜均数－SD。

中度:均数－3SD≤年龄别体重＜均数－2SD。

重度:年龄别体重＜均数－3SD。

(2)生长发育迟缓:年龄别身(长)高＜均数－2SD。

(3)消瘦:身(长)高别体重＜均数－2SD。

超重和肥胖:

(1)身(长)高别体重＞均数＋2SD 的儿童,要进行体质指数(BMI)值的计算。

(2)计算公式:

$$BMI=体重(kg)/身(长)高的平方(m^2)$$

(3)评价(P 表示百分位数法)。

超重:BMI＞P85th。

肥胖:BMI＞P97th。

附表 A-1 世界卫生组织 0～2 岁男童年龄别体重、年龄别身(长)高标准

年龄		体重/千克							身(长)高/厘米						
岁	月	－3SD	－2SD	－1SD	均数	1SD	2SD	3SD	－3SD	－2SD	－1SD	均数	1SD	2SD	3SD
0	0	2.1	2.5	2.9	3.3	3.9	4.4	5.0	44.2	46.1	48.0	49.9	51.8	53.7	55.6
	1	2.9	3.4	3.9	4.5	5.1	5.8	6.6	48.9	50.8	52.8	54.7	56.7	58.6	60.6
	2	3.8	4.3	4.9	5.6	6.3	7.1	8.0	52.4	54.4	56.4	58.4	60.4	62.4	64.4
	3	4.4	5.0	5.7	6.4	7.2	8.0	9.0	55.3	57.3	59.4	61.4	63.5	65.5	67.6
	4	4.9	5.6	6.2	7.0	7.8	8.7	9.7	57.6	59.7	61.8	63.9	66.0	68.0	70.1
	5	5.3	6.0	6.7	7.5	8.4	9.3	10.4	59.6	61.7	63.8	65.9	68.0	70.1	72.2
	6	5.7	6.4	7.1	7.9	8.8	9.8	10.9	61.2	63.3	65.5	67.6	69.8	71.9	74.0
	7	5.9	6.7	7.4	8.3	9.2	10.3	11.4	62.7	64.8	67.0	69.2	71.3	73.5	75.7
	8	6.2	6.9	7.7	8.6	9.6	10.7	11.9	64.0	66.2	68.4	70.6	72.8	75.0	77.2
	9	6.4	7.1	8.0	8.9	9.9	11.0	12.3	65.2	67.5	69.7	72.0	74.2	76.5	78.7

续表

年龄		体重/千克							身(长)高/厘米						
岁	月	−3SD	−2SD	−1SD	均数	1SD	2SD	3SD	−3SD	−2SD	−1SD	均数	1SD	2SD	3SD
0	10	6.6	7.4	8.2	9.2	10.2	11.4	12.7	66.4	68.7	71.0	73.3	75.6	77.9	80.1
	11	6.8	7.6	8.4	9.4	10.5	11.7	13.0	67.6	69.9	72.2	74.5	76.9	79.2	81.5
1	0	6.9	7.7	8.6	9.6	10.8	12.0	13.3	68.6	71.0	73.4	75.7	78.1	80.5	82.9
	1	7.1	7.9	8.8	9.9	11.0	12.3	13.7	69.6	72.1	74.5	76.9	79.3	81.8	84.2
	2	7.2	8.1	9.0	10.1	11.3	12.6	14.0	70.6	73.1	75.6	78.0	80.5	83.0	85.5
	3	7.4	8.3	9.2	10.3	11.5	12.8	14.3	71.6	74.1	76.6	79.1	81.7	84.2	86.7
	4	7.5	8.4	9.4	10.5	11.7	13.1	14.6	72.5	75.0	77.6	80.2	82.8	85.4	88.0
	5	7.7	8.6	9.6	10.7	12.0	13.4	14.9	73.3	76.0	78.6	81.2	83.9	86.5	89.2
	6	7.8	8.8	9.8	10.9	12.2	13.7	15.3	74.2	76.9	79.6	82.3	85.0	87.7	90.4
	7	8.0	8.9	10.0	11.1	12.5	13.9	15.6	75.0	77.7	80.5	83.2	86.0	88.8	91.5
	8	8.1	9.1	10.1	11.3	12.7	14.2	15.9	75.8	78.6	81.4	84.2	87.0	89.8	92.6
	9	8.2	9.2	10.3	11.5	12.9	14.5	16.2	76.5	79.4	82.3	85.1	88.0	90.9	93.8
	10	8.4	9.4	10.5	11.8	13.2	14.7	16.5	77.2	80.2	83.1	86.0	89.0	91.9	94.9
	11	8.5	9.5	10.7	12.0	13.4	15.0	16.8	78.0	81.0	83.9	86.9	89.9	92.9	95.9
2	0	8.6	9.7	10.8	12.2	13.6	15.3	17.1	78.7	81.7	84.8	87.8	90.9	93.9	97.0
									78.0	81.0	84.1	87.1	90.2	93.2	96.3
2	1	8.8	9.8	11.0	12.4	13.9	15.5	17.5	78.6	81.7	84.9	88.0	91.1	94.2	97.3
	2	8.9	10.0	11.2	12.5	14.1	15.8	17.8	79.3	82.5	85.6	88.8	92.0	95.2	98.3
	3	9.0	10.1	11.3	12.7	14.3	16.1	18.1	79.9	83.1	86.4	89.6	92.9	96.1	99.3
	4	9.1	10.2	11.5	12.9	14.5	16.3	18.4	80.5	83.8	87.1	90.4	93.7	97.0	100.3
	5	9.2	10.4	11.7	13.1	14.8	16.6	18.7	81.1	84.5	87.8	91.2	94.5	97.9	101.2
	6	9.4	10.5	11.8	13.3	15.0	16.9	19.0	81.7	85.1	88.5	91.9	95.3	98.7	102.1
	7	9.5	10.7	12.0	13.5	15.2	17.1	19.3	82.3	85.7	89.2	92.7	96.1	99.6	103.0
	8	9.6	10.8	12.1	13.7	15.4	17.4	19.6	82.8	86.4	89.9	93.4	96.9	100.4	103.9
	9	9.7	10.9	12.3	13.8	15.6	17.6	19.9	83.4	86.9	90.5	94.1	97.6	101.2	104.8
	10	9.8	14.0	11.0	12.4	15.8	17.8	20.2	83.9	87.5	91.1	94.8	98.4	102.0	105.6
	11	9.9	11.2	12.6	14.2	16.0	18.1	20.4	84.4	88.1	91.8	95.4	99.1	102.7	106.4

备注：对于 2 岁 0 月幼儿，上行为≤2 岁儿童的卧式身长，下行为≥2 岁儿童的站式身高。

附表 A-2　世界卫生组织 3～6 岁男童年龄别体重、年龄别身高标准

年龄		体重/千克							身高/厘米						
岁	月	−3SD	−2SD	−1SD	均数	1SD	2SD	3SD	−3SD	−2SD	−1SD	均数	1SD	2SD	3SD
3	0	10.0	11.3	12.7	14.3	16.2	18.3	20.7	85.0	88.7	92.4	96.1	99.8	103.5	107.2
	1	10.1	11.4	12.9	14.5	16.4	18.6	21.0	85.5	89.2	93.0	96.7	100.5	104.2	108.0
	2	10.2	11.5	13.0	14.7	16.6	18.8	21.3	86.0	89.8	93.6	97.4	101.2	105.0	108.8
	3	10.3	11.6	13.1	14.8	16.8	19.0	21.6	86.5	90.3	94.2	98.0	101.8	105.7	109.5
	4	10.4	11.8	13.3	15.0	17.0	19.3	21.9	87.0	90.9	94.7	98.6	102.5	106.4	110.3

续表

年龄		体重/千克							身高/厘米						
岁	月	−3SD	−2SD	−1SD	均数	1SD	2SD	3SD	−3SD	−2SD	−1SD	均数	1SD	2SD	3SD
3	5	10.5	11.9	13.4	15.2	17.2	19.5	22.1	87.5	91.4	95.3	99.2	103.2	107.1	111.0
	6	10.6	12.0	13.6	15.3	17.4	19.7	22.4	88.0	91.9	95.9	99.9	103.8	107.8	111.7
	7	10.7	12.1	13.7	15.5	17.6	20.0	22.7	88.4	92.4	96.4	100.4	104.5	108.5	112.5
	8	10.8	12.2	13.8	15.7	17.8	20.2	23.0	88.9	93.0	97.0	101.0	105.1	109.1	113.2
	9	10.9	12.4	14.0	15.8	18.0	20.5	23.3	89.4	93.5	97.5	101.6	105.7	109.8	113.9
	10	11.0	12.5	14.1	16.0	18.2	20.7	23.6	89.8	94.0	98.1	102.2	106.3	110.4	114.6
	11	11.1	12.6	14.3	16.2	18.4	20.9	23.9	90.3	94.4	98.6	102.8	106.9	111.1	115.2
4	0	11.2	12.7	14.4	16.3	18.6	21.2	24.2	90.7	94.9	99.1	103.3	107.5	111.7	115.9
	1	11.3	12.8	14.5	16.5	18.8	21.4	24.5	91.2	95.4	99.7	103.9	108.1	112.4	116.6
	2	11.4	12.9	14.7	16.7	19.0	21.7	24.8	91.6	95.9	100.2	104.4	108.7	113.0	117.3
	3	11.5	13.1	14.8	16.8	19.2	21.9	25.1	92.1	96.4	100.7	105.0	109.3	113.6	117.9
	4	11.6	13.2	15.0	17.0	19.4	22.2	25.4	92.5	96.9	101.2	105.6	109.9	114.2	118.6
	5	11.7	13.3	15.1	17.2	19.6	22.4	25.7	93.0	97.4	101.7	106.1	110.5	114.9	119.2
	6	11.8	13.4	15.2	17.3	19.8	22.7	26.0	93.4	97.8	102.3	106.7	111.1	115.5	119.9
	7	11.9	13.5	15.4	17.5	20.0	22.9	26.3	93.9	98.3	102.8	107.2	111.7	116.1	120.6
	8	12.0	13.6	15.5	17.7	20.2	23.2	26.6	94.3	98.8	103.3	107.8	112.3	116.7	121.2
	9	12.1	13.7	15.6	17.8	20.4	23.4	26.9	94.7	99.3	103.8	108.3	112.8	117.4	121.9
	10	12.2	13.8	15.8	18.0	20.6	23.7	27.2	95.2	99.7	104.3	108.9	113.4	118.0	122.6
	11	12.3	14.0	15.9	18.2	20.8	23.9	27.6	95.6	100.2	104.8	109.4	114.0	118.6	123.2
5	0	12.4	14.1	16.0	18.3	21.0	24.2	27.9	96.1	100.7	105.3	110.0	114.6	119.2	123.9
	1	12.2	14.6	16.7	18.8	21.3	23.7	26.2	96.6	101.2	105.9	110.5	115.1	119.7	124.3
	2	12.2	14.7	16.9	19.0	21.5	24.0	26.5	97.1	101.7	106.4	111.0	115.7	120.3	125.0
	3	12.3	14.8	17.0	19.2	21.7	24.2	26.7	97.5	102.2	106.9	111.5	116.2	120.9	125.6
	4	12.4	15.0	17.2	19.3	21.9	24.5	27.1	98.1	102.7	107.4	112.1	116.8	121.4	126.1
	5	12.5	15.1	17.3	19.5	22.1	24.7	27.3	98.5	103.2	107.9	112.6	117.3	122.0	126.7
	6	12.6	15.2	17.5	19.7	22.4	25.0	27.7	98.9	103.6	108.4	113.1	117.9	122.6	127.4
	7	12.7	15.4	17.6	19.8	22.5	25.2	27.9	99.4	104.1	108.9	113.6	118.4	123.1	127.9
	8	12.8	15.5	17.8	20.0	22.8	25.5	28.3	99.8	104.6	109.4	114.1	118.9	123.7	128.5
	9	12.9	15.6	17.9	20.2	23.0	25.7	28.5	100.2	105.0	109.8	114.6	119.4	124.2	129.0
	10	13.0	15.8	18.1	20.3	23.2	26.0	28.9	100.7	105.5	110.3	115.1	119.9	124.7	129.5
	11	13.0	15.9	18.2	20.5	23.4	26.3	29.2	101.1	105.9	110.8	115.6	120.5	125.3	130.2
6	0	13.1	16.0	18.4	20.7	23.7	26.6	29.6	101.6	106.4	111.3	116.1	121.0	125.8	130.7
	1	13.3	16.2	18.6	20.9	23.9	26.8	29.8	102.0	106.8	111.7	116.6	121.5	126.3	131.2
	2	13.3	16.3	18.7	21.0	24.1	27.1	30.2	102.4	107.3	112.2	117.1	122.0	126.9	131.8
	3	13.3	16.4	18.8	21.2	24.3	27.4	30.5	102.8	107.7	112.6	117.5	122.5	127.4	132.4
	4	13.4	16.5	19.0	21.4	24.6	27.7	30.9	103.2	108.1	113.1	118.0	123.0	127.9	132.9

续表

年龄		体重/千克							身高/厘米						
岁	月	−3SD	−2SD	−1SD	均数	1SD	2SD	3SD	−3SD	−2SD	−1SD	均数	1SD	2SD	3SD
6	5	13.5	16.7	19.2	21.6	24.8	28.0	31.2	103.7	108.6	113.6	118.5	123.5	128.4	133.4
	6	13.5	16.8	19.3	21.7	25.0	28.3	31.6	104.1	109.0	114.0	119.0	124.0	128.9	133.9
	7	13.6	16.9	19.4	21.9	25.3	28.6	32.0	104.4	109.4	114.4	119.4	124.4	129.4	134.4
	8	13.7	17.1	19.6	22.1	25.5	28.9	32.3	104.8	109.8	114.9	119.9	124.9	129.9	134.9
	9	13.8	17.2	19.8	22.3	25.8	29.2	32.7	105.3	110.3	115.3	120.3	125.4	130.4	135.5
	10	13.8	17.3	19.9	22.5	26.0	29.5	33.0	105.7	110.7	115.8	120.8	125.9	130.9	136.0
	11	13.9	17.5	20.1	22.7	26.3	29.9	33.5	106.0	111.1	116.2	121.2	126.3	131.4	136.5

附表 A-3　世界卫生组织 0～2 岁女童年龄别体重、年龄别身(长)高标准

年龄		体重/千克							身(长)高/厘米						
岁	月	−3SD	−2SD	−1SD	均数	1SD	2SD	3SD	−3SD	−2SD	−1SD	均数	1SD	2SD	3SD
0	0	2.0	2.4	2.8	3.2	3.7	4.2	4.8	43.6	45.4	47.3	49.1	51.0	52.9	54.7
	1	2.7	3.2	3.6	4.2	4.8	5.5	6.2	47.8	49.8	51.7	53.7	55.6	57.6	59.5
	2	3.4	3.9	4.5	5.1	5.8	6.6	7.5	51.0	53.0	55.0	57.1	59.1	61.1	63.2
	3	4.0	4.5	5.2	5.8	6.6	7.5	8.5	53.5	55.6	57.7	59.8	61.9	64.0	66.1
	4	4.4	5.0	5.7	6.4	7.3	8.2	9.3	55.6	57.8	59.9	62.1	64.3	66.4	68.6
	5	4.8	5.4	6.1	6.9	7.8	8.8	10.0	57.4	59.6	61.8	64.0	66.2	68.5	70.7
	6	5.1	5.7	6.5	7.3	8.2	9.3	10.6	58.9	61.2	63.5	65.7	68.0	70.3	72.5
	7	5.3	6.0	6.8	7.6	8.6	9.8	11.1	60.3	62.7	65.0	67.3	69.6	71.9	74.2
	8	5.6	6.3	7.0	7.9	9.0	10.2	11.6	61.7	64.0	66.4	68.7	71.1	73.5	75.8
	9	5.8	6.5	7.3	8.2	9.3	10.5	12.0	62.9	65.3	67.7	70.1	72.6	75.0	77.4
	10	5.9	6.7	7.5	8.5	9.6	10.9	12.4	64.1	66.5	69.0	71.5	73.9	76.4	78.9
	11	6.1	6.9	7.7	8.7	9.9	11.2	12.8	65.2	67.7	70.3	72.8	75.3	77.8	80.3
1	0	6.3	7.0	7.9	8.9	10.1	11.5	13.1	66.3	68.9	71.4	74.0	76.6	79.2	81.7
	1	6.4	7.2	8.1	9.2	10.4	11.8	13.5	67.3	70.0	72.6	75.2	77.8	80.5	83.1
	2	6.6	7.4	8.3	9.4	10.6	12.1	13.8	68.3	71.0	73.7	76.4	79.1	81.7	84.4
	3	6.7	7.6	8.5	9.6	10.9	12.4	14.1	69.3	72.0	74.8	77.5	80.2	83.0	85.7
	4	6.9	7.7	8.7	9.8	11.1	12.6	14.5	70.2	73.0	75.8	78.6	81.4	84.2	87.0
	5	7.0	7.9	8.9	10.0	11.4	12.9	14.8	71.1	74.0	76.8	79.7	82.5	85.4	88.2
	6	7.2	8.1	9.1	10.2	11.6	13.2	15.1	72.0	74.9	77.8	80.7	83.6	86.5	89.4
	7	7.3	8.2	9.2	10.4	11.8	13.5	15.4	72.8	75.8	78.8	81.7	84.7	87.6	90.6
	8	7.5	8.4	9.4	10.6	12.1	13.7	15.7	73.7	76.7	79.7	82.7	85.7	88.7	91.7
	9	7.6	8.6	9.6	10.9	12.3	14.0	16.0	74.5	77.5	80.6	83.7	86.7	89.8	92.9
	10	7.8	8.7	9.8	11.1	12.5	14.3	16.4	75.2	78.4	81.5	84.6	87.7	90.8	94.0
	11	7.9	8.9	10.0	11.3	12.8	14.6	16.7	76.0	79.2	82.3	85.5	88.7	91.9	95.0

续表

年龄		体重/千克							身(长)高/厘米						
岁	月	-3SD	-2SD	-1SD	均数	1SD	2SD	3SD	-3SD	-2SD	-1SD	均数	1SD	2SD	3SD
2	0	8.1	9.0	10.2	11.5	13.0	14.8	17.0	76.7	80.0	83.2	86.4	89.6	92.9	96.1
									76.0	79.3	82.5	85.7	88.9	92.2	95.4
2	1	8.2	9.2	10.3	11.7	13.3	15.1	17.3	76.8	80.0	83.3	86.6	89.9	93.1	96.4
	2	8.4	9.4	10.5	11.9	13.5	15.4	17.7	77.5	80.8	84.1	87.4	90.8	94.1	97.4
	3	8.5	9.5	10.7	12.1	13.7	15.7	18.0	78.1	81.5	84.9	88.3	91.7	95.0	98.4
	4	8.6	9.7	10.9	12.3	14.0	16.0	18.3	78.8	82.2	85.7	89.1	92.5	96.0	99.4
	5	8.8	9.8	11.1	12.5	14.2	16.2	18.7	79.5	82.9	86.4	89.9	93.4	96.9	100.3
	6	8.9	10.0	11.2	12.7	14.4	16.5	19.0	80.1	83.6	87.1	90.7	94.2	97.7	101.3
	7	9.0	10.1	11.4	12.9	14.7	16.8	19.3	80.7	84.3	87.9	91.4	95.0	98.6	102.2
	8	9.1	10.3	11.6	13.1	14.9	17.1	19.6	81.3	84.9	88.6	92.2	95.8	99.4	103.1
	9	9.3	10.4	11.7	13.3	15.1	17.3	20.0	81.9	85.6	89.3	92.9	96.6	100.3	103.9
	10	9.4	10.5	11.9	13.5	15.4	17.6	20.3	82.5	86.2	89.9	93.6	97.4	101.1	104.8
	11	9.5	10.7	12.0	13.7	15.6	17.9	20.6	83.1	86.8	90.6	94.4	98.1	101.9	105.6

备注：对于 2 岁 0 月幼儿，上行为≤2 岁儿童的卧式身长，下行为≥2 岁儿童的站式身高。

附表 A-4　世界卫生组织 3～6 岁女童年龄别体重、年龄别身高标准

年龄		体重/千克							身高/厘米						
岁	月	-3SD	-2SD	-1SD	均数	1SD	2SD	3SD	-3SD	-2SD	-1SD	均数	1SD	2SD	3SD
3	0	9.6	10.8	12.2	13.9	15.8	18.1	20.9	83.6	87.4	91.2	95.1	98.9	102.7	106.5
	1	9.7	10.9	12.4	14.0	16.0	18.4	21.3	84.2	88.0	91.9	95.7	99.6	103.4	107.3
	2	9.8	11.1	12.5	14.2	16.3	18.7	21.6	84.7	88.6	92.5	96.4	100.3	104.2	108.1
	3	9.9	11.2	12.7	14.4	16.5	19.0	22.0	85.3	89.2	93.1	97.1	101.0	105.0	108.9
	4	10.1	11.3	12.8	14.6	16.7	19.2	22.3	85.8	89.8	93.8	97.7	101.7	105.7	109.7
	5	10.2	11.5	13.0	14.8	16.9	19.5	22.7	86.3	90.4	94.4	98.4	102.4	106.4	110.5
	6	10.3	11.6	13.1	15.0	17.2	19.8	23.0	86.8	90.9	95.0	99.0	103.1	107.2	111.2
	7	10.4	11.7	13.3	15.2	17.4	20.1	23.4	87.4	91.5	95.6	99.7	103.8	107.9	112.0
	8	10.5	11.8	13.4	15.3	17.6	20.4	23.7	87.9	92.0	96.2	100.3	104.5	108.6	112.7
	9	10.6	12.0	13.6	15.5	17.8	20.7	24.1	88.4	92.5	96.7	100.9	105.1	109.3	113.5
	10	10.7	12.1	13.7	15.7	18.1	20.9	24.5	88.9	93.1	97.3	101.5	105.8	110.0	114.2
	11	10.8	12.2	13.9	15.9	18.3	21.2	24.8	89.3	93.6	97.9	102.1	106.4	110.7	114.9
4	0	10.9	12.3	14.0	16.1	18.5	21.5	25.2	89.8	94.1	98.4	102.7	107.0	111.3	115.7
	1	11.0	12.4	14.2	16.3	18.8	21.8	25.5	90.3	94.6	99.0	103.3	107.7	112.0	116.4
	2	11.1	12.6	14.3	16.4	19.0	22.1	25.9	90.7	95.1	99.5	103.9	108.3	112.7	117.1
	3	11.2	12.7	14.5	16.6	19.2	22.4	26.3	91.2	95.6	100.1	104.5	108.9	113.3	117.7
	4	11.3	12.8	14.6	16.8	19.4	22.6	26.6	91.7	96.1	100.6	105.0	109.5	114.0	118.4
	5	11.4	12.9	14.8	17.0	19.7	22.9	27.0	92.1	96.6	101.1	105.6	110.1	114.6	119.1
	6	11.5	13.0	14.9	17.2	19.9	23.2	27.4	92.6	97.1	101.6	106.2	110.7	115.2	119.8

续表

年龄		体重/千克							身高/厘米						
岁	月	−3SD	−2SD	−1SD	均数	1SD	2SD	3SD	−3SD	−2SD	−1SD	均数	1SD	2SD	3SD
4	7	11.6	13.2	15.1	17.3	20.1	23.5	27.7	93.0	97.6	102.2	106.7	111.3	115.9	120.4
	8	11.7	13.3	15.2	17.5	20.3	23.8	28.1	93.4	98.1	102.7	107.3	111.9	116.5	121.1
	9	11.8	13.4	15.3	17.7	20.6	24.1	28.5	93.9	98.5	103.2	107.8	112.5	117.1	121.8
	10	11.9	13.5	15.5	17.9	20.8	24.4	28.8	94.3	99.0	103.7	108.4	113.0	117.7	122.4
	11	12.0	13.6	15.6	18.0	21.0	24.6	29.2	94.7	99.5	104.2	108.9	113.6	118.3	123.1
5	0	12.1	13.7	15.8	18.2	21.2	24.9	29.5	95.2	99.9	104.7	109.4	114.2	118.9	123.7
	1	11.1	13.9	15.9	17.8	20.7	23.5	26.4	95.6	100.0	104.5	108.9	113.4	117.8	122.3
	2	11.2	14.0	16.0	18.0	20.9	23.7	26.6	96.1	100.5	105.0	109.5	114.0	118.4	122.9
	3	11.2	14.1	16.1	18.1	21.0	23.9	26.8	96.4	100.9	105.5	110.0	114.6	119.1	123.7
	4	11.3	14.2	16.3	18.3	21.2	24.1	27.0	96.8	101.4	106.0	110.5	115.1	119.7	124.3
	5	11.3	14.3	16.4	18.4	21.4	24.4	27.4	97.2	101.8	106.4	111.0	115.7	120.3	125.0
	6	11.4	14.4	16.5	18.6	21.6	24.6	27.6	97.6	102.2	106.9	111.6	116.3	120.9	125.6
	7	11.4	14.5	16.6	18.7	21.8	24.9	28.0	98.0	102.7	107.4	112.1	116.8	121.5	126.2
	8	11.5	14.6	16.8	18.9	22.0	25.1	28.2	98.4	103.1	107.9	112.6	117.4	122.1	126.9
	9	11.5	14.7	16.9	19.0	22.2	25.4	28.6	98.7	103.5	108.3	113.1	117.9	122.7	127.5
	10	11.6	14.8	17.0	19.2	22.5	25.7	29.0	99.2	104.0	108.8	113.6	118.5	123.3	128.2
	11	11.7	14.9	17.2	19.4	22.7	25.9	29.2	99.5	104.4	109.3	114.1	119.0	123.9	128.8
6	0	11.7	15.0	17.3	19.5	22.9	26.2	29.6	99.9	104.8	109.7	114.6	119.6	124.5	129.5
	1	11.7	15.1	17.4	19.7	23.1	26.5	29.9	100.2	105.2	110.2	115.1	120.1	125.1	130.1
	2	11.8	15.2	17.6	19.9	23.4	26.8	30.3	100.6	105.6	110.6	115.6	120.7	125.7	130.8
	3	11.8	15.3	17.7	20.0	23.6	27.1	30.7	100.9	106.0	111.1	116.1	121.2	126.3	131.4
	4	11.8	15.4	17.8	20.2	23.8	27.4	31.0	101.3	106.4	111.5	116.6	121.7	126.8	131.9
	5	11.9	15.5	18.0	20.4	24.1	27.7	31.4	101.7	106.8	112.0	117.1	122.3	127.4	132.6
	6	12.0	15.7	18.2	20.6	24.3	28.0	31.7	102.0	107.2	112.4	117.6	122.8	128.0	133.2
	7	12.0	15.8	18.3	20.8	24.6	28.4	32.2	102.4	107.6	112.9	118.1	123.4	128.6	133.9
	8	12.1	15.9	18.5	21.0	24.9	28.7	32.6	102.7	108.0	113.3	118.6	123.9	129.2	134.5
	9	12.1	16.0	18.6	21.2	25.2	29.1	33.1	103.1	108.4	113.8	119.1	124.5	129.8	135.2
	10	12.1	16.1	18.8	21.4	25.4	29.4	33.4	103.4	108.8	114.2	119.6	125.0	130.4	135.8
	11	12.1	16.2	18.9	21.6	25.7	29.8	33.9	103.8	109.2	114.7	120.1	125.6	131.0	136.5

表 A-5　世界卫生组织 0～2 岁男童身长别体重标准

体重单位：千克

身长/厘米	−3SD	−2SD	−1SD	均数	1SD	2SD	3SD	身长/厘米	−3SD	−2SD	−1SD	均数	1SD	2SD	3SD
45	1.9	2	2.2	2.4	2.7	3	3.3	46	2	2.2	2.4	2.6	2.9	3.1	3.5
45.5	1.9	2.1	2.3	2.5	2.8	3.1	3.4	46.5	2.1	2.3	2.5	2.7	3	3.2	3.6

续表

身长/厘米	−3SD	−2SD	−1SD	均数	1SD	2SD	3SD	身长/厘米	−3SD	−2SD	−1SD	均数	1SD	2SD	3SD
47	2.1	2.3	2.5	2.8	3	3.3	3.7	65	5.7	6.2	6.7	7.3	7.9	8.6	9.4
47.5	2.2	2.4	2.6	2.9	3.1	3.4	3.8	65.5	5.8	6.3	6.8	7.4	8	8.7	9.6
48	2.3	2.5	2.7	2.9	3.2	3.6	3.9	66	5.9	6.4	6.9	7.5	8.2	8.9	9.7
48.5	2.3	2.6	2.8	3	3.3	3.7	4	66.5	6	6.5	7	7.6	8.3	9	9.9
49	2.4	2.6	2.9	3.1	3.4	3.8	4.2	67	6.1	6.6	7.1	7.7	8.4	9.2	10
49.5	2.5	2.7	3	3.2	3.5	3.9	4.3	67.5	6.2	6.7	7.2	7.9	8.5	9.3	10.2
50	2.6	2.8	3	3.3	3.6	4	4.4	68	6.3	6.8	7.3	8	8.7	9.4	10.3
50.5	2.7	2.9	3.1	3.4	3.8	4.1	4.5	68.5	6.4	6.9	7.5	8.1	8.8	9.6	10.5
51	2.7	3	3.2	3.5	3.9	4.2	4.7	69	6.5	7	7.6	8.2	8.9	9.7	10.6
51.5	2.8	3.1	3.3	3.6	4	4.4	4.8	69.5	6.6	7.1	7.7	8.3	9	9.8	10.8
52	2.9	3.2	3.5	3.8	4.1	4.5	5	70	6.6	7.2	7.8	8.4	9.2	10	10.9
52.5	3	3.3	3.6	3.9	4.2	4.6	5.1	70.5	6.7	7.3	7.9	8.5	9.3	10.1	11.1
53	3.1	3.4	3.7	4	4.4	4.8	5.3	71	6.8	7.4	8	8.6	9.4	10.2	11.2
53.5	3.2	3.5	3.8	4.1	4.5	4.9	5.4	71.5	6.9	7.5	8.1	8.8	9.5	10.4	11.3
54	3.3	3.6	3.9	4.3	4.7	5.1	5.6	72	7	7.6	8.2	8.9	9.6	10.5	11.5
54.5	3.4	3.7	4	4.4	4.8	5.3	5.8	72.5	7.1	7.6	8.3	9	9.8	10.6	11.6
55	3.6	3.8	4.2	4.5	5	5.4	6	73	7.2	7.7	8.4	9.1	9.9	10.8	11.8
55.5	3.7	4	4.3	4.7	5.1	5.6	6.1	73.5	7.2	7.8	8.5	9.2	10	10.9	11.9
56	3.8	4.1	4.4	4.8	5.3	5.8	6.3	74	7.3	7.9	8.6	9.3	10.1	11	12.1
56.5	3.9	4.2	4.6	5	5.4	5.9	6.5	74.5	7.4	8	8.7	9.4	10.2	11.2	12.2
57	4	4.3	4.7	5.1	5.6	6.1	6.7	75	7.5	8.1	8.8	9.5	10.3	11.3	12.3
57.5	4.1	4.5	4.9	5.3	5.7	6.3	6.9	75.5	7.6	8.2	8.8	9.6	10.4	11.4	12.5
58	4.3	4.6	5	5.4	5.9	6.4	7.1	76	7.6	8.3	8.9	9.7	10.6	11.5	12.6
58.5	4.4	4.7	5.1	5.6	6.1	6.6	7.2	76.5	7.7	8.3	9	9.8	10.7	11.6	12.7
59	4.5	4.8	5.3	5.7	6.2	6.8	7.4	77	7.8	8.4	9.1	9.9	10.8	11.7	12.8
59.5	4.6	5	5.4	5.9	6.4	7	7.6	77.5	7.9	8.5	9.2	10	10.9	11.9	13
60	4.7	5.1	5.5	6	6.5	7.1	7.8	78	7.9	8.6	9.3	10.1	11	12	13.1
60.5	4.8	5.2	5.6	6.1	6.7	7.3	8	78.5	8	8.7	9.4	10.2	11.1	12.1	13.2
61	4.9	5.3	5.8	6.3	6.8	7.4	8.1	79	8.1	8.7	9.5	10.3	11.2	12.2	13.3
61.5	5	5.4	5.9	6.4	7	7.6	8.3	79.5	8.2	8.8	9.5	10.4	11.3	12.3	13.4
62	5.1	5.6	6	6.5	7.1	7.7	8.5	80	8.2	8.9	9.6	10.4	11.4	12.4	13.6
62.5	5.2	5.7	6.1	6.7	7.2	7.9	8.6	80.5	8.3	9	9.7	10.5	11.5	12.5	13.7
63	5.3	5.8	6.2	6.8	7.4	8	8.8	81	8.4	9.1	9.8	10.6	11.6	12.6	13.8
63.5	5.4	5.9	6.4	6.9	7.5	8.2	8.9	81.5	8.5	9.1	9.9	10.7	11.7	12.7	13.9
64	5.5	6	6.5	7	7.6	8.3	9.1	82	8.5	9.2	10	10.8	11.8	12.8	14
64.5	5.6	6.1	6.6	7.1	7.8	8.5	9.3	82.5	8.6	9.3	10.1	10.9	11.9	13	14.2

续表

身长/厘米	−3SD	−2SD	−1SD	均数	1SD	2SD	3SD	身长/厘米	−3SD	−2SD	−1SD	均数	1SD	2SD	3SD
83	8.7	9.4	10.2	11	12	13.1	14.3	97	11.4	12.3	13.3	14.4	15.6	17	18.5
83.5	8.8	9.5	10.3	11.2	12.1	13.2	14.4	97.5	11.5	12.4	13.4	14.5	15.7	17.1	18.7
84	8.9	9.6	10.4	11.3	12.2	13.3	14.6	98	11.6	12.5	13.5	14.6	15.9	17.3	18.9
84.5	9	9.7	10.5	11.4	12.4	13.5	14.7	98.5	11.7	12.6	13.6	14.8	16	17.5	19.1
85	9.1	9.8	10.6	11.5	12.5	13.6	14.9	99	11.8	12.7	13.7	14.9	16.2	17.6	19.2
85.5	9.2	9.9	10.7	11.6	12.6	13.7	15	99.5	11.9	12.8	13.9	15	16.3	17.8	19.4
86	9.3	10	10.8	11.7	12.8	13.9	15.2	100	12	12.9	14	15.2	16.5	18	19.6
86.5	9.4	10.1	11	11.9	12.9	14	15.3	100.5	12.1	13	14.1	15.3	16.6	18.1	19.8
87	9.5	10.2	11.1	12	13	14.2	15.5	101	12.2	13.2	14.2	15.4	16.8	18.3	20
87.5	9.6	10.4	11.2	12.1	13.2	14.3	15.6	101.5	12.3	13.3	14.4	15.6	16.9	18.5	20.2
88	9.7	10.5	11.3	12.2	13.3	14.5	15.8	102	12.4	13.4	14.5	15.7	17.1	18.7	20.4
88.5	9.8	10.6	11.4	12.4	13.4	14.6	15.9	102.5	12.5	13.5	14.6	15.9	17.3	18.8	20.6
89	9.9	10.7	11.5	12.5	13.5	14.7	16.1	103	12.6	13.6	14.8	16	17.4	19	20.8
89.5	10	10.8	11.6	12.6	13.7	14.9	16.2	103.5	12.7	13.7	14.9	16.2	17.6	19.2	21
90	10.1	10.9	11.8	12.7	13.8	15	16.4	104	12.8	13.9	15	16.3	17.8	19.4	21.2
90.5	10.2	11	11.9	12.8	13.9	15.1	16.5	104.5	12.9	14	15.2	16.5	17.9	19.6	21.5
91	10.3	11.1	12	13	14.1	15.3	16.7	105	13	14.1	15.3	16.6	18.1	19.8	21.7
91.5	10.4	11.2	12.1	13.1	14.2	15.4	16.8	105.5	13.2	14.2	15.4	16.8	18.3	20	21.9
92	10.5	11.3	12.2	13.2	14.3	15.6	17	106	13.3	14.4	15.6	16.9	18.5	20.2	22.1
92.5	10.6	11.4	12.3	13.3	14.4	15.7	17.1	106.5	13.4	14.5	15.7	17.1	18.6	20.4	22.4
93	10.7	11.5	12.4	13.4	14.6	15.8	17.3	107	13.5	14.6	15.9	17.3	18.8	20.6	22.6
93.5	10.7	11.6	12.5	13.5	14.7	16	17.4	107.5	13.6	14.7	16	17.4	19	20.8	22.8
94	10.8	11.7	12.6	13.7	14.8	16.1	17.6	108	13.7	14.9	16.2	17.6	19.2	21	23.1
94.5	10.9	11.8	12.7	13.8	14.9	16.3	17.7	108.5	13.8	15	16.3	17.8	19.4	21.2	23.3
95	11	11.9	12.8	13.9	15.1	16.4	17.9	109	14	15.1	16.5	17.9	19.6	21.4	23.6
95.5	11.1	12	12.9	14	15.2	16.5	18	109.5	14.1	15.3	16.6	18.1	19.8	21.7	23.8
96	11.2	12.1	13.1	14.1	15.3	16.7	18.2	110	14.2	15.4	16.8	18.3	20	21.9	24.1
96.5	11.3	12.2	13.2	14.3	15.5	16.8	18.4								

附表 A-6　世界卫生组织 2～6 岁男童身高别体重标准

体重单位：千克

身高/厘米	−3SD	−2SD	−1SD	均数	1SD	2SD	3SD	身高/厘米	−3SD	−2SD	−1SD	均数	1SD	2SD	3SD
65	5.9	6.3	6.9	7.4	8.1	8.8	9.6	66.5	6.1	6.6	7.2	7.8	8.5	9.2	10.1
65.5	6.0	6.4	7.0	7.6	8.2	8.9	9.8	67	6.2	6.7	7.3	7.9	8.6	9.4	10.2
66	6.1	6.5	7.1	7.7	8.3	9.1	9.9	67.5	6.3	6.8	7.4	8.0	8.7	9.5	10.4

续表

身高/厘米	−3SD	−2SD	−1SD	均数	1SD	2SD	3SD	身高/厘米	−3SD	−2SD	−1SD	均数	1SD	2SD	3SD
68	6.4	6.9	7.5	8.1	8.8	9.6	10.5	86	9.4	10.2	11.0	11.9	12.9	14.1	15.4
68.5	6.5	7.0	7.6	8.2	9.0	9.8	10.7	86.5	9.5	10.3	11.1	12.0	13.1	14.2	15.5
69	6.6	7.1	7.7	8.4	9.1	9.9	10.8	87	9.6	10.4	11.2	12.2	13.2	14.4	15.7
69.5	6.7	7.2	7.8	8.5	9.2	10.0	11.0	87.5	9.7	10.5	11.3	12.3	13.3	14.5	15.8
70	6.8	7.3	7.9	8.6	9.3	10.2	11.1	88	9.8	10.6	11.5	12.4	13.5	14.7	16.0
70.5	6.9	7.4	8.0	8.7	9.5	10.3	11.3	88.5	9.9	10.7	11.6	12.5	13.6	14.8	16.1
71	6.9	7.5	8.1	8.8	9.6	10.4	11.4	89	10.0	10.8	11.7	12.6	13.7	14.9	16.3
71.5	7.0	7.6	8.2	8.9	9.7	10.6	11.6	89.5	10.1	10.9	11.8	12.8	13.9	15.1	16.4
72	7.1	7.7	8.3	9.0	9.8	10.7	11.7	90	10.2	11.0	11.9	12.9	14.0	15.2	16.6
72.5	7.2	7.8	8.4	9.1	9.9	10.8	11.8	90.5	10.3	11.1	12.0	13.0	14.1	15.3	16.7
73	7.3	7.9	8.5	9.2	10.0	11.0	12.0	91	10.4	11.2	12.1	13.1	14.2	15.5	16.9
73.5	7.4	7.9	8.6	9.3	10.2	11.1	12.1	91.5	10.5	11.3	12.2	13.2	14.4	15.6	17.0
74	7.4	8.0	8.7	9.4	10.3	11.2	12.2	92	10.6	11.4	12.3	13.4	14.5	15.8	17.2
74.5	7.5	8.1	8.8	9.5	10.4	11.3	12.4	92.5	10.7	11.5	12.4	13.5	14.6	15.9	17.3
75	7.6	8.2	8.9	9.6	10.5	11.4	12.5	93	10.8	11.6	12.6	13.6	14.7	16.0	17.5
75.5	7.7	8.3	9.0	9.7	10.6	11.6	12.6	93.5	10.9	11.7	12.7	13.7	14.9	16.2	17.6
76	7.7	8.4	9.1	9.8	10.7	11.7	12.8	94	11.0	11.8	12.8	13.8	15.0	16.3	17.8
76.5	7.8	8.5	9.2	9.9	10.8	11.8	12.9	94.5	11.1	11.9	12.9	13.9	15.1	16.5	17.9
77	7.9	8.5	9.2	10.0	10.9	11.9	13.0	95	11.1	12.0	13.0	14.1	15.3	16.6	18.1
77.5	8.0	8.6	9.3	10.1	11.0	12.0	13.1	95.5	11.2	12.1	13.1	14.2	15.4	16.7	18.3
78	8.0	8.7	9.4	10.2	11.1	12.1	13.3	96	11.3	12.2	13.2	14.3	15.5	16.9	18.4
78.5	8.1	8.8	9.5	10.3	11.2	12.2	13.4	96.5	11.4	12.3	13.3	14.4	15.7	17.0	18.6
79	8.2	8.8	9.6	10.4	11.3	12.3	13.5	97	11.5	12.4	13.4	14.6	15.8	17.2	18.8
79.5	8.3	8.9	9.7	10.5	11.4	12.4	13.6	97.5	11.6	12.5	13.6	14.7	15.9	17.4	18.9
80	8.3	9.0	9.7	10.6	11.5	12.6	13.7	98	11.7	12.6	13.7	14.8	16.1	17.5	19.1
80.5	8.4	9.1	9.8	10.7	11.6	12.7	13.8	98.5	11.8	12.8	13.8	14.9	16.2	17.7	19.3
81	8.5	9.2	9.9	10.8	11.7	12.8	14.0	99	11.9	12.9	13.9	15.1	16.4	17.9	19.5
81.5	8.6	9.3	10.0	10.9	11.8	12.9	14.1	99.5	12.0	13.0	14.0	15.2	16.5	18.0	19.7
82	8.7	9.3	10.1	11.0	11.9	13.0	14.2	100	12.1	13.1	14.2	15.4	16.7	18.2	19.9
82.5	8.7	9.4	10.2	11.1	12.1	13.1	14.4	100.5	12.2	13.2	14.3	15.5	16.9	18.4	20.1
83	8.8	9.5	10.3	11.2	12.2	13.3	14.5	101	12.3	13.3	14.4	15.6	17.0	18.5	20.3
83.5	8.9	9.6	10.4	11.3	12.3	13.4	14.6	101.5	12.4	13.4	14.5	15.8	17.2	18.7	20.5
84	9.0	9.7	10.5	11.4	12.4	13.5	14.8	102	12.5	13.6	14.7	15.9	17.3	18.9	20.7
84.5	9.1	9.9	10.7	11.5	12.5	13.7	14.9	102.5	12.6	13.7	14.8	16.1	17.5	19.1	20.9
85	9.2	10.0	10.8	11.7	12.7	13.8	15.1	103	12.8	13.8	14.9	16.2	17.7	19.3	21.1
85.5	9.3	10.1	10.9	11.8	12.8	13.9	15.2	103.5	12.9	13.9	15.1	16.4	17.8	19.5	21.3

续表

身高/厘米	−3SD	−2SD	−1SD	均数	1SD	2SD	3SD	身高/厘米	−3SD	−2SD	−1SD	均数	1SD	2SD	3SD
104	13.0	14.0	15.2	16.5	18.0	19.7	21.6	121.5	16.6	19.1	21.0	22.8	25.4	27.9	30.5
104.5	13.1	14.2	15.4	16.7	18.2	19.9	21.8	122	16.6	19.2	21.1	23.0	25.7	28.3	31.0
105	13.2	14.3	15.5	16.8	18.4	20.1	22.0	122.5	16.7	19.4	21.3	23.2	25.9	28.6	31.3
105.5	13.3	14.4	15.6	17.0	18.5	20.3	22.2	123	16.9	19.6	21.5	23.4	26.2	28.9	31.7
106	13.4	14.5	15.8	17.2	18.7	20.5	22.5	123.5	17.0	19.8	21.7	23.6	26.4	29.2	32.0
106.5	13.5	14.7	15.9	17.3	18.9	20.7	22.7	124	17.2	20.0	22.0	23.9	26.7	29.5	32.3
107	13.7	14.8	16.1	17.5	19.1	20.9	22.9	124.5	17.3	20.2	22.2	24.1	27.0	29.9	32.8
107.5	13.8	14.9	16.2	17.7	19.3	21.1	23.2	125	17.5	20.4	22.4	24.3	27.3	30.2	33.2
108	13.9	15.1	16.4	17.8	19.5	21.3	23.4	125.5	17.5	20.5	22.5	24.5	27.5	30.5	33.5
108.5	14.0	15.2	16.5	18.0	19.7	21.5	23.7	126	17.7	20.7	22.8	24.8	27.9	30.9	34.0
109	14.1	15.3	16.7	18.2	19.8	21.8	23.9	126.5	17.8	20.9	23.0	25.0	28.1	31.2	34.3
109.5	14.3	15.5	16.8	18.3	20.0	22.0	24.2	127	17.9	21.1	23.2	25.2	28.4	31.6	34.8
110	14.4	15.6	17.0	18.5	20.2	22.2	24.4	127.5	18.1	21.3	23.4	25.5	28.8	32.0	35.3
110.5	14.5	15.8	17.1	18.7	20.4	22.4	24.7	128	18.2	21.5	23.6	25.7	29.0	32.3	35.6
111	14.6	15.9	17.3	18.9	20.7	22.7	25.0	128.5	18.4	21.7	23.9	26.0	29.4	32.7	36.1
111.5	14.8	16.0	17.5	19.1	20.9	22.9	25.2	129	18.5	21.9	24.1	26.2	29.7	33.1	36.6
112	14.9	16.2	17.6	19.2	21.1	23.1	25.5	129.5	18.6	22.1	24.3	26.5	30.0	33.5	37.0
112.5	15.0	16.3	17.8	19.4	21.3	23.4	25.8	130	18.8	22.3	24.6	26.8	30.4	33.9	37.5
113	15.2	16.5	18.0	19.6	21.5	23.6	26.0	130.5	18.9	22.5	24.8	27.0	30.7	34.3	38.0
113.5	15.3	16.6	18.1	19.8	21.7	23.9	26.3	131	19.0	22.7	25.0	27.3	31.0	34.7	38.4
114	15.4	16.8	18.3	20.0	21.9	24.1	26.6	131.5	19.2	22.9	25.3	27.6	31.4	35.1	38.9
114.5	15.6	16.9	18.5	20.2	22.1	24.4	26.9	132	19.3	23.1	25.5	27.8	31.7	35.5	39.4
115	15.7	17.1	18.6	20.4	22.4	24.6	27.2	132.5	19.4	23.3	25.7	28.1	32.1	36.0	40.0
115.5	15.8	17.2	18.8	20.6	22.6	24.9	27.5	133	19.6	23.6	26.0	28.4	32.4	36.4	40.4
116	16.0	17.4	19.0	20.8	22.8	25.1	27.8	133.5	19.7	23.8	26.3	28.7	32.8	36.9	41.0
116.5	16.1	17.5	19.2	21.0	23.0	25.4	28.0	134	19.9	24.0	26.5	29.0	33.2	37.3	41.5
117	16.2	17.7	19.3	21.2	23.3	25.6	28.3	134.5	20.0	24.2	26.8	29.3	33.6	37.8	42.1
117.5	16.4	17.9	19.5	21.4	23.5	25.9	28.6	135	20.1	24.4	27.0	29.6	33.9	38.2	42.5
118	16.5	18.0	19.7	21.6	23.7	26.1	28.9	135.5	20.2	24.6	27.3	29.9	34.3	38.7	43.1
118.5	16.7	18.2	19.9	21.8	23.9	26.4	29.2	136	20.3	24.8	27.5	30.2	34.7	39.2	43.7
119	16.8	18.3	20.0	22.0	24.1	26.6	29.5	136.5	20.5	25.0	27.8	30.6	35.2	39.7	44.3
119.5	16.9	18.5	20.2	22.2	24.4	26.9	29.8	137	20.7	25.3	28.1	30.9	35.6	40.2	44.9
120	17.1	18.6	20.4	22.4	24.6	27.2	30.1	137.5	20.8	25.5	28.4	31.2	36.0	40.7	45.5
120.5	16.2	18.7	20.6	22.4	24.9	27.4	29.9	138	20.9	25.7	28.7	31.6	36.4	41.2	46.0
121	16.4	18.9	20.8	22.6	25.1	27.6	30.1	138.5	21.0	25.9	28.9	31.9	36.8	41.7	46.6

附表 A-7　世界卫生组织 0～2 岁女童身长别体重标准

体重单位:千克

身长/厘米	－3SD	－2SD	－1SD	均数	1SD	2SD	3SD	身长/厘米	－3SD	－2SD	－1SD	均数	1SD	2SD	3SD
45	1.9	2.1	2.3	2.5	2.7	3.0	3.3	62.5	5.0	5.4	5.9	6.5	7.1	7.8	8.7
45.5	2.0	2.1	2.3	2.5	2.8	3.1	3.4	63	5.1	5.5	6.0	6.6	7.3	8.0	8.8
46	2.0	2.2	2.4	2.6	2.9	3.2	3.5	63.5	5.2	5.6	6.2	6.7	7.4	8.1	9.0
46.5	2.1	2.3	2.5	2.7	3.0	3.3	3.6	64	5.3	5.7	6.3	6.9	7.5	8.3	9.1
47	2.2	2.4	2.6	2.8	3.1	3.4	3.7	64.5	5.4	5.8	6.4	7.0	7.6	8.4	9.3
47.5	2.2	2.4	2.6	2.9	3.2	3.5	3.8	65	5.5	5.9	6.5	7.1	7.8	8.6	9.5
48	2.3	2.5	2.7	3.0	3.3	3.6	4.0	65.5	5.5	6.0	6.6	7.2	7.9	8.7	9.6
48.5	2.4	2.6	2.8	3.1	3.4	3.7	4.1	66	5.6	6.1	6.7	7.3	8.0	8.8	9.8
49	2.4	2.6	2.9	3.2	3.5	3.8	4.2	66.5	5.7	6.2	6.8	7.4	8.1	9.0	9.9
49.5	2.5	2.7	3.0	3.3	3.6	3.9	4.3	67	5.8	6.3	6.9	7.5	8.3	9.1	10.0
50	2.6	2.8	3.1	3.4	3.7	4.0	4.5	67.5	5.9	6.4	7.0	7.6	8.4	9.2	10.2
50.5	2.7	2.9	3.2	3.5	3.8	4.2	4.6	68	6.0	6.5	7.1	7.7	8.5	9.4	10.3
51	2.8	3.0	3.3	3.6	3.9	4.3	4.8	68.5	6.1	6.6	7.2	7.9	8.6	9.5	10.5
51.5	2.8	3.1	3.4	3.7	4.0	4.4	4.9	69	6.1	6.7	7.3	8.0	8.7	9.6	10.6
52	2.9	3.2	3.5	3.8	4.2	4.6	5.1	69.5	6.2	6.8	7.4	8.1	8.8	9.7	10.7
52.5	3.0	3.3	3.6	3.9	4.3	4.7	5.2	70	6.3	6.9	7.5	8.2	9.0	9.9	10.9
53	3.1	3.4	3.7	4.0	4.4	4.9	5.4	70.5	6.4	6.9	7.6	8.3	9.1	10.0	11.0
53.5	3.2	3.5	3.8	4.2	4.6	5.0	5.5	71	6.5	7.0	7.7	8.4	9.2	10.1	11.1
54	3.3	3.6	3.9	4.3	4.7	5.2	5.7	71.5	6.5	7.1	7.7	8.5	9.3	10.2	11.3
54.5	3.4	3.7	4.0	4.4	4.8	5.3	5.9	72	6.6	7.2	7.8	8.6	9.4	10.3	11.4
55	3.5	3.8	4.2	4.5	5.0	5.5	6.1	72.5	6.7	7.3	7.9	8.7	9.5	10.5	11.5
55.5	3.6	3.9	4.3	4.7	5.1	5.7	6.3	73	6.8	7.4	8.0	8.8	9.6	10.6	11.7
56	3.7	4.0	4.4	4.8	5.3	5.8	6.4	73.5	6.9	7.4	8.1	8.9	9.7	10.7	11.8
56.5	3.8	4.1	4.5	5.0	5.4	6.0	6.6	74	6.9	7.5	8.2	9.0	9.8	10.8	11.9
57	3.9	4.3	4.6	5.1	5.6	6.1	6.8	74.5	7.0	7.6	8.3	9.1	9.9	10.9	12.0
57.5	4.0	4.4	4.8	5.2	5.7	6.3	7.0	75	7.1	7.7	8.4	9.1	10.0	11.0	12.2
58	4.1	4.5	4.9	5.4	5.9	6.5	7.1	75.5	7.1	7.8	8.5	9.2	10.1	11.1	12.3
58.5	4.2	4.6	5.0	5.5	6.0	6.6	7.3	76	7.2	7.8	8.5	9.3	10.2	11.2	12.4
59	4.3	4.7	5.1	5.6	6.2	6.8	7.5	76.5	7.3	7.9	8.6	9.4	10.3	11.4	12.5
59.5	4.4	4.8	5.3	5.7	6.3	6.9	7.7	77	7.4	8.0	8.7	9.5	10.4	11.5	12.6
60	4.5	4.9	5.4	5.9	6.4	7.1	7.8	77.5	7.4	8.1	8.8	9.6	10.5	11.6	12.8
60.5	4.6	5.0	5.5	6.0	6.6	7.3	8.0	78	7.5	8.2	8.9	9.7	10.6	11.7	12.9
61	4.7	5.1	5.6	6.1	6.7	7.4	8.2	78.5	7.6	8.2	9.0	9.8	10.7	11.8	13.0
61.5	4.8	5.2	5.7	6.3	6.9	7.6	8.4	79	7.7	8.3	9.1	9.9	10.8	11.9	13.1
62	4.9	5.3	5.8	6.4	7.0	7.7	8.5	79.5	7.7	8.4	9.1	10.0	10.9	12.0	13.3

续表

身长/厘米	−3SD	−2SD	−1SD	均数	1SD	2SD	3SD	身长/厘米	−3SD	−2SD	−1SD	均数	1SD	2SD	3SD
80	7.8	8.5	9.2	10.1	11.0	12.1	13.4	95.5	10.7	11.6	12.7	13.8	15.2	16.7	18.4
80.5	7.9	8.6	9.3	10.2	11.2	12.3	13.5	96	10.8	11.7	12.8	14.0	15.3	16.8	18.6
81	8.0	8.7	9.4	10.3	11.3	12.4	13.7	96.5	10.9	11.8	12.9	14.1	15.4	17.0	18.7
81.5	8.1	8.8	9.5	10.4	11.4	12.5	13.8	97	11.0	12.0	13.0	14.2	15.6	17.1	18.9
82	8.1	8.8	9.6	10.5	11.5	12.6	13.9	97.5	11.1	12.1	13.1	14.4	15.7	17.3	19.1
82.5	8.2	8.9	9.7	10.6	11.6	12.8	14.1	98	11.2	12.2	13.3	14.5	15.9	17.5	19.3
83	8.3	9.0	9.8	10.7	11.8	12.9	14.2	98.5	11.3	12.3	13.4	14.6	16.0	17.6	19.5
83.5	8.4	9.1	9.9	10.9	11.9	13.1	14.4	99	11.4	12.4	13.5	14.8	16.2	17.8	19.6
84	8.5	9.2	10.1	11.0	12.0	13.2	14.5	99.5	11.5	12.5	13.6	14.9	16.3	18.0	19.8
84.5	8.6	9.3	10.2	11.1	12.1	13.3	14.7	100	11.6	12.6	13.7	15.0	16.5	18.1	20.0
85	8.7	9.4	10.3	11.2	12.3	13.5	14.9	100.5	11.7	12.7	13.9	15.2	16.6	18.3	20.2
85.5	8.8	9.5	10.4	11.3	12.4	13.6	15.0	101	11.8	12.8	14.0	15.3	16.8	18.5	20.4
86	8.9	9.7	10.5	11.5	12.6	13.8	15.2	101.5	11.9	13.0	14.1	15.5	17.0	18.7	20.6
86.5	9.0	9.8	10.6	11.6	12.7	13.9	15.4	102	12.0	13.1	14.3	15.6	17.1	18.9	20.8
87	9.1	9.9	10.7	11.7	12.8	14.1	15.5	102.5	12.1	13.2	14.4	15.8	17.3	19.0	21.0
87.5	9.2	10.0	10.9	11.8	13.0	14.2	15.7	103	12.3	13.3	14.5	15.9	17.5	19.2	21.3
88	9.3	10.1	11.0	12.0	13.1	14.4	15.9	103.5	12.4	13.5	14.7	16.1	17.6	19.4	21.5
88.5	9.4	10.2	11.1	12.1	13.2	14.5	16.0	104	12.5	13.6	14.8	16.2	17.8	19.6	21.7
89	9.5	10.3	11.2	12.2	13.4	14.7	16.2	104.5	12.6	13.7	15.0	16.4	18.0	19.8	21.9
89.5	9.6	10.4	11.3	12.3	13.5	14.8	16.4	105	12.7	13.8	15.1	16.5	18.2	20.0	22.2
90	9.7	10.5	11.4	12.5	13.7	15.0	16.5	105.5	12.8	14.0	15.3	16.7	18.4	20.2	22.4
90.5	9.8	10.6	11.5	12.6	13.8	15.1	16.7	106	13.0	14.1	15.4	16.9	18.5	20.5	22.6
91	9.9	10.7	11.7	12.7	13.9	15.3	16.9	106.5	13.1	14.3	15.6	17.1	18.7	20.7	22.9
91.5	10.0	10.8	11.8	12.8	14.1	15.5	17.0	107	13.2	14.4	15.7	17.2	18.9	20.9	23.1
92	10.1	10.9	11.9	13.0	14.2	15.6	17.2	107.5	13.3	14.5	15.9	17.4	19.1	21.1	23.4
92.5	10.1	11.0	12.0	13.1	14.3	15.8	17.4	108	13.5	14.7	16.0	17.6	19.3	21.3	23.6
93	10.2	11.1	12.1	13.2	14.5	15.9	17.5	108.5	13.6	14.8	16.2	17.8	19.5	21.6	23.9
93.5	10.3	11.2	12.2	13.3	14.6	16.1	17.7	109	13.7	15.0	16.4	18.0	19.7	21.8	24.2
94	10.4	11.3	12.3	13.5	14.7	16.2	17.9	109.5	13.9	15.1	16.5	18.1	20.0	22.0	24.4
94.5	10.5	11.4	12.4	13.6	14.9	16.4	18.0	110	14.0	15.3	16.7	18.3	20.2	22.3	24.7
95	10.6	11.5	12.6	13.7	15.0	16.5	18.2								

附表 A-8　世界卫生组织 2～6 岁女童身高别体重标准

体重单位：千克

身高/厘米	−3SD	−2SD	−1SD	均数	1SD	2SD	3SD	身高/厘米	−3SD	−2SD	−1SD	均数	1SD	2SD	3SD
65	5.6	6.1	6.6	7.2	7.9	8.7	9.7	82.5	8.4	9.1	9.9	10.8	11.8	13.0	14.3
65.5	5.7	6.2	6.7	7.4	8.1	8.9	9.8	83	8.5	9.2	10.0	10.9	11.9	13.1	14.5
66	5.8	6.3	6.8	7.5	8.2	9.0	10.0	83.5	8.5	9.3	10.1	11.0	12.1	13.3	14.6
66.5	5.8	6.4	6.9	7.6	8.3	9.1	10.1	84	8.6	9.4	10.2	11.1	12.2	13.4	14.8
67	5.9	6.4	7.0	7.7	8.4	9.3	10.2	84.5	8.7	9.5	10.3	11.3	12.3	13.5	14.9
67.5	6.0	6.5	7.1	7.8	8.5	9.4	10.4	85	8.8	9.6	10.4	11.4	12.5	13.7	15.1
68	6.1	6.6	7.2	7.9	8.7	9.5	10.5	85.5	8.9	9.7	10.6	11.5	12.6	13.8	15.3
68.5	6.2	6.7	7.3	8.0	8.8	9.7	10.7	86	9.0	9.8	10.7	11.6	12.7	14.0	15.4
69	6.3	6.8	7.4	8.1	8.9	9.8	10.8	86.5	9.1	9.9	10.8	11.8	12.9	14.2	15.6
69.5	6.3	6.9	7.5	8.2	9.0	9.9	10.9	87	9.2	10.0	10.9	11.9	13.0	14.3	15.8
70	6.4	7.0	7.6	8.3	9.1	10.0	11.1	87.5	9.3	10.1	11.0	12.0	13.2	14.5	15.9
70.5	6.5	7.1	7.7	8.4	9.2	10.1	11.2	88	9.4	10.2	11.1	12.1	13.3	14.6	16.1
71	6.6	7.1	7.8	8.5	9.3	10.3	11.3	88.5	9.5	10.3	11.2	12.3	13.4	14.8	16.3
71.5	6.7	7.2	7.9	8.6	9.4	10.4	11.5	89	9.6	10.4	11.4	12.4	13.6	14.9	16.4
72	6.7	7.3	8.0	8.7	9.5	10.5	11.6	89.5	9.7	10.5	11.5	12.5	13.7	15.1	16.6
72.5	6.8	7.4	8.1	8.8	9.7	10.6	11.7	90	9.8	10.6	11.6	12.6	13.8	15.2	16.8
73	6.9	7.5	8.1	8.9	9.8	10.7	11.8	90.5	9.9	10.7	11.7	12.8	14.0	15.4	16.9
73.5	7.0	7.6	8.2	9.0	9.9	10.8	12.0	91	10.0	10.9	11.8	12.9	14.1	15.5	17.1
74	7.0	7.6	8.3	9.1	10.0	11.0	12.1	91.5	10.1	11.0	11.9	13.0	14.3	15.7	17.3
74.5	7.1	7.7	8.4	9.2	10.1	11.1	12.2	92	10.2	11.1	12.0	13.1	14.4	15.8	17.4
75	7.2	7.8	8.5	9.3	10.2	11.2	12.3	92.5	10.3	11.2	12.1	13.3	14.5	16.0	17.6
75.5	7.2	7.9	8.6	9.4	10.3	11.3	12.5	93	10.4	11.3	12.3	13.4	14.7	16.1	17.8
76	7.3	8.0	8.7	9.5	10.4	11.4	12.6	93.5	10.5	11.4	12.4	13.5	14.8	16.3	17.9
76.5	7.4	8.0	8.7	9.6	10.5	11.5	12.7	94	10.6	11.5	12.5	13.6	14.9	16.4	18.1
77	7.5	8.1	8.8	9.6	10.6	11.6	12.8	94.5	10.7	11.6	12.6	13.8	15.1	16.6	18.3
77.5	7.5	8.2	8.9	9.7	10.7	11.7	12.9	95	10.8	11.7	12.7	13.9	15.2	16.7	18.5
78	7.6	8.3	9.0	9.8	10.8	11.8	13.1	95.5	10.8	11.8	12.8	14.0	15.4	16.9	18.6
78.5	7.7	8.4	9.1	9.9	10.9	12.0	13.2	96	10.9	11.9	12.9	14.1	15.5	17.0	18.8
79	7.8	8.4	9.2	10.0	11.0	12.1	13.3	96.5	11.0	12.0	13.1	14.3	15.6	17.2	19.0
79.5	7.8	8.5	9.3	10.1	11.1	12.2	13.4	97	11.1	12.1	13.2	14.4	15.8	17.4	19.2
80	7.9	8.6	9.4	10.2	11.2	12.3	13.6	97.5	11.2	12.2	13.3	14.5	15.9	17.5	19.3
80.5	8.0	8.7	9.5	10.3	11.3	12.4	13.7	98	11.3	12.3	13.4	14.7	16.1	17.7	19.5
81	8.1	8.8	9.6	10.4	11.4	12.6	13.8	98.5	11.4	12.4	13.5	14.8	16.2	17.9	19.7
81.5	8.2	8.9	9.7	10.6	11.6	12.7	14.0	99	11.5	12.5	13.7	14.9	16.4	18.0	19.9
82	8.3	9.0	9.8	10.7	11.7	12.8	14.1	99.5	11.6	12.7	13.8	15.1	16.5	18.2	20.1

续表

身高/厘米	−3SD	−2SD	−1SD	均数	1SD	2SD	3SD	身高/厘米	−3SD	−2SD	−1SD	均数	1SD	2SD	3SD
100	11.7	12.8	13.9	15.2	16.7	18.4	20.3	118	16.6	18.2	19.9	22.0	24.2	26.9	29.9
100.5	11.9	12.9	14.1	15.4	16.9	18.6	20.5	118.5	16.8	18.4	20.1	22.2	24.5	27.2	30.3
101	12.0	13.0	14.2	15.5	17.0	18.7	20.7	119	16.9	18.5	20.3	22.4	24.7	27.4	30.6
101.5	12.1	13.1	14.3	15.7	17.2	18.9	20.9	119.5	17.1	18.7	20.5	22.6	25.0	27.7	30.9
102	12.2	13.3	14.5	15.8	17.4	19.1	21.1	120	17.3	18.9	20.7	22.8	25.2	28.0	31.2
102.5	12.3	13.4	14.6	16.0	17.5	19.3	21.4	120.5	15.7	18.3	20.2	22.0	24.7	27.3	30.0
103	12.4	13.5	14.7	16.1	17.7	19.5	21.6	121	15.7	18.4	20.3	22.2	24.9	27.6	30.3
103.5	12.5	13.6	14.9	16.3	17.9	19.7	21.8	121.5	15.9	18.6	20.6	22.5	25.2	27.9	30.6
104	12.6	13.8	15.0	16.4	18.1	19.9	22.0	122	16.0	18.8	20.8	22.7	25.5	28.3	31.1
104.5	12.8	13.9	15.2	16.6	18.2	20.1	22.3	122.5	16.2	19.0	21.0	22.9	25.8	28.6	31.5
105	12.9	14.0	15.3	16.8	18.4	20.3	22.5	123	16.2	19.1	21.1	23.1	26.1	29.0	32.0
105.5	13.0	14.2	15.5	16.9	18.6	20.5	22.7	123.5	16.4	19.3	21.4	23.4	26.4	29.3	32.3
106	13.1	14.3	15.6	17.1	18.8	20.8	23.0	124	16.5	19.5	21.6	23.6	26.7	29.7	32.8
106.5	13.3	14.5	15.8	17.3	19.0	21.0	23.2	124.5	16.6	19.7	21.8	23.9	27.0	30.1	33.2
107	13.4	14.6	15.9	17.5	19.2	21.2	23.5	125	16.7	19.9	22.0	24.1	27.3	30.5	33.7
107.5	13.5	14.7	16.1	17.7	19.4	21.4	23.7	125.5	16.8	20.1	22.2	24.3	27.6	30.9	34.2
108	13.7	14.9	16.3	17.8	19.6	21.7	24.0	126	16.9	20.2	22.4	24.6	28.0	31.3	34.7
108.5	13.8	15.0	16.4	18.0	19.8	21.9	24.3	126.5	17.0	20.4	22.7	24.9	28.3	31.7	35.1
109	13.9	15.2	16.6	18.2	20.0	22.1	24.5	127	17.1	20.6	22.9	25.1	28.7	32.2	35.8
109.5	14.1	15.4	16.8	18.4	20.3	22.4	24.8	127.5	17.2	20.8	23.1	25.4	29.0	32.6	36.2
110	14.2	15.5	17.0	18.6	20.5	22.6	25.1	128	17.3	21.0	23.4	25.7	29.4	33.1	36.8
110.5	14.4	15.7	17.1	18.8	20.7	22.9	25.4	128.5	17.4	21.2	23.6	25.9	29.8	33.6	37.5
111	14.5	15.8	17.3	19.0	20.9	23.1	25.7	129	17.5	21.4	23.8	26.2	30.1	34.0	37.9
111.5	14.7	16.0	17.5	19.2	21.2	23.4	26.0	129.5	17.6	21.6	24.1	26.5	30.5	34.5	38.5
112	14.8	16.2	17.7	19.4	21.4	23.6	26.2	130	17.7	21.8	24.3	26.8	31.0	35.1	39.3
112.5	15.0	16.3	17.9	19.6	21.6	23.9	26.5	130.5	17.9	22.1	24.6	27.1	31.4	35.6	39.9
113	15.1	16.5	18.0	19.8	21.8	24.2	26.8	131	18.0	22.3	24.9	27.4	31.8	36.1	40.5
113.5	15.3	16.7	18.2	20.0	22.1	24.4	27.1	131.5	18.0	22.5	25.1	27.7	32.2	36.7	41.2
114	15.4	16.8	18.4	20.2	22.3	24.7	27.4	132	18.1	22.7	25.4	28.0	32.6	37.2	41.8
114.5	15.6	17.0	18.6	20.5	22.6	25.0	27.8	132.5	18.2	22.9	25.7	28.4	33.1	37.8	42.5
115	15.7	17.2	18.8	20.7	22.8	25.2	28.1	133	18.3	23.1	25.9	28.7	33.6	38.4	43.3
115.5	15.9	17.3	19.0	20.9	23.0	25.5	28.4	133.5	18.4	23.4	26.2	29.0	34.0	39.0	44.0
116	16.0	17.5	19.2	21.1	23.3	25.8	28.7	134	18.5	23.6	26.5	29.4	34.6	39.7	44.9
116.5	16.2	17.7	19.4	21.3	23.5	26.1	29.0	134.5	18.5	23.8	26.8	29.7	35.0	40.3	45.6
117	16.3	17.8	19.6	21.5	23.8	26.3	29.3	135	18.6	24.0	27.1	30.1	35.6	41.0	46.5
117.5	16.5	18.0	19.8	21.7	24.0	26.6	29.6	135.5	18.7	24.3	27.4	30.4	36.0	41.6	47.2

续表

身高/厘米	−3SD	−2SD	−1SD	均数	1SD	2SD	3SD	身高/厘米	−3SD	−2SD	−1SD	均数	1SD	2SD	3SD
136	18.8	24.5	27.7	30.8	36.6	42.3	48.1	137	18.9	25.0	28.3	31.5	37.6	43.7	49.8
136.5	18.8	24.7	27.9	31.1	37.1	43.0	49.0								

附表 A-9　世界卫生组织 BMI 标准

岁	月	百分位数法（BMI in kg/m²）				岁	月	百分位数法（BMI in kg/m²）			
		50th	85th	95th	97th			50th	85th	95th	97th
男童						女童					
0	0	13.4	14.8	15.8	16.1	0	0	13.3	14.7	15.5	15.9
	1	14.9	16.4	17.3	17.6		1	14.6	16.1	17.0	17.3
	2	16.3	17.8	18.8	19.2		2	15.8	17.4	18.4	18.8
	3	16.9	18.5	19.4	19.8		3	16.4	18.0	19.0	19.4
	4	17.2	18.7	19.7	20.1		4	16.7	18.3	19.4	19.8
	5	17.3	18.9	19.8	20.2		5	16.8	18.5	19.6	20.0
	6	17.3	18.9	19.9	20.3		6	16.9	18.6	19.6	20.1
	7	17.3	18.9	19.9	20.3		7	16.9	18.6	19.6	20.1
	8	17.3	18.8	19.8	20.2		8	16.8	18.5	19.6	20.0
	9	17.2	18.7	19.7	20.1		9	16.7	18.4	19.4	19.9
	10	17.0	18.6	19.5	19.9		10	16.6	18.2	19.3	19.7
	11	16.9	18.4	19.4	19.8		11	16.5	18.1	19.1	19.6
1	0	16.8	18.3	19.2	19.6	1	0	16.4	17.9	19.0	19.4
	1	16.7	18.1	19.1	19.5		1	16.2	17.8	18.8	19.2
	2	16.6	18.0	18.9	19.3		2	16.1	17.7	18.7	19.1
	3	16.4	17.9	18.8	19.2		3	16.0	17.5	18.6	19.0
	4	16.3	17.8	18.7	19.1		4	15.9	17.4	18.4	18.8
	5	16.2	17.6	18.6	18.9		5	15.8	17.3	18.3	18.7
	6	16.1	17.5	18.5	18.8		6	15.7	17.2	18.2	18.6
	7	16.1	17.4	18.4	18.7		7	15.7	17.2	18.2	18.6
	8	16.0	17.4	18.3	18.6		8	15.6	17.1	18.1	18.5
	9	15.9	17.3	18.2	18.6		9	15.5	17.0	18.0	18.4
	10	15.8	17.2	18.1	18.5		10	15.5	17.0	17.9	18.3
	11	15.8	17.1	18.0	18.4		11	15.4	16.9	17.9	18.3
2	0	15.7	17.1	18.0	18.3	2	0	15.4	16.9	17.8	18.2
		16.0	17.4	18.3	18.7			15.7	17.2	18.1	18.5
2	1	16.0	17.4	18.3	18.6	2	1	15.7	17.1	18.1	18.5
	2	15.9	17.3	18.2	18.6		2	15.6	17.1	18.1	18.5

续表

岁	月	百分位数法（BMI in kg/m²）男童 50th	85th	95th	97th	岁	月	百分位数法（BMI in kg/m²）女童 50th	85th	95th	97th
2	3	15.9	17.3	18.2	18.5		3	15.6	17.1	18.0	18.4
	4	15.9	17.2	18.1	18.5		4	15.6	17.0	18.0	18.4
	5	15.8	17.2	18.1	18.4		5	15.6	17.0	18.0	18.4
	6	15.8	17.2	18.0	18.4		6	15.5	17.0	17.9	18.3
	7	15.8	17.1	18.0	18.4		7	15.5	17.0	17.9	18.3
	8	15.7	17.1	18.0	18.3		8	15.5	16.9	17.9	18.3
	9	15.7	17.0	17.9	18.3		9	15.5	16.9	17.9	18.3
	10	15.7	17.0	17.9	18.2		10	15.4	16.9	17.9	18.2
	11	15.6	17.0	17.9	18.2		11	15.4	16.9	17.8	18.2
3	0	15.6	17.0	17.8	18.2	3	0	15.4	16.9	17.8	18.2
	1	15.6	16.9	17.8	18.1		1	15.4	16.8	17.8	18.2
	2	15.5	16.9	17.8	18.1		2	15.4	16.8	17.8	18.2
	3	15.5	16.9	17.7	18.1		3	15.3	16.8	17.8	18.2
	4	15.5	16.8	17.7	18.1		4	15.3	16.8	17.8	18.2
	5	15.5	16.8	17.7	18.0		5	15.3	16.8	17.8	18.2
	6	15.4	16.8	17.7	18.0		6	15.3	16.8	17.8	18.2
	7	15.4	16.8	17.7	18.0		7	15.3	16.8	17.8	18.2
	8	15.4	16.8	17.7	18.0		8	15.3	16.8	17.8	18.2
	9	15.4	16.8	17.6	18.0		9	15.3	16.8	17.8	18.3
	10	15.4	16.7	17.6	18.0		10	15.3	16.8	17.8	18.3
	11	15.3	16.7	17.6	18.0		11	15.3	16.8	17.8	18.3
4	0	15.3	16.7	17.6	18.0	4	0	15.3	16.8	17.8	18.3
	1	15.3	16.7	17.6	18.0		1	15.3	16.8	17.8	18.3
	2	15.3	16.7	17.6	18.0		2	15.3	16.8	17.8	18.3
	3	15.3	16.7	17.6	18.0		3	15.3	16.8	17.9	18.4
	4	15.3	16.7	17.6	18.0		4	15.3	16.8	17.9	18.4
	5	15.3	16.7	17.6	18.0		5	15.3	16.9	17.9	18.4
	6	15.3	16.7	17.6	18.0		6	15.3	16.9	17.9	18.4
	7	15.2	16.7	17.6	18.0		7	15.3	16.9	17.9	18.4
	8	15.2	16.7	17.6	18.0		8	15.3	16.9	18.0	18.5
	9	15.2	16.7	17.6	18.0		9	15.3	16.9	18.0	18.5
	10	15.2	16.7	17.6	18.0		10	15.3	16.9	18.0	18.5
	11	15.2	16.7	17.7	18.1		11	15.3	16.9	18.1	18.5

续表

岁	月	百分位数法（BMI in kg/m²）				岁	月	百分位数法（BMI in kg/m²）			
		50th	85th	95th	97th			50th	85th	95th	97th
男童						女童					
5	0	15.2	16.7	17.7	18.1	5	0	15.3	17.0	18.1	18.6
	1	15.3	16.7		18.1		1	15.2	16.9		18.6
	2	15.3	16.7		18.1		2	15.2	16.9		18.6
	3	15.3	16.7		18.1		3	15.2	17.0		18.7
	4	15.3	16.7		18.1		4	15.2	17.0		18.7
	5	15.3	16.7		18.1		5	15.2	17.0		18.7
	6	15.3	16.7		18.1		6	15.2	17.0		18.7
	7	15.3	16.7		18.2		7	15.2	17.0		18.8
	8	15.3	16.8		18.2		8	15.3	17.0		18.8
	9	15.3	16.8		18.2		9	15.3	17.0		18.8
	10	15.3	16.8		18.2		10	15.3	17.0		18.9
	11	15.3	16.8		18.3		11	15.3	17.0		18.9
6	0	15.3	16.8		18.3	6	0	15.3	17.0		18.9
	1	15.3	16.8		18.3		1	15.3	17.1		19.0
	2		16.9		18.4		2	15.3	17.1		19.0
	3	15.3	16.9		18.4		3	15.3	17.1		19.0
	4	15.3	16.9		18.4		4	15.3	17.2		19.1
	5	15.4	16.9		18.5		5	15.3	17.2		19.1
	6	15.4	16.9		18.5		6	15.3	17.2		19.2
	7	15.4	17.0		18.5		7	15.3	17.2		19.2
	8	15.4	17.0		18.6		8	15.3	17.3		19.3
	9	15.4	17.0		18.6		9	15.4	17.3		19.3
	10	15.4	17.1		18.7		10	15.4	17.3		19.3
	11	15.5	17.1		18.7		11	15.4	17.3		19.4
7	0	15.5	17.1		18.8	7	0	15.4	17.4		19.4

附表 A-10 世界卫生组织 0～4 岁男童头围标准

头围单位:厘米

岁	月	−3SD	−2SD	−1SD	均数	1SD	2SD	3SD
0	0	30.7	31.9	33.2	34.5	35.7	37.0	38.3
	1	33.8	34.9	36.1	37.3	38.4	39.6	40.8
	2	35.6	36.8	38.0	39.1	40.3	41.5	42.6
	3	37.0	38.1	39.3	40.5	41.7	42.9	44.1

续表

岁	月	－3SD	－2SD	－1SD	均数	1SD	2SD	3SD
0	4	38.0	39.2	40.4	41.6	42.8	44.0	45.2
	5	38.9	40.1	41.4	42.6	43.8	45.0	46.2
	6	39.7	40.9	42.1	43.3	44.6	45.8	47.0
	7	40.3	41.5	42.7	44.0	45.2	46.4	47.7
	8	40.8	42.0	43.3	44.5	45.8	47.0	48.3
	9	41.2	42.5	43.7	45.0	46.3	47.5	48.8
	10	41.6	42.9	44.1	45.4	46.7	47.9	49.2
	11	41.9	43.2	44.5	45.8	47.0	48.3	49.6
1	0	42.2	43.5	44.8	46.1	47.4	48.6	49.9
	1	42.5	43.8	45.0	46.3	47.6	48.9	50.2
	2	42.7	44.0	45.3	46.6	47.9	49.2	50.5
	3	42.9	44.2	45.5	46.8	48.1	49.4	50.7
	4	43.1	44.4	45.7	47.0	48.3	49.6	51.0
	5	43.2	44.6	45.9	47.2	48.5	49.8	51.2
	6	43.4	44.7	46.0	47.4	48.7	50.0	51.4
	7	43.5	44.9	46.2	47.5	48.9	50.2	51.5
	8	43.7	45.0	46.4	47.7	49.0	50.4	51.7
	9	43.8	45.2	46.5	47.8	49.2	50.5	51.9
	10	43.9	45.3	46.6	48.0	49.3	50.7	52.0
	11	44.1	45.4	46.8	48.1	49.5	50.8	52.2
2	0	44.2	45.5	46.9	48.3	49.6	51.0	52.3
	1	44.3	45.6	47.0	48.4	49.7	51.1	52.5
	2	44.4	45.8	47.1	48.5	49.9	51.2	52.6
	3	44.5	45.9	47.2	48.6	50.0	51.4	52.7
	4	44.6	46.0	47.3	48.7	50.1	51.5	52.9
	5	44.7	46.1	47.4	48.8	50.2	51.6	53.0
	6	44.8	46.1	47.5	48.9	50.3	51.7	53.1
	7	44.8	46.2	47.6	49.0	50.4	51.8	53.2
	8	44.9	46.3	47.7	49.1	50.5	51.9	53.3
	9	45.0	46.4	47.8	49.2	50.6	52.0	53.4
	10	45.1	46.5	47.9	49.3	50.7	52.1	53.5
	11	45.1	46.6	48.0	49.4	50.8	52.2	53.6
3	0	45.2	46.6	48.0	49.5	50.9	52.3	53.7
	1	45.3	46.7	48.1	49.5	51.0	52.4	53.8
	2	45.3	46.8	48.2	49.6	51.0	52.5	53.9
	3	45.4	46.8	48.2	49.7	51.1	52.5	54.0
	4	45.4	46.9	48.3	49.7	51.2	52.6	54.1

续表

岁	月	－3SD	－2SD	－1SD	均数	1SD	2SD	3SD
3	5	45.5	46.9	48.4	49.8	51.3	52.7	54.1
	6	45.5	47.0	48.4	49.9	51.3	52.8	54.2
	7	45.6	47.0	48.5	49.9	51.4	52.8	54.3
	8	45.6	47.1	48.5	50.0	51.4	52.9	54.3
	9	45.7	47.1	48.6	50.1	51.5	53.0	54.4
	10	45.7	47.2	48.7	50.1	51.6	53.0	54.5
	11	45.8	47.2	48.7	50.2	51.6	53.1	54.5
4	0	45.8	47.3	48.7	50.2	51.7	53.1	54.6
	1	45.9	47.3	48.8	50.3	51.7	53.2	54.7
	2	45.9	47.4	48.8	50.3	51.8	53.2	54.7
	3	45.9	47.4	48.9	50.4	51.8	53.3	54.8
	4	46.0	47.5	48.9	50.4	51.9	53.4	54.8
	5	46.0	47.5	49.0	50.4	51.9	53.4	54.9
	6	46.1	47.5	49.0	50.5	52.0	53.5	54.9
	7	46.1	47.6	49.1	50.5	52.0	53.5	55.0
	8	46.1	47.6	49.1	50.6	52.1	53.5	55.0
	9	46.2	47.6	49.1	50.6	52.1	53.6	55.1
	10	46.2	47.7	49.2	50.7	52.1	53.6	55.1
	11	46.2	47.7	49.2	50.7	52.2	53.7	55.2
5	0	46.3	47.7	49.2	50.7	52.2	53.7	55.2

附表 A-11　世界卫生组织 0～4 岁女童头围标准

头围单位:厘米

岁	月	－3SD	－2SD	－1SD	均数	1SD	2SD	3SD
0	0	30.3	31.5	32.7	33.9	35.1	36.2	37.4
	1	33.0	34.2	35.4	36.5	37.7	38.9	40.1
	2	34.6	35.8	37.0	38.3	39.5	40.7	41.9
	3	35.8	37.1	38.3	39.5	40.8	42.0	43.3
	4	36.8	38.1	39.3	40.6	41.8	43.1	44.4
	5	37.6	38.9	40.2	41.5	42.7	44.0	45.3
	6	38.3	39.6	40.9	42.2	43.5	44.8	46.1
	7	38.9	40.2	41.5	42.8	44.1	45.5	46.8
	8	39.4	40.7	42.0	43.4	44.7	46.0	47.4
	9	39.8	41.2	42.5	43.8	45.2	46.5	47.8
	10	40.2	41.5	42.9	44.2	45.6	46.9	48.3
	11	40.5	41.9	43.2	44.6	45.9	47.3	48.6
1	0	40.8	42.2	43.5	44.9	46.3	47.6	49.0

续表

岁	月	－3SD	－2SD	－1SD	均数	1SD	2SD	3SD
1	1	41.1	42.4	43.8	45.2	46.5	47.9	49.3
	2	41.3	42.7	44.1	45.4	46.8	48.2	49.5
	3	41.5	42.9	44.3	45.7	47.0	48.4	49.8
	4	41.7	43.1	44.5	45.9	47.2	48.6	50.0
	5	41.9	43.3	44.7	46.1	47.4	48.8	50.2
	6	42.1	43.5	44.9	46.2	47.6	49.0	50.4
	7	42.3	43.6	45.0	46.4	47.8	49.2	50.6
	8	42.4	43.8	45.2	46.6	48.0	49.4	50.7
	9	42.6	44.0	45.3	46.7	48.1	49.5	50.9
	10	42.7	44.1	45.5	46.9	48.3	49.7	51.1
	11	42.9	44.3	45.6	47.0	48.4	49.8	51.2
2	0	43.0	44.4	45.8	47.2	48.6	50.0	51.4
	1	43.1	44.5	45.9	47.3	48.7	50.1	51.5
	2	43.3	44.7	46.1	47.5	48.9	50.3	51.7
	3	43.4	44.8	46.2	47.6	49.0	50.4	51.8
	4	43.5	44.9	46.3	47.7	49.1	50.5	51.9
	5	43.6	45.0	46.4	47.8	49.2	50.6	52.0
	6	43.7	45.1	46.5	47.9	49.3	50.7	52.2
	7	43.8	45.2	46.6	48.0	49.4	50.9	52.3
	8	43.9	45.3	46.7	48.1	49.6	51.0	52.4
	9	44.0	45.4	46.8	48.2	49.7	51.1	52.5
	10	44.1	45.5	46.9	48.3	49.7	51.2	52.6
	11	44.2	45.6	47.0	48.4	49.8	51.2	52.7
3	0	44.3	45.7	47.1	48.5	49.9	51.3	52.7
	1	44.4	45.8	47.2	48.6	50.0	51.4	52.8
	2	44.4	45.8	47.3	48.7	50.1	51.5	52.9
	3	44.5	45.9	47.3	48.7	50.2	51.6	53.0
	4	44.6	46.0	47.4	48.8	50.2	51.7	53.1
	5	44.6	46.1	47.5	48.9	50.3	51.7	53.1
	6	44.7	46.1	47.5	49.0	50.4	51.8	53.2
	7	44.8	46.2	47.6	49.0	50.4	51.9	53.3
	8	44.8	46.3	47.7	49.1	50.5	51.9	53.3
	9	44.9	46.3	47.7	49.2	50.6	52.0	53.4
	10	45.0	46.4	47.8	49.2	50.6	52.1	53.5
	11	45.0	46.4	47.9	49.3	50.7	52.1	53.5
4	0	45.1	46.5	47.9	49.3	50.8	52.2	53.6
	1	45.1	46.5	48.0	49.4	50.8	52.2	53.6

续表

岁	月	−3SD	−2SD	−1SD	均数	1SD	2SD	3SD
4	2	45.2	46.6	48.0	49.4	50.9	52.3	53.7
	3	45.2	46.7	48.1	49.5	50.9	52.3	53.8
	4	45.3	46.7	48.1	49.5	51.0	52.4	53.8
	5	45.3	46.8	48.2	49.6	51.0	52.4	53.9
	6	45.4	46.8	48.2	49.6	51.1	52.5	53.9
	7	45.4	46.9	48.3	49.7	51.1	52.5	54.0
	8	45.5	46.9	48.3	49.7	51.2	52.6	54.0
	9	45.5	46.9	48.4	49.8	51.2	52.6	54.1
	10	45.6	47.0	48.4	49.8	51.3	52.7	54.1
	11	45.6	47.0	48.5	49.9	51.3	52.7	54.1
5	0	45.7	47.1	48.5	49.9	51.3	52.8	54.2

附录 B

中国居民膳食能量推荐摄入量(RNIs)

附表 B-1　中国居民膳食能量推荐摄入量(RNIs)

年龄/岁	MJ/d		kcal/d	
	男	女	男	女
0～	0.40 MJ/(kg·d)*		95 kcal/(kg·d)*	
0.5～	0.40 MJ/(kg·d)*		95 kcal/(kg·d)*	
1～	4.60	4.40	1100	1050
2～	5.02	4.81	1200	1150
3～	5.64	5.43	1350	1300
4～	6.06	5.85	1450	1400
5～	6.70	6.27	1600	1500
6～	7.10	6.70	1700	1600
7～	7.53	7.10	1800	1700
8～	7.94	7.53	1900	1800
9～	8.36	7.94	2000	1900
10～	8.80	8.36	2100	2000
11～	10.04	9.20	2400	2200
14～	12.13	10.04	2900	2400
18～				
轻体力活动	10.04	8.80	2400	2100
中体力活动	11.30	9.62	2700	2300
重体力活动	13.38	11.30	3200	2700
孕妇(4～6 个月)		+0.84		+200
孕妇(7～9 个月)		+0.84		
乳母		+2.09		+500
50～				
轻体力活动	9.62	7.94	2300	1900
中体力活动	10.87	8.36	2600	2000

续表

年龄/岁	MJ/d		kcal/d	
	男	女	男	女
重体力活动	13.00	9.20	3100	2200
60～				
轻体力活动	7.94	7.53	1900	1800
中体力活动	9.20	8.36	2200	2000
70～				
轻体力活动	7.94	7.10	1900	1700
中体力活动	8.80	7.94	2100	1900
80～	7.94	7.10	1900	1700

注：*为 AI,非母乳喂养应增加 20%。1 kcal=4.186 kJ。

中国居民膳食能量推荐摄入量表说明：

◆　左边一列是年龄：“0～”表示小于 5 个月的婴儿，“0.5～”表示大于 5 个月且小于 1 岁的婴儿，“1～”表示年龄大于 1 岁、小于 2 岁的幼儿……

◆　此表中“RNI”的计量标准分为两种，一种用“MJ/d”来表示，另一种用“kcal/d”表示。其中“MJ”是能量单位“兆焦”，“kcal”是热量单位“千卡”，“d”表示“日”，即“兆焦/日”“千卡/日”。

◆　在表格下面注明中的“AI”是新标准的“适宜摄入量”。

附录 C

常用食物营养成分表

附表 C-1　常用食物营养成分表(每 100 g)

名称	能量/kcal	水分/g	蛋白质/g	脂肪/g	碳水化合物/g	钾/mg	钠/mg	钙/mg	磷/mg	胆固醇/mg
稻米(粳标二)	384	13.2	9.5	0.6	77.7	78	0.9	3	99	
稻米(甲籼标一)	351	12.3	8.8	1.0	76.8	124	1.9	10	141	
挂面(精白粉)	347	12.7	9.6	0.6	75.7	122	110.6	21	112	
小麦粉(标准粉)	344	12.7	11.2	1.5	71.5	190	3.1	31	188	
小麦粉(富强粉)	350	12.7	10.3	1.1	74.6	128	2.7	27	114	
小米	358	11.6	9.0	3.1	73.5	284	4.3	41	229	
燕麦片	367	9.2	15.0	6.7	61.6	214	3.7	186	291	
油条	386	21.8	6.9	17.6	50.1	227	585.2	6	77	
面条(煮,富强粉)	109	72.6	2.7	0.2	24.2	15	26.9	4	25	
米饭(蒸,籼米)	114	71.1	2.5	0.2	25.6	21	1.7	6		
米饭(蒸,粳米)	117	70.6	2.6	0.3	26.0	39	3.3	7	62	
米粥(粳米)	46	88.6	1.1	0.3	9.8	13	2.8	7	20	
小米粥	46	89.3	1.4	0.7	8.4	19	4.1	10	32	
馒头(蒸,标准粉)	233	40.5	7.8	1.0	48.3	129	165.2	18	136	
馒头(蒸,富强粉)	208	47.3	6.2	1.2	43.2	146	165.0	58	78	
烧饼(糖)	302	25.9	8.0	2.1	62.7	122	62.5	51	105	
油饼	399	24.8	7.9	22.9	40.4	106	572.5	46	124	
玉米(黄)	335	13.2	8.7	3.8	66.6	300	3.3	14	218	
玉米(鲜)	106	71.3	4.0	1.2	19.9	238	1.1		117	
豆腐干	140	65.2	16.2	3.6	10.7	140	76.5	308	273	
豆浆粉	422	1.5	19.7	9.4	64.6	771	26.4	101	253	
黄豆(大豆)	359	10.2	35.1	16.0	18.6	1503	2.2	191	465	
绿豆	316	12.3	21.6	0.8	55.6	787	3.2	81	337	
扁豆	37	88.3	2.7	0.2	6.1	178	3.8	38	54	

续表

名称	能量/kcal	水分/g	蛋白质/g	脂肪/g	碳水化合物/g	钾/mg	钠/mg	钙/mg	磷/mg	胆固醇/mg
蚕豆	104	70.2	8.8	0.4	16.4	391	4.0	16	200	
黄豆芽	44	88.8	4.5	1.6	3.0	160	7.2	21	74	
豇豆(长)	29	90.8	2.7	0.2	0.2	4.0	145	4.6	42	50
绿豆芽	18	94.6	2.1	0.1	2.1	68	4.4	9	37	
四季豆(菜豆)	28	91.3	2.0	0.4	4.2	123	8.6	42	51	
豌豆	105	70.2	7.4	0.3	18.2	332	1.2	21	127	
豆腐	81	82.8	8.1	3.7	3.8	125	7.2	164	119	
豆腐干	140	65.2	16.2	3.6	10.7	140	76.5	308	273	
豆浆	13	96.4	1.8	0.7	0	48	3.0	10	30	
豆奶	30	94.0	2.4	1.5	1.8	92	3.2	23	35	
腐竹	459	7.9	44.6	21.7	21.3	553	26.5	77	284	
素鸡	192	64.3	16.5	12.5	3.3	42	373.8	319	180	
荸荠(马蹄,地栗)	59	83.6	1.2	0.2	13.1	306	15.7	4	44	
慈姑(乌芋,白地果)	94	73.6	4.6	0.2	18.5	707	39.1	14	157	
甘薯(山芋,红薯)	99	73.4	1.1	0.2	23.1	130	28.5	23	39	
胡萝卜(红)	37	89.2	1.0	0.2	7.7	190	71.4	32	27	
胡萝卜(黄)	43	87.4	1.4	0.2	8.9	193	25.1	32	16	
芥菜头(大头菜)	33	89.6	1.9	0.2	6.0	243	65.6	65	36	
凉薯(地瓜)	55	85.2	0.9	0.1	12.6	111	5.5	21	24	
萝卜(白)	20	93.4	0.9	0.1	4.0	173	61.8	36	26	
萝卜(红)	56	91.6	1.2	0.1	5.2	167	68.0	45	33	
马铃薯(土豆,洋芋)	76	79.8	2.0	0.2	16.5	342	2.7	8	40	
藕	70	80.5	1.9	0.2	15.2	243	44.2	39	58	
玉蔓青	30	90.8	1.3	0.2	5.7	190	29.8	25	46	
芋头(芋艿)	79	78.6	2.2	0.2	17.1	378	33.1	36	55	
竹笋	19	92.8	2.6	0.2	1.8	389	0.4	9	64	
菠菜	24	91.2	2.6	0.3	2.8	311	85.2	66	47	
大葱(鲜)	30	91.0	1.7	0.3	5.2	144	4.8	29	38	
大蒜(蒜头)	126	66.6	4.5	0.2	26.5	302	19.6	39	117	
茴香菜(小茴香)	24	91.2	2.5	0.4	2.6	149	186.3	154	23	

续表

名称	能量/kcal	水分/g	蛋白质/g	脂肪/g	碳水化合物/g	钾/mg	钠/mg	钙/mg	磷/mg	胆固醇/mg
茭白	23	92.2	1.2	0.2	4.0	209	5.8	4	36	
金针菜（黄花菜）	199	40.3	19.4	1.4	27.2	610	59.2	301	216	
韭菜	26	91.8	2.4	0.4	3.2	247	8.1	42	38	
韭芽（韭黄）	22	93.2	2.3	0.2	2.7	192	6.9	25	48	
芹菜（茎）	20	93.1	1.2	0.2	3.3	206	159.0	80	38	
芹菜（叶）	31	89.4	2.6	0.6	3.7	137	83.0	40	64	
生菜（花叶）	13	95.8	1.3	0.3	1.3	170	32.8	34	27	
蒜苗（蒜薹）	37	88.9	2.1	0.4	6.2	226	5.1	29	44	
茼蒿	21	93	1.9	0.3	2.7	220	161.3	73	36	
莴苣笋（莴苣）	14	95.5	1.0	0.1	2.2	212	36.5	23	48	
芥菜（青）	25	90.2	2.8	0.3	2.8	207	32.4	187	59	
香椿（香椿头）	47	85.2	1.7	0.4	1.8	172	4.6	96	147	
大白菜（青白口）	15	95.1	1.4	0.1	2.1	90	48.4	35	28	
大白菜（小白口）	14	95.2	1.3	0.1	1.9	137	34.8	45	35	
小白菜（青菜，白菜）	15	94.5	1.5	0.3	1.6	178	73.5	90	36	
雪里蕻	24	91.5	2.0	0.4	3.1	281	30.5	230	47	
油菜	23	92.9	1.8	0.5	2.7	210	55.8	108	39	
圆白菜（卷心菜）	22	93.2	1.5	0.2	3.6	124	27.2	49	26	
菜瓜（生瓜，白瓜）	18	95.0	0.6	0.2	3.5	136	1.6	20	14	
冬瓜	11	96.6	0.4	0.2	1.9	78	1.8	19	12	
黄瓜（胡瓜）	15	95.8	0.8	0.2	2.4	102	4.9	24	24	
苦瓜（凉瓜）	19	93.4	1.0	0.1	3.5	256	2.5	14	35	
丝瓜	20	94.3	1.0	0.2	3.6	115	2.6	14	29	
西瓜	34	91.2	0.5		7.9	79	4.2	10	13	
西葫芦	18	94.9	0.8	0.2	3.2	92	5.0	15	17	
番茄（西红柿）	19	94.4	0.9	0.2	3.5	163	5.0	10	2	
辣椒（尖，青）	23	91.9	1.4	0.3	3.7	209	2.2	15	3	
茄子	21	93.4	1.1	0.2	3.6	142	5.4	24	2	
干海带（昆布）	77	70.5	1.8	0.1	17.3	761	327.4	348	52	
鲜蘑菇	20	92.4	2.7	0.1	2.0	312	8.3	6	94	

续表

名称	能量/kcal	水分/g	蛋白质/g	脂肪/g	碳水化合物/g	钾/mg	钠/mg	钙/mg	磷/mg	胆固醇/mg
黑木耳(云耳)	205	15.5	12.1	1.5	35.7	757	48.5	247	292	
白木耳(银耳)	200	14.6	10.0	1.4	36.9	1588	82.1	36	369	
香菇(干)	211	12.3	20.0	1.2	30.1	464	11.2	83	258	
紫菜	207	12.7	26.7	1.1	22.5	1796	710.5	264	350	
菠萝(凤梨)	41	88.4	0.5	0.1	9.5	113	0.8	12	9	
草莓	30	91.3	1.0	0.2	6.0	131	4.2	18	27	
橙	47	87.4	0.8	0.2	10.5	159	1.2	20	22	
桂圆(鲜)	70	81.4	1.2	0.1	16.2	248	3.9	6	30	
桔(芦柑)	43	88.5	0.6	0.2	9.7	54	1.3	45	25	
李(玉皇李)	36	90.0	0.7	0.2	7.8	144	3.8	8	11	
梨(鸭梨)	43	88.3	0.2	0.2	10.0	77	1.5	4	14	
荔枝(鲜)	70	81.9	0.9	0.2	16.1	151	1.7	2	24	
柠檬	35	91.0	1.1	1.2	1.9	209	1.1	101	22	
苹果(红富士苹果)	45	86.9	0.7	0.4	9.6	115	0.7	3	11	
苹果(国光苹果)	54	85.9	0.3	0.3	12.5	83	1.3	8	14	
葡萄	37	88.5	0.4	0.2	8.5	119	1.5	17	13	
香蕉	91	75.8	1.4	0.2	20.8	256	0.8	7	28	
柚(文旦)	41	89.0	0.8	0.2	9.1	119	3.0	4	24	
葵花籽(炒)	616	2.0	22.6	52.8	12.5	491	322.0	72	564	
杏仁	514	5.6	24.7	44.8	2.6	106	7.1	71	27	
牛肉(五花肋条)	123	75.1	18.6	5.4		217	66.6	19	120	84
牛肉(后腿)	98	77.1	19.8	2.0	0.1	236	30.6	7	194	84
羊肉(肥瘦)	198	66.9	19.0	14.1		232	80.6	6	146	92
羊肉(瘦)	118	74.2	20.5	3.9	0.2	403	69.4	9	196	60
猪肉(后臀尖)	331	55.1	14.6	30.8		178	57.5	5	130	79
猪肉(里脊,脊背)	155	70.3	20.2	7.9	0.7	317	43.2	6	184	79
猪小排(排骨)	278	58.1	16.7	23.1	0.7	230	62.6	14	135	146
鸡	167	69.0	19.3	9.4	1.3	251	63.3	9	156	146
鸭(北京填鸭)	424	45.0	9.3	41.3	3.9	139	45.5	15	149	96
牛奶	54	89.8	3.0	3.2	3.4	109	37.2	104	73	15

续表

名称	能量/kcal	水分/g	蛋白质/g	脂肪/g	碳水化合物/g	钾/mg	钠/mg	钙/mg	磷/mg	胆固醇/mg
牛乳粉（全脂）	478	2.3	20.1	21.2	51.7	449	260.1	676	469	110
酸奶	72	84.7	2.5	2.7	9.3	150	39.8	118	85	15
鸡蛋（白皮）	138	75.8	12.7	9.0	1.5	98	94.7	48	176	585
鸡蛋（红皮）	156	73.8	12.8	11.1	1.3	121	125.7	44	182	585
草鱼	112	77.3	16.6	5.2		312	46.0	38	203	86
大黄鱼	96	77.7	17.7	2.5	0.8	260	120.3	53	174	86
带鱼	127	73.3	17.7	4.9	3.1	280	150.1	28	191	76
鲫鱼	108	75.4	17.1	2.7	3.8	290	41.2	79	193	130
黄鳝	89	78.0	18	1.4	1.2	263	70.2	42	206	126
鲢鱼	102	77.8	17.8	3.6		277	57.5	53	190	99
鲤鱼	109	76.7	17.6	4.1	0.5	334	53.7	50	204	84
鳊鱼	135	73.1	18.3	6.3	1.2	215	41.1	89	188	
黑鱼（乌鱼）	85	78.7	195	1.2	0	313	48.8	152	232	
泥鳅	96	76.6	17.9	2.0	1.7	299	28.0	2.9	302	136
青鱼（青混）	116	73.9	20.1	4.2	0.2	325	47.4	31	184	108
小黄鱼	99	77.9	17.9	3.0	0.1	228	103.0	78	188	74
蚌肉	71	80.8	15.0	0.9	0.8	6	6.1	190	300	148
鲜贝	77	80.3	15.7	0.5	2.5	226	120.0	28	166	116
鱿鱼（水浸）	75	81.4	18.3	0.8		16	134.7	43	60	
河虾	84	78.1	16.4	2.4		329	133.8	325	186	240
龙虾	90	77.6	18.9	1.1	1.0	257	190.0	21	221	121
蟹（河蟹）	103	75.8	17.5	2.6	2.3	181	193.5	126	182	267
蜂蜜	321	22.0	0.4	1.9	75.6	28	0.3	4	3	
红糖	389	1.9	0.7		96.6	240	18.3	157	11	
巧克力	586	1.0	4.3	40.1	51.9	111.8	111	56	114	
淀粉（蚕豆）	341	14.1	0.5	微	84.8	10	18.2	36	29	
淀粉（土豆粉）	337	12.0	1.2	0.5	82.0	8	4.7		23	
淀粉（团粉，芡粉）	346	12.6	1.5		85.0	16	13.3	34	25	
淀粉（玉米）	345	13.5	1.2	0.1	84.9	8	6.3	18	25	
粉皮	64	84.3	0.2	0.3	15.0	15	3.9	5	2	

续表

名称	能量/kcal	水分/g	蛋白质/g	脂肪/g	碳水化合物/g	钾/mg	钠/mg	钙/mg	磷/mg	胆固醇/mg
粉条	337	14.3	0.5	0.1	83.6	18	9.6	35	23	
粉丝	335	15.0	0.8	0.2	82.6	18	9.3	31	16	
凉粉	37	90.5	0.2	0.3	8.3	5	2.8	9	1	
藕粉	372	6.4	0.2		92.9	35	10.8	8	9	
豆油	899	0.1		99.9		3	5.1	18	1	
牛油(炼)	898	0.2		99.7	0.1					135
色拉油	898	0.2		99.8		3	5.1	18	1	
芝麻油(香油)		898	0.1		99.7	0.2	1.1	9	4	
猪油(炼)	897	0.2	99.6	0.2						93
芝麻酱	618	0.3	19.2	52.7	5.1	342		1170	48	

附表 C-2　常见富钾食品及其钾含量一览表

食品名称	含钾量/(mg/kg)	食品名称	含钾量/(mg/kg)	食品名称	含钾量/(mg/kg)
干豆类及制品		番茄酱	989	蛇瓜	763
扁豆	450～1000	红/青辣椒	1085	葫芦条(干)	480
蚕豆	800～1000	乳类		甜瓜	139
豆粕	1391	牛乳粉	450～1910	西瓜	79～115
腐竹皮	1093	炼乳罐头	309	坚果类	
黑豆	1377	奶油	1064	松子仁	501～612
黄豆	1503	蔬菜类		芝麻	266～358
黄豆粉	1890	红、白萝卜缨	424～493	花生(生)	390
绿豆粉	1055	洋葱(脱水)	740～912	葵花籽(生)	400～562
膨化豆粉	950	大蒜(鲜)	302～437	莲子(干)	846
枝竹	837	金针菜,黄花菜	610	核桃	385
青豆	718	油菜薹	635	栗子(鲜)	442
豌红小豆	617～860	一般新鲜蔬菜	124～340	南瓜子	672
油炸豆瓣	611	苜蓿,草头黄花菜	497	炒榛子	686
芸豆	809～1215	海带(干)	761	榛子(干)	1244
茄果类		菠菜	311	西瓜子(炒)	612
干甜辣椒	1443	瓜类		咸菜类	
干尖红辣椒	1085	苦瓜	256	龙须菜(腌制)	1287

续表

食品名称	含钾量/(mg/kg)	食品名称	含钾量/(mg/kg)	食品名称	含钾量/(mg/kg)
菜干(芥菜)	883	果类		广东香肠	356
萝卜干	508	桃脯	286	香肠	453
冬菜	443	香蕉	256	叉烧肉	430
姜	387	鲜枣类	375～612	火腿	389
金钱萝卜	365	芭蕉	330	腊肉	416
菌藻类		波萝蜜肉	330	猪肝	855
口蘑(白蘑)	3106	波萝蜜子	400	马肉	526
榛蘑	2493	干桂圆	1348	牛肉	225
冬菇(干)	1155	鲜桂圆	248	猪肉	180～451
黄蘑	1953	果丹皮	312	牛肉干	510
蘑菇(干)	1225	干红果	440	兔肉	371
黑木耳	757	橘子	100～250	羊肉	403～744
鲜蘑菇	312	葡萄干	995	禽肉蛋类	
牛肚菌(干狼肚)	1726	石榴	220～340	鸡蛋	357
平菇	258	椰子	475	酸醋蛋	512
双孢蘑菇	307	杏脯	409	鸡	123～323
银耳(白木耳)	1588	小麦胚芽粉	1523	鸭肫	350
苔菜	307	饮料		鹅肝	336
香菇(干)	258	麦乳精	355	鹅肫	410
紫菜	1796	可可粉	360	鸽	334
虾蟹类		鱼类		鸡血	338
鳌虾	550	多数鱼类	300～480	火鸡腿	708
草虾	363	鳝鱼	688	火鸡肫	352
虾米	550	丁香鱼	664	软体动物	
虾皮	617	鲍鱼干	366	鲜贝	290
长毛对虾	386	墨鱼	333～400	牡蛎	1261
河虾	329	鱿鱼干	1131	海参	356
江虾	683	畜肉类		海蜇头	331

附表 C-3 含磷较多的食物表

食品名称	磷/(mg/100 g)	食品名称	磷/(mg/100 g)	食品名称	磷/(mg/100 g)
稻米(粗)	285	小麦粉(标准粉)	268	面条	203
挂面	260	小米	240	黄豆	571
绿豆	360	油豆腐	299	豆腐干	204
豆腐丝	291	腐竹	598	海带	216
花生(炒)	399	花生仁(生)	340	葵花籽	354
核桃	329	简装奶糕	263	糕干粉	540
茶叶	360	芝麻酱	530	猪肝	270
猪肺	230	鸡	190	鸡蛋	210
鸭蛋	210	海蜇	191	巧克力	192

附录 D

学前儿童膳食宝塔

中国居民平衡膳食宝塔是根据《中国居民膳食指南》，结合中国居民的膳食结构特点设计的。它把平衡膳食的原则转化各类食物的质量，以直观的宝塔形式表现出来，便于群众理解和在日常生活中应用。中国居民平衡膳食宝塔共分五层，包含我们每天应吃的主要食物种类。附图 D-1 所示为专家委员会根据《中国居民膳食指南(2016)》修订完成的中国居民平衡膳食宝塔。

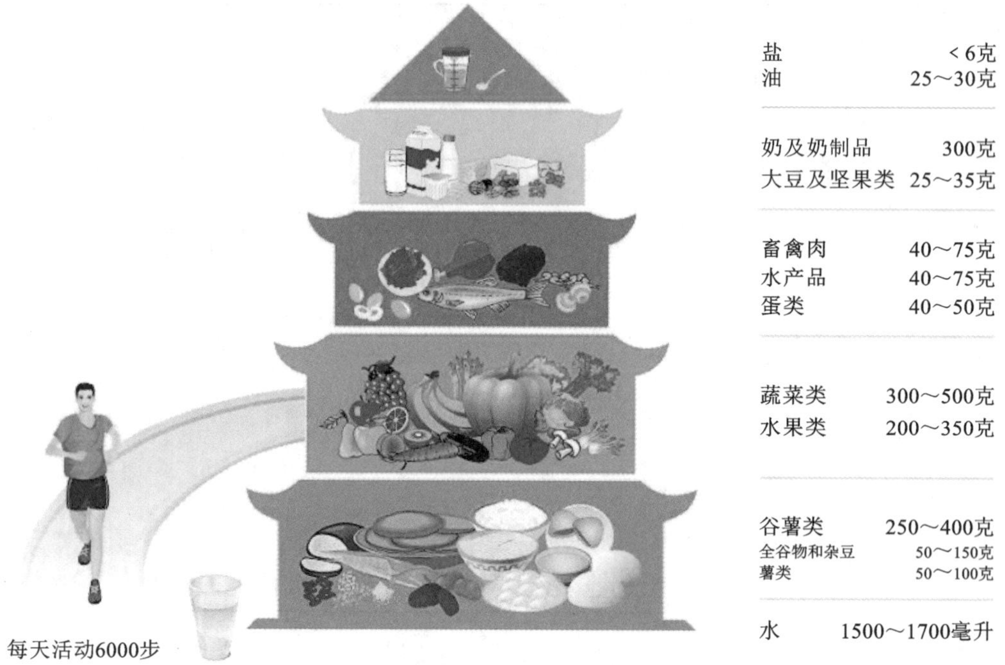

附图 D-1　中国居民平衡膳食宝塔(2016)

中国居民平衡膳食宝塔各层的位置和面积不同，这在一定程度上反映出各类食物在膳食中的地位和应占的比重。谷薯类食物位于底层，每人每天应吃 250～400 克；蔬菜类、水果类食物位于第二层，每人每天应分别吃 300～500 克、200～350 克；畜禽肉、水产品、蛋类等动物性食物位于第三层，每人每天应吃 120～200 克(畜禽肉 40～75 克，水产品 40～75 克，蛋类 40～50 克)；奶及奶制品、大豆及坚果类位于第四层，每人每天应分别吃 300 克、25～35 克；盐和油位于第五层即塔顶，每人每天应摄入盐不超过 6 克，摄入油 25～30 克。

由于我国居民平均吃糖的量还不多，对健康的影响还不大，因而中国居民平衡膳食宝塔没有建议糖的摄入量。但多吃糖有增加龋齿的危险，尤其是儿童、青少年，不应吃太多的糖和含糖量高的食品。饮酒的问题在《中国居民膳食指南(2016)》中已有说明。中国居民平衡膳食宝塔(2016)还强调足量的饮水和增加身体活动的重要性。

中国营养学会妇幼分会编著的《中国孕期、哺乳期妇女和 0～6 岁儿童膳食指南》针对学前儿童的平均膳食宝塔，就各类食物的摄入量给出了建议范围(膳食宝塔中建议的各类食物的摄入量都是指食物可食部分的生重)：

第一层(底层)：谷薯类(米饭、面条等)180～260 克，适量饮水。

第二层：蔬菜类 200～250 克，水果类 150～300 克。

第三层：畜禽肉类 30～40 克，水产类 40～50 克，蛋类 60 克。

第四层：奶及奶制品 200～300 克，大豆及坚果类 25 克。

第五层(塔顶)：油 25～30 克。

参考文献

[1] 么娜,李洋.学前儿童卫生与保育[M].北京:北京出版社,2014.
[2] 黄桃英,曾志琳.学前卫生学[M].镇江:江苏大学出版社,2014.
[3] 康松玲.学前儿童卫生保健[M].武汉:华中师范大学出版社,2013.
[4] 何慧华.0～3岁婴幼儿保育与教育[M].上海:上海交通大学出版社,2013.
[5] 教育部教师工作司.幼儿园教师专业标准(试行)解读[M].北京:北京师范大学出版社,2013.
[6] 许俊霞,肖玲玲.遇险自救　自我防卫　野外生存[M].北京:中国华侨出版社,2013.
[7] 张兰香,潘秀萍.学前儿童卫生与保健[M].北京:北京师范大学出版社,2011.
[8] 刘迎接,贺勇琴.学前营养学[M].上海:复旦大学出版社,2010.
[9] 麦少美,高秀欣.学前卫生学[M].上海:复旦大学出版社,2009.
[10] 吴在德.外科学[M].7版.北京:人民卫生出版社,2008.
[11] 朱家雄,汪乃铭,戈柔.学前儿童卫生学[M].3版.上海:华东师范大学出版社,2015.
[12] 杨月欣.中国食物成分表2004[M].北京:北京大学医学出版社,2005.
[13] 欧新明.学前儿童健康教育[M].北京:教育科学出版社,2003.
[14] 中国营养学会.中国居民膳食营养素参考摄入量[M].北京:中国轻工业出版社,2000.
[15] 万钫.幼儿卫生保育教程[M].北京:北京师范大学出版社,1999.
[16] 万钫.学前卫生学[M].北京:北京师范大学出版社,1994.